診療・研究にダイレクトにつながる

遺伝医学

渡邉 淳

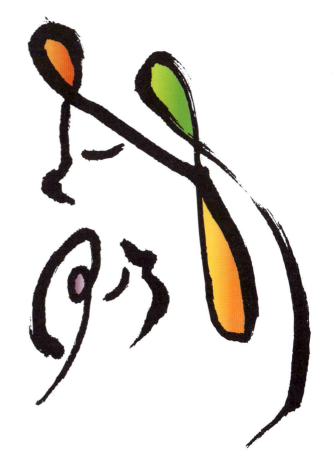

羊土社

謹告

　本書に記載されている診断法・治療法に関しては，発行時点における最新の情報に基づき，正確を期するよう，著者ならびに出版社はそれぞれ最善の努力を払っております．しかし，医学，医療の進歩により，記載された内容が正確かつ完全ではなくなる場合もございます．

　したがって，実際の診断法・治療法で，熟知していない，あるいは汎用されていない新薬をはじめとする医薬品の使用，検査の実施および判読にあたっては，まず医薬品添付文書や機器および試薬の説明書で確認され，また診療技術に関しては十分考慮されたうえで，常に細心の注意を払われるようお願いいたします．

　本書記載の診断法・治療法・医薬品・検査法・疾患への適応などが，その後の医学研究ならびに医療の進歩により本書発行後に変更された場合，その診断法・治療法・医薬品・検査法・疾患への適応などによる不測の事故に対して，著者ならびに出版社はその責を負いかねますのでご了承ください．

推薦のことば

　医学，特に臨床医学で，長い間マイナーな専門分野としての地位に甘んじてきた遺伝医学は，1980年代以降に多くの単一遺伝子疾患の原因遺伝子が明らかにされ，さらに21世紀になって遺伝子解析技術が驚異的なペースで進歩することによって，今や医療のあらゆる領域で不可欠な情報，すべての医療者にとって習得すべき基本的知識となりました．それは，わが国の医学部学生が卒業前に習得すべき内容をまとめた「医学教育モデル・コア・カリキュラム」の平成28年度の改訂で，新たに「遺伝医療・ゲノム医療」という項目が設けられたことでも明らかです．

　しかしながらこうした急速な進歩と広まりのかたわらで，わが国の遺伝医学教育は，教える人材が足りない，教える時間が確保できない，良い日本語の教科書がない，という「ないないづくし」の状態が続いていました．全国に80あまりを数える医学部・医科大学でも，臨床遺伝学の講座を擁する大学はまだ少数にすぎません．

　こうした中にあって，長らく遺伝医学の世界でともに学び，個人的に深く敬愛している渡邉淳先生が，このたびかくもすばらしい遺伝医学のテキストを執筆されました．本書は分子生物学から社会との関係まで取り上げられた，まさに遺伝医学のエンサイクロペディアであり，先生の知識と才能と熱意の結晶です．今後長きにわたってわが国の遺伝医学の標準的入門書，いやバイブルとなることでしょう．このような本を手に遺伝医学を学ぶことができる，これからの日本の若者はとても幸運です．私自身も本書を通読し，あらためて遺伝医学の面白さを再認識させていただきました．文章は渡邉先生のお人柄をあらわすように丁寧かつ穏やかで，まるで家庭教師にやさしく指導を受けているような感覚を覚えます．学問分野を問わず，よい教科書は読んでいるだけでも面白いですが，本書はまさにその最たるものと言えます．

　本書が医学を志す多くの学生や医療関係者に読まれ，一人でも多くの若者が遺伝医学に関心を持ち，ひいては日本の遺伝医療の普及と発展を通じて，多くの人たちを支える力となってくれることを願ってやみません．

2017年3月

札幌医科大学医学部遺伝医学　教授

櫻井晃洋

はじめに

　私たちは誰もが「ゲノム」とよばれる設計図をもっています．設計図の内容（ゲノム配列）も判明し，研究の成果であるゲノム情報は臨床検査として医療情報に活用できる時代になり，遺伝カウンセリングも医療の一部になってきました．私が属している日本医科大学付属病院においても遺伝カウンセリングを行う場である遺伝診療科が2003年に開設され，およそ15年になります．遺伝診療外来を受診される方々（患者さんよりも幅広く，来談者，クライエントとよびます）は，医療者からの紹介よりもご本人自ら希望されています．

　一方，私たち誰もがゲノムをもつにもかかわらず，日本においては医療者だけでなく一般教養としてのゲノム情報を活用できる能力，「ヒトの遺伝」リテラシーには個人差が大きく，ときに誤解を生じています．英語では区別されるgene（遺伝子）とinheritance（継承・遺伝）が，日本語では同じ「遺伝」というキーワードで混同されがちなのがその一因でしょう．また，日本においては「遺伝」という語がもつ文化的・社会的イメージが先入観や偏見につながることもあり，これは私たち医療者のなかにも認められます．日本医科大学では，2002年より臨床科目（医学部4年生）の臓器別コースへの変更に伴い「臨床遺伝コース」が開講されました．開講にあたってどのような内容を扱い，どのような手法で行うかが検討されました．そのなかで，大学入学前に「遺伝」を習う中心の場である中等教育の生物未履修の学生が多くいたことも，遺伝医学への興味を低下させる要因となっていることも浮き彫りとなりました．

　本書は，ゲノム医学・遺伝医学を鳥瞰し，内容をメカニズム，疾患，検査，治療，統計，最近の動向の6章に分け，日本の現状に合わせ記載しました．日本でもこれまでに先達が作成してきたゲノム医学・医療に関する指針やガイドラインが増え，本書のなかにリスト化しております．また，遺伝学用語に関しては，2009年に日本人類遺伝学会で改定された遺伝学用語を試みとして記載し，項目間の内容・用語の整合のために単著としました．

　遺伝医学は診断や薬の選択のための検査や遺伝カウンセリングを受けるなどゲノム情報を活用する機会として誰もがかかわります．遺伝医学は難しい内容ではなく，ゲノム情報を活用するには誰もが知識としてもっておく必要があります．本書は，医療者や医

療系学生，医歯薬学系の研究者さらにヒトの遺伝に関心がある一般の方々にも読まれることを期待しています．米国の医師国家試験（USMLE）には以前より遺伝医学が入っていましたが，日本においてもこの春に改訂される医学教育モデル・コア・カリキュラムには遺伝医療・ゲノム医療の項が増えることもふまえ，講義でもお使いいただきやすいよう，本書は準拠できる内容にしております．

医療の現場では，「知らないでいる権利」の尊重も求められています．しかしながら本人（個人）にとって知らないでいたい内容を判断するためには，一般的に認める（集団での）正しい知識の基盤が必要不可欠です．知識の差や誤解が，選択肢を知る機会の減少や誤った選択につながる可能性もあります．これから個別化医療・先制医療へと進むゲノム・遺伝の医療の現場では，国民皆が共通したヒトの遺伝に関する知識をもつことが期待されます．本書が，成人になるまでの初等教育，中等教育における「ヒトの遺伝」リテラシーのミニマム・エッセンシャルズをこれから決めていただくための契機にもなれば幸いです．

ゲノム医学教育はまだ道半ばです．遺伝医学全体を見渡した日本発の著書は少なく，本書の内容についても遺伝医学教育にとって過不足の点もあるかと存じます．編集部にご意見をいただけますと幸いです．本書が「ヒトの遺伝」リテラシー向上の機会の一つになり，読み継がれることになると幸いです．

本書の完成には多くの方々のお世話になりました．日本医科大学でご指導いただいている島田隆先生，岡田尚巳先生，また仕事を一緒にしていただいている佐々木元子様，川村摩椰様には本書の内容についてご意見をいただきました．札幌医科大学医学部遺伝医学櫻井晃洋教授には過分な推薦の言葉をいただいております．本書の執筆の機会をいただいた羊土社の尾形佳靖様，間馬彬大様には遅筆にもかかわらず忍耐強く励ましていただき，さまざまな工夫を取り込んでいただき，それなしでは本書の出版はありませんでした．ここにあらためて感謝の意を表する次第です．

2017年3月

渡邉　淳

診療・研究にダイレクトにつながる 遺伝医学

Contents

◆ 推薦のことば .... 櫻井晃洋　3

◆ はじめに 4

第1章　「ヒトのゲノム」を解剖する ―染色体・遺伝子・DNA

◆ **概　論** 12

1 ヒトのゲノム①　**染色体：常染色体と性染色体** 16
　ヒトのゲノム②　**ゲノムDNAと構造遺伝子** 20
　ヒトのゲノム③　**ミトコンドリアとミトコンドリアDNA** 25

2 細胞遺伝学①　**細胞分裂：減数分裂・体細胞分裂** 27
　細胞遺伝学②　**染色体の多様性：交叉・組換え** 31

3 分子遺伝学①　**遺伝子発現：セントラルドグマ** 33
　分子遺伝学②　**転写** 34
　分子遺伝学③　**翻訳** 39
　分子遺伝学④　**DNA損傷と修復** 43

4 **エピジェネティクスとインプリンティング** 46

5 **発生における遺伝子のかかわり** 49

6 ゲノム情報①　**アレル・遺伝型・連鎖** 53
　ゲノム情報②　**多様性：バリアント（変異と多型）** 56

7 集団遺伝①　**ハーディー・ワインベルク平衡** 59
　集団遺伝②　**ハーディー・ワインベルク平衡に合わない条件** 61
　集団遺伝③　**量的遺伝** 63

Contents

第2章 「ヒトのゲノム」の変化で起きる疾患 —遺伝性疾患

- ◆ 概　論 64
- **1** 家族歴・家系図 67
- **2** 単一遺伝子病① メンデルの法則 71
  - 単一遺伝子病② 遺伝形式：常染色体とＸ染色体 73
  - 単一遺伝子病③ 常染色体遺伝形式 75
  - 単一遺伝子病④ Ｘ連鎖遺伝形式 77
  - 単一遺伝子病⑤ 優性遺伝病の発症メカニズム 79
  - 単一遺伝子病⑥ 優性遺伝病の発症に影響する因子 80
  - 単一遺伝子病⑦ 劣性遺伝病の発症に影響する因子 84
  - 単一遺伝子病⑧ 単一遺伝子病の例外 85
- **3** エピジェネティクス異常 86
- **4** ミトコンドリア病 88
- **5** 染色体異常① 染色体異常とは 90
  - 染色体異常② 数的異常 92
  - 染色体異常③ 片親性ダイソミー（UPD） 94
  - 染色体異常④ 構造異常 96
- **6** 多因子病 101
- **7** CDCV仮説とCDRV仮説 103
- **8** 先天性疾患 106
- **9** がん① がん関連遺伝子 108
  - がん② 家族性腫瘍・遺伝性腫瘍 112

第3章 「ヒトのゲノム」で診断する —遺伝子関連検査・染色体検査

- ◆ 概　論 116
- **1** 核酸検査① 検体となる核酸の種類：ゲノムDNA・RNA 120
  - 核酸検査② 核酸抽出 121
  - 核酸検査③ 核酸の特性を活用した解析 122
  - 核酸検査④ DNAの増幅法：PCR法 126

核酸検査⑤	特定部位の検出手法	128
核酸検査⑥	塩基配列決定法	131
核酸検査⑦	次世代シークエンサー（NGS）	133
核酸検査⑧	組換えDNA技術	135

2 染色体検査① 分染法 ... 137
　染色体検査② FISH法・マイクロアレイ染色体検査 ... 140
3 網羅的解析 オミクス解析 ... 142
4 遺伝子関連検査 ... 144
5 遺伝学的検査① 病的変異とは ... 145
　遺伝学的検査② 確定診断 ... 148
　遺伝学的検査③ 結果をどのように伝えるか ... 150
　遺伝学的検査④ 発症前診断 ... 152
　遺伝学的検査⑤ 出生前診断 ... 153
　遺伝学的検査⑥ 易罹患性検査 ... 156
6 体細胞遺伝子検査 ... 157
7 病原体遺伝子検査 ... 159
8 消費者直結型（DTC）遺伝子検査 ... 160
9 ガイドライン① 遺伝子関連検査の現状・ガイドライン ... 162
　ガイドライン② 遺伝学的検査のガイドライン ... 165

第4章　ゲノム情報を治療に生かす

◆ 概　論 ... 168
1 代謝物へのアプローチ　新生児マス・スクリーニング ... 170
2 遺伝子産物へのアプローチ　タンパク質（酵素）補充療法 ... 172
3 遺伝子へのアプローチ　遺伝子治療 ... 173
4 個別化医療・ファーマコゲノミクス（PGx）検査 ... 177
5 分子標的薬 ... 181

Contents

第5章 ゲノム医療で活用される統計

- ◆ 概 論 182
- **1** ゲノム診療① 遺伝性疾患の再発率（リスク） 183
  - ゲノム診療② 条件下でのリスク計算：ベイズの定理 187
- **2** ゲノム研究① 相対危険率（相対リスク比）・オッズ比 192
  - ゲノム研究② 検定・統計的有意差 194
- **3** 検査① 感度・特異度 196
  - 検査② 陽性適中率・陰性適中率 199

第6章 ゲノム医療をとりまくもの ―研究から診療へ

- ◆ 概 論 202
- **1** ゲノム研究① ELSI（倫理的・法的・社会的課題） 204
  - ゲノム研究② ヒトゲノム・遺伝子解析研究の流れ 208
  - ゲノム研究③ ゲノム・遺伝子研究の指針，ガイドライン 210
  - ゲノム研究④ 遺伝子マッピング：連鎖解析 212
  - ゲノム研究⑤ 関連解析 215
  - ゲノム研究⑥ 包括的網羅的手法によるゲノム解析 217
  - ゲノム研究⑦ ゲノムコホート 218
  - ゲノム研究⑧ バイオインフォマティクス 220
- **2** ゲノム診療① 遺伝カウンセリング 225
  - ゲノム診療② 社会資源 229
- **3** ゲノム医療の実用化の現状とこれから：先制医療へ 230
- **4** 「ヒトの遺伝・ゲノム」リテラシー 232

- ◆ 付録　医学教育モデル・コア・カリキュラム対応表 237

- ◆ 索引 238

本書の構成

概論で全体像をイメージいただけます

各章は概論と各論からなり、「概論」では各論を読み進めるために必要最低限な知識を解説しています。遺伝医学は分子遺伝学・集団遺伝学から検査、診断、遺伝カウンセリングまで幅広い分野にまたがりますので、まずは「概論」でその全体像をつかんでいただくことをおすすめします。

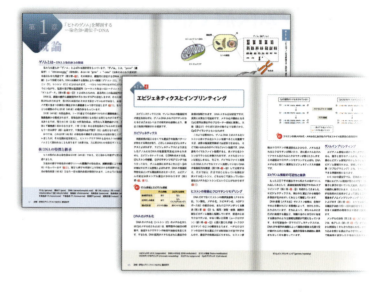

どの章からでもお読みいただけます

本書は「遺伝医学」を学ぶうえでの積み重ねを意識した全6章構成となっていますが、必要なところだけでもお読みいただけるように編集されています。関連する項目間のリンクを充実させていますので、不明な用語に出会ったときなどもストレスなく詳細を調べることができます。

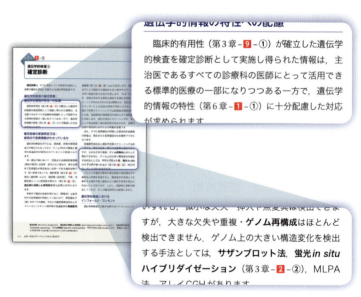

重要語句の英語訳を併載しています

各記事で太字で示した重要語句は、それぞれのページ下部に英語の対訳をまとめています。遺伝学分野に特有の専門用語の読み解きにお役立ていただけます。

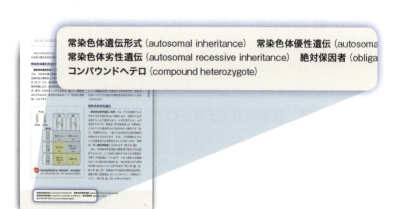

診療・研究にダイレクトにつながる
遺伝医学

第1章 「ヒトのゲノム」を解剖する
　　　―染色体・遺伝子・DNA　　12

第2章 「ヒトのゲノム」の変化で起きる疾患
　　　―遺伝性疾患　　64

第3章 「ヒトのゲノム」で診断する
　　　―遺伝子関連検査・染色体検査　　116

第4章 ゲノム情報を治療に生かす　　168

第5章 ゲノム医療で活用される統計　　182

第6章 ゲノム医療をとりまくもの
　　　―研究から診療へ　　202

第1章 「ヒトのゲノム」を解剖する —染色体・遺伝子・DNA

概論

ゲノムとは〜DNAと染色体との関係

　私たちは誰もが「ゲノム」とよばれる設計図をもっています．**ゲノム**とは，"gene"（**遺伝子**）+ "chromo<u>some</u>"（染色体），あるいは "gene" + "-ome"（全体をあらわす接尾辞）を組合わせた用語です（第3章-3）．その実体は，細胞内に存在する**DNA**（デオキシリボ核酸）という物質であり，DNAは構成する塩基により4種類〔グアニン（G），アデニン（A），チミン（T），シトシン（C）〕に分けられます．一つひとつのDNAはATGCATGC……と鎖のようにつながり，塩基の並び順は塩基配列（シーケンスあるいはシークエンス）とよばれます．「ゲノムデータ」（第6章-1-①）とよばれるものは，基本的にこの塩基配列のことです．

　DNAは，細胞の**核**内と細胞質内の**ミトコンドリア**に存在しますが，その大部分を核内にある核DNAが占めます．核DNAは核内にそのまま詰まっているのではなく，糸巻きのようなタンパク質に巻きつき棒状に梱包された**染色体**という形で存在します（図1）．私たちヒトは一つひとつの細胞の中に23対（46本）の染色体をもっています．

　23対（46本）の染色体は，1～22番までの名前がつけられた**常染色体**と，XあるいはYの**性染色体**から構成されます．常染色体は男性にも女性にも同じものが2本ずつ，22対で計44本ありますが，残りの1対（2本）の性染色体は，女性なら**X染色体**が2本，男性ならX染色体と**Y染色体**1本からなります．1対（2本）ある各染色体のどちらか片方は精子（父）由来，もう一方は卵子（母）由来です．Y染色体は必ず精子（父）由来となります．

　かつては，この23対（46本）の染色体を構成する核DNAの全体を指してゲノムとよばれていましたが，その定義は近年拡大し，ミトコンドリアDNAも含めた1つの細胞中のDNAがゲノムとして扱われることもあります（本書では，主に核DNAの全体をゲノムとして扱います）．

核DNAの特徴と継承

　ヒトの核内にある染色体は23対（46本）であり，父と母から半数ずつ受け継がれていると述べました．

　父由来の精子や母由来の卵子といった**配偶子**の染色体は，**減数分裂**により**体細胞**の半数（23本）になっています（図2）．精子と卵子の受精により形成される受精卵では，23本＋23本で元の染色体数（46本）となり一定の染色体数が保持されます．このように染色体，すなわち核

ゲノム (genome)　　遺伝子 (gene)　　DNA (deoxyribonucleic acid)　　核 ［単］nucleus/ ［複］nuclei　　ミトコンドリア ［単］mitochondrion/ ［複］mitochondria　　染色体 (chromosome)　　常染色体 (autosome)　　性染色体 (sex chromosome)　　X染色体 (X chromosome)　　Y染色体 (Y chromosome)　　配偶子 (gamete)　　減数分裂 (meiosis)　　体細胞 (somatic cell)

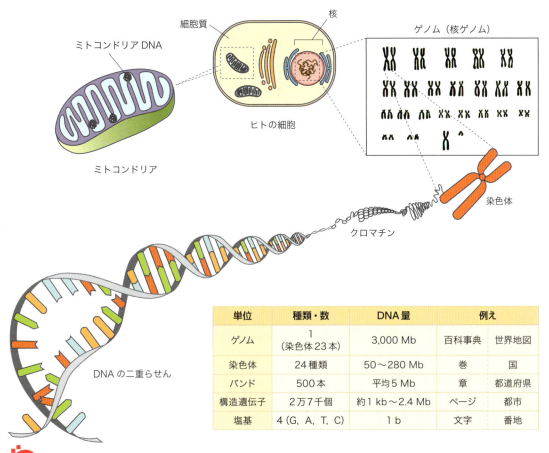

図1 ヒトのゲノムの全体像：核ゲノムとミトコンドリアゲノム

DNAの遺伝情報は親→子→孫へと代々受け継がれていきます．

そして受精卵は**体細胞分裂**をくり返して増殖し，私たちヒトの個体をつくり上げます（図2）．この過程で，核DNAはそれぞれの細胞ですべて均質に複製され，受精卵の遺伝情報をそのまま受け継ぎます．

以上のように，核DNAの遺伝情報は，ヒト成人個体を構成する数十兆個の細胞において同一で一生涯変わらず，それは半分が父，半分が母から受け継がれたものなのです．

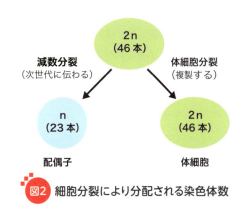

図2 細胞分裂により分配される染色体数

体細胞分裂（somatic cell division/mitosis）

表1　体細胞と配偶子における核ゲノム

	体細胞	配偶子（精子・卵子）
倍数性	2倍体（ディプロイド）	1倍体・半数体（ハプロイド）
染色体数	46本（2n）	23本（n）
塩基数	約60億塩基対 （6,000 Mb，6 Gb）	約30億塩基対 （3,000 Mb，3 Gb）
構造遺伝子数	約2万7千種類	
分裂様式	体細胞分裂により生じる	減数分裂により生じる

　ヒトゲノムDNAのほぼ完全な塩基配列は，ワトソンとクリックによるDNA二重らせん構造の発見から50年後の2003年に解読されました．ヒトゲノムはどれくらいの量のDNAからできているのでしょうか．細胞の核には2セット（46本）の染色体が含まれます．その1セット分，すなわち配偶子のもつ染色体23本の基本単位がゲノムであり（これを**ハプロイド**，または**1倍体**ともよび，nという記号であらわします），そのなかには約30億**塩基対**（3×10^9 bp，3,000 Mb）のDNA，約2万7千種類の構造遺伝子（後述）が存在します．1倍体（n）の配偶子（精子と卵子）が受精して生じた1つの体細胞（受精卵）は，46本の染色体をもつ**2倍体**（ディプロイド，2nという記号であらわします）となり，そのDNA量は約60億塩基対（6,000 Mb）になります（**表1**）．

ゲノムの働き～遺伝子発現と細胞分化

　私たちの体は，ゲノムという名の設計図をもとにつくられたタンパク質によって，その形や機能が成り立っています．ゲノムの一部で，タンパク質の一次構造，すなわちアミノ酸配列を担う核DNAの塩基配列は構造遺伝子（狭義には遺伝子）とよばれます．ヒトの一般的な構造遺伝子は，そこに記載されている塩基配列をもとにmRNA（メッセンジャーRNA）がつくられる**転写**，mRNAをもとにアミノ酸が連結される**翻訳**という過程を経て，タンパク質をつくり出します．構造遺伝子からタンパク質がつくられ機能を発揮することを**遺伝子発現**とよびます．

　構造遺伝子を構成する核DNA配列のうち，mRNAやアミノ酸配列に相当する部分は**エキソン**，転写後に切り取られ除かれる部分は**イントロン**とよばれます．構造遺伝子は，ゲノムの4分の1程度しか占めません．さらに構造遺伝子のなかでもイントロンがはるかに大きく，エキソンは構造遺伝子の10％，すなわちゲノムの2％にしかなりません．私たちの細胞はすべて同じゲノムをもち，そのなかにある構造遺伝子は約2万7千種類だと述べました．クルマ1台をつくるにも3万種類以上の部品が必要といわれるなかで，たった2万7千種類の構造遺伝子で，どのように私たちヒトのような複雑な生物がつくられるのでしょうか．

　ヒトの一生は精子と卵子が合体（受精）する**受精卵**からはじまり，受精から出生までは40週

ハプロイド/1倍体（haploid）　塩基対（base pair：bp）　2倍体（diploid）　転写（transcription）　翻訳（translation）　遺伝子発現（gene expression）　エキソン（exon）　イントロン（intron）　受精卵（zygote）

です．受精後8週までを**胎芽期**，9週以降を**胎児期**と区別しています．受精後3～8週間の間に主な器官（臓器）の基本構造がつくられ，この時期は**器官形成期**とよばれています．器官形成の過程で，それぞれの細胞は異なる機能をもつようになります．これを**分化**といいます．細胞が分化するとき，そのなかでは異なる遺伝子が発現されます．つまり，個体のすべての細胞は同じゲノムDNA/遺伝子をもちますが，発現している遺伝子の組合わせを変えることで異なる細胞になっていきます．2万7千種類の部品の無限の組合わせから生まれる可能性が，私たちヒトの姿です．

ゲノム配列の個人差～遺伝的多様性

　ゲノム（を構成するDNA塩基）配列の0.1％はヒト個人間で違いがあります．これを遺伝的多様性とよびます．ある人ではAT̲Cとなっている配列が，ある人ではAG̲Cとなっている，といった**遺伝的多様性**は遺伝型という言葉であらわされ，多様性には個体間での遺伝型の違いと，個体群（集団）間の遺伝型頻度の違いがあります．なお，ヒトゲノム配列と，ヒトと最も近い種であるチンパンジーのゲノム配列との違いは1％強しかありません．

　ゲノム医学を理解するうえで，ゲノムデータの正しい解釈は欠かせません．本章では，ゲノムデータの基本単位となる染色体・DNA・遺伝子の構造・関係，さらに，細胞らしさの基本となる遺伝子発現といったゲノムの働きについて説明していきます．また，遺伝学の2つの視点である「heredity（遺伝継承）とvariation（多様性）」について，ゲノム情報の維持を司る体細胞分裂と次世代への継承を司る減数分裂をふまえて解説します．

　ゲノムはときとして，百科事典や世界地図に例えられます（**図1**の表）．この百科事典，世界地図に何がどのように書かれていて，一体どのように使うことができるのか，すなわちゲノムの基本構造・正常機能を理解することは，その変化で発症する遺伝性疾患のメカニズムの理解に役立ちます．

胎芽期（embryo period）　**胎児期**（fetal period）　**器官形成期**（period of organogenesis）　**分化**（differentiation）　**遺伝的多様性**（genetic diversity）

第1章-1

ヒトのゲノム①
染色体：常染色体と性染色体

　染色体は，体細胞から体細胞へ，また生殖細胞から次世代へゲノムデータを「継承（伝達）」する役割を担う物質であり，細胞分裂期に棒状の構造体として観察されます．

ヒトのゲノムデータは46本の染色体に含まれる

　ヒトの**体細胞**の核内には46本の**染色体**があります．棒状の構造体として描かれることの多い染色体ですが，細胞分裂期以外には糸状で存在します．

　46本の染色体のうち，2本は**性染色体**とよばれ，男性ではX染色体とY染色体が1本ずつ，女性はX染色体が2本と，性別により構成が異なります．性染色体以外の44本の染色体は男性でも女性でも構成は同じで，2本ずつ同じ形態をとる22対からなり，**常染色体**とよばれます．染色体を並べて表示した図を**核型**（カリオタイプ，カリオグラム），核型を調べて染色体を分類することを核型分析とよんでいます（第3章-2-①）．核型分析の原則は，22対の常染色体を，長さとセントロメアの位置を基準にした形態から1～22番に分類された番号の若い順で並べ，そして性染色体を最後に並べることです（図1）．

　24種類の線状の染色体には長さの異なる（45～280 Mb）二本鎖のゲノムDNAが含まれています

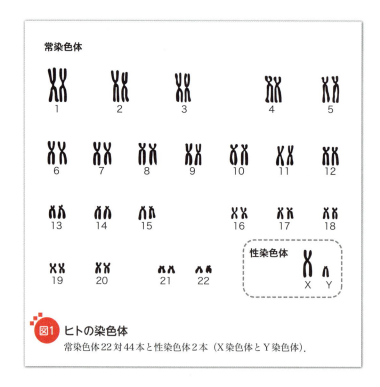

図1　ヒトの染色体
常染色体22対44本と性染色体2本（X染色体とY染色体）．

体細胞（somatic cell）　　**染色体**（chromosome）　　**性染色体**（sex chromosome）　　**常染色体**（autosome）　　**核型**（karyotype/karyogram）

表1 ヒトの染色体に含まれるゲノムDNA情報

染色体番号	遺伝子数(個)	塩基対概数(Mb)	分類	染色体番号	遺伝子数(個)	塩基対概数(Mb)	分類
1	2,610	280	A	13	496	120	D
2	1,748	250	A	14	1,173	110	D
3	1,381	220	A	15	906	100	D
4	1,024	200	B	16	1,032	100	E
5	1,190	200	B	17	1,394	90	E
6	1,394	180	C	18	400	90	E
7	1,378	160	C	19	1,592	70	F
8	927	150	C	20	710	70	F
9	1,076	140	C	21	337	45	G
10	983	140	C	22	701	50	G
11	1,692	150	C	X	1,098	160	
12	1,268	140	C	Y	78	50	
				計	26,558	3,265	—

(表1).

　全長約2mあるヒトのDNAは，それぞれの染色体に0.2〜20μmの長さでとても効率よく束ねられています（2μmは2mの100万分の1）．前述のとおり常染色体には1〜22番までの番号がついていて，基本的には染色体の大きさの順になっています．ただし，22番染色体は21番染色体よりも大きく，DNAの塩基対数も多くなっています．遺伝子数は常染色体では21番が一番少なく，18番，13番の順で多くなり，必ずしも染色体の番号や長さとは一致しません（表1）．

　体細胞では常染色体が対になって存在し，互いに**相同染色体**とよばれます（図2）．言い方を変えれば，1〜22番の相同染色体の片方1本と性染色体1本の計23本が，両親それぞれから伝達される染色体セット（＝ゲノム）です．

　このゲノムを1つの細胞内に何セットもつかは**倍数性**という言葉で示され，基本単位とされる**1倍体**（n）は，配偶子（精子や卵子）に含まれる23本の染色体1セットを意味します．体細胞は染色体を2セットをもつので**2倍体（2n）**となります．

　体細胞の46本の染色体は，**配偶子**である父親由来の精子と母親由来の卵子からそれぞれ23本ずつを受け継いで構成されています．卵子には22本の常染色体と1本のX染色体，精子には22本の常染色体とX染色体もしくはY染色体が含まれます．胎児の性別は父親由来の精子が有している性染色体の種類（X染色体もしくはY染色体）により決定されます．

染色体の構造

　体細胞分裂では，染色体は倍に複製（倍化）されてから2つの細胞に分配されます．分裂中期の倍化した染色体はX字型として観察され，中央を**セントロメア・動原体**（cen）といい，この部分で2本の**染色分体**が接しています．X字型をきたす染色体に

相同染色体 (homologous chromosome)　倍数性 (ploidy)　1倍体 (haploid)　2倍体 (diploid)　配偶子 (gamete)　セントロメア (centromere)　動原体 (kinetochore)　染色分体 (chromatid)

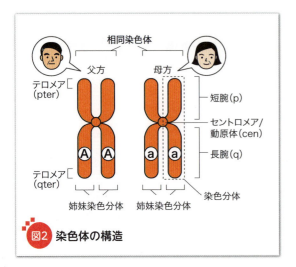

図2 染色体の構造

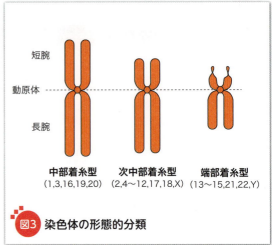

図3 染色体の形態的分類

おいて，セントロメアをはさんで長い側を**長腕**（q），短い側を**短腕**（p）とよびます．染色体の末端部は**テロメア**（長腕側はqter，短腕側はpter）とよばれる特有の構造をしています．体細胞の分裂時（第1章-**2**-①）には，動原体に紡錘糸が付着し，各染色分体は両端に引っ張られ2個の娘細胞に分配されます．それぞれの染色分体は互いに**姉妹染色分体**といわれ，互いにコピーの関係ですので，2つの娘細胞は同一のゲノム情報を有することになります（図2）．

染色体の形態的分類

染色体は，動原体の位置により3種類に分類されます．動原体がほぼ中央にある**中部着糸型**，2つの腕が不均等な長さに分かれる**次中部着糸型**，動原体が端の近く（末端ではない）にある**端部着糸型**です（図3）．ヒトでは，13番，14番，15番，21番，22番とY染色体が端部着糸型染色体にあたります．

分染法

染色体は，長さと動原体の位置から染色体番号をおおまかに推定できます．個々の染色体をより正しく決定するには，染色（**分染法**）により得られる縞模様のパターン（バンド）を比較します（第3章-**2**-①）．

クロマチン（図4）

前述のとおり，ヒトの体細胞（2n）に納められるゲノムDNAの全長はおよそ2 mに達します．2 mのゲノムDNAをたった直径約10 μmの核内にある染色体46本に収納するための構造が**クロマチン**です．クロマチンの最も基本的な構造は，DNAと**ヒストン**というタンパク質によるDNA-タンパク質複合体から構成される**ヌクレオソーム**です．ヒストンは塩基性タンパク質であり，核酸の名前のとおり酸性を示すDNAと高い親和性をもっています．

ヌクレオソームが数珠つなぎとなりつくられるクロマチン構造は，遺伝子発現の調節にも関与します（第1章-**4**）．クロマチンは，**ユークロマチン**（真性染色質）と**ヘテロクロマチン**（異質染色体）の2

長腕（long arm）　**短腕**（short arm）　**テロメア**（teromere）　**姉妹染色分体**（sister chromatid）　**中部着糸型**（metacentric）　**次中部着糸型**（submetacentric）　**端部着糸型**（acrocentric）　**分染法**（banding）　**クロマチン**（chromatin）　**ヒストン**（histone）　**ヌクレオソーム**（nucleosome）　**ユークロマチン**（euchromatin）　**ヘテロクロマチン**（heterochromatin）

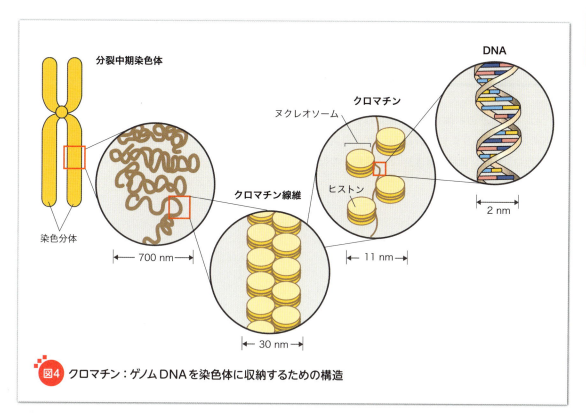

図4　クロマチン：ゲノムDNAを染色体に収納するための構造

種類に分けられます．ヘテロクロマチンはクロマチンが密に凝集し，あまり転写が起きません．ユークロマチンではクロマチン構造がゆるまり，転写される遺伝子が多くなります．

ヘテロクロマチン（heterochromatin）

第1章-1

ヒトのゲノム②
ゲノムDNAと構造遺伝子

ゲノム・遺伝子の本体をなす**核酸**には，DNAとRNAの2種類があります．DNAは，ゲノム情報の実体を担い，その「継承（伝達）」と「発現」の役割を有する物質です．

DNA

DNA（デオキシリボ核酸）は糖（デオキシリボース）とリン酸，塩基から構成されます．**塩基**はアデニン（A）とグアニン（G），シトシン（C）とチミ

A

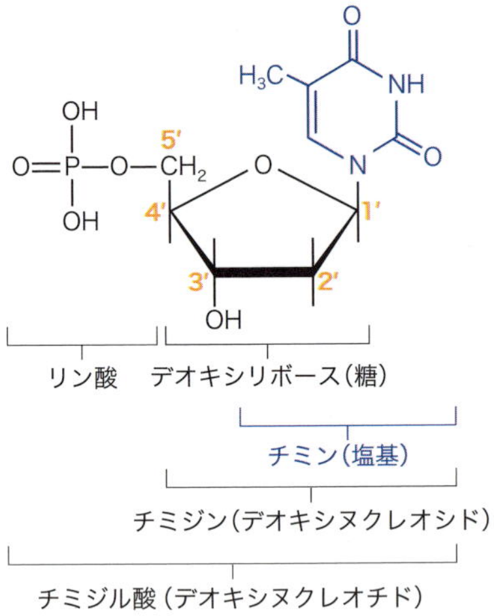

B

塩基		略号	基本骨格
プリン	アデニン	A	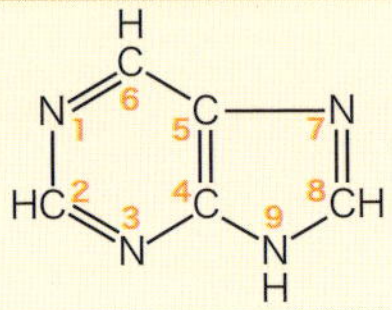
	グアニン	G	
ピリミジン	チミン	T	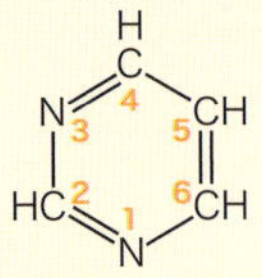
	シトシン	C	
	(ウラシル)	(U)	

図1 DNA（デオキシリボ核酸）の基本構造（A）と塩基の分類（B）
ウラシル（U）はDNAでは用いられず，RNAでのみで用いられます．その代わり，RNAではチミン（T）は用いられません．

核酸（nucleic acid） **DNA/デオキシリボ核酸**（deoxyribonucleic acid） **塩基**（base）

ン（T）の4種類からなります．塩基はその基本骨格によりさらに2種類に分けられ，AとGはプリン塩基，CとTはピリミジン塩基とよばれます．核酸の最小単位には，2-デオキシリボース（糖）の1'位に塩基が結合した**デオキシヌクレオシド**，このヌクレオシドの糖の5'位にリン酸が結合した**デオキシヌクレオチド**があります（図1）．

デオキシヌクレオチドは，リン酸の水酸基（OH）と糖の3'位の炭素（C）とがくり返し結合することでポリヌクレオチドを形成します．すなわち，ポリヌクレオチドは，リン酸-糖-リン酸-糖…といった，リン酸と糖が交互に結合するひも状の構造です．ポリヌクレオチドを形成する各ヌクレオチドは塩基で特徴づけられ，その並び順は塩基名で代表されます．塩基としてA，G，C，Tをもつ4つのデオキシヌクレオチドが結合したDNAであれば，"AGCT"と表記されます．これがDNAの「配列」とよばれるものです．DNAの配列には，DNAを構成するデオキシリボース（糖）に由来する方向性があり，5'→3'と表現されます．

ゲノムDNAは，このようなポリヌクレオチド鎖が2本並んだものが，右巻きのらせん形態（**二重らせん構造**）をとります（図2）．二重らせん構造での2本のポリヌクレオチド鎖は平行ですが，方向が反対になります．各ヌクレオチドの塩基間は水素結合を介して対を形成します．このときの対を形成する相手は塩基により決まっており（AはT，GはC），これを**塩基相補性**とよびます．塩基間の水素結合の数は，A/T間では2個，C/G間では3個となり，C/G対はA/T対に比べ安定です（図2）．

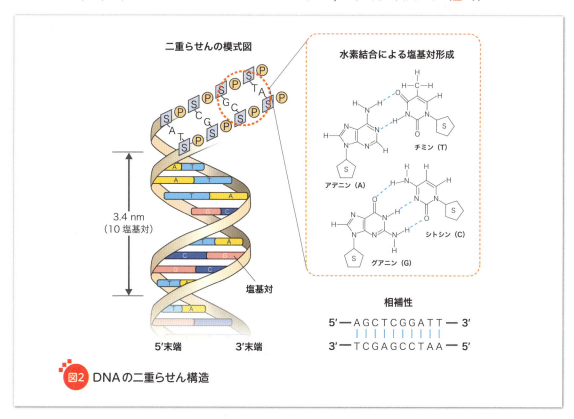

図2 DNAの二重らせん構造

デオキシヌクレオシド（deoxynucleoside）　デオキシヌクレオチド（deoxynucleotide）　二重らせん構造（double helix）　塩基相補性（base complementarity）

DNAは体細胞分裂の際に，DNAポリメラーゼにより5′→3′末端の向きに正確に複製（**半保存的複製**）され，2つの全く同一の二本鎖がつくられます．複製時には，DNAの二重らせん構造は解きほぐされ，2本の鎖に分けられます．そのうえで，…AGCT…というDNA鎖であればDNAポリメラーゼが順にT，C，G，Aの塩基を取り込み，…TCGA…という相補鎖を新たに合成するのです．これが二本鎖のそれぞれで同時に起こります．そして新しくできあがった2つの二本鎖は1つずつ2つの細胞に受け継がれ，ゲノム配列が細胞間で同一に保存されます．

RNA

RNA（リボ核酸）もDNAと同様に，4種類の塩基と糖，リン酸によるヌクレオチドから構成され，その構造はDNAとよく似ていますが大きく3つの違いがあります．まずDNAではデオキシリボースである糖が，RNAではリボースです．次にDNAの4種類の塩基のうちチミン（T）がRNAではウラシル（U）であること（表1），そしてDNAが二本鎖であるのに対してRNAはほとんどの場合一本鎖となることがあげられます（第3章-**1**-①）．

構造遺伝子

ヒトゲノムのうち，タンパク質の構造を決定している領域は**構造遺伝子**とよばれ，全ゲノムの4分の1程度を占めます（図3）．

構造遺伝子は，mRNAやタンパク質として機能する部分に相当する**エキソン**とよばれる配列と，転写後に切り取られ除かれる**イントロン**とよばれる配列から構成されます（第1章-**3**-②）．

構造遺伝子の構成について，11番染色体短腕（11p15）に位置するβグロビン（*HBB*）を例として説明します（図4）．βグロビン遺伝子は，3つの

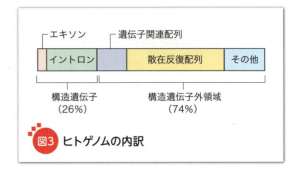

図3 ヒトゲノムの内訳

エキソンと2つのイントロンから構成されます．構造遺伝子領域の前方部分（上流，upstream，5′側ともよばれます）には転写開始に必要な配列（プロモーター（下線部），TATA box（赤字のATAAAA），転写開始点（ACATT））があり，水色で示した転写はされても翻訳されない部分（5′非翻訳領域：5′UTR）が続きます．最初のATG（紺色）は開始コドンです．周辺のGACACCATGGはコザック配列とよばれます．エキソン（マゼンタ）には1〜3の番号がふられており，エキソンの間に挟まれたイントロンにも1〜2の番号がふられています．イントロンの5′端はGTではじまり，3′端はAGで終わります．3番目のエキソンのTAA（紺色）が終止コドンです．その後の水色の部分は転写されても翻訳されない部分（3′非翻訳領域：3′UTR）で，最後にmRNAの成熟にかかわるポリA付加シグナルとよばれる配列（赤字のAATAA）があります（図4）．

これらの機能については，第1章-**3**-②，③で詳しく解説します．

構造遺伝子外領域と非コードRNA

構造遺伝子は進化の過程で重複をくり返すことが知られ，その結果として多様性が拡大します．このような重複した遺伝子には，塩基置換により発現しなくなったり，発現はしてもタンパク質の機能が失われたりしているものがあり，**偽遺伝子**とよばれ

半保存的複製（semiconservative replication） **RNA/リボ核酸**（ribonucleic acid） **構造遺伝子**（structural gene） **エキソン**（exon） **イントロン**（intron） **偽遺伝子**（pseudogene）

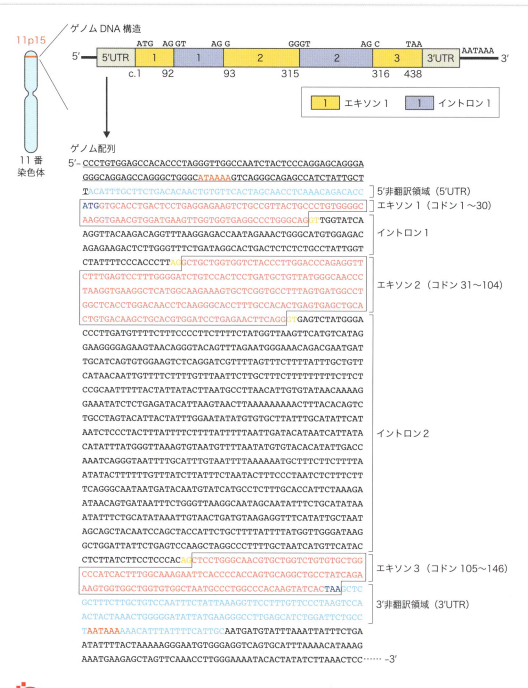

図4 構造遺伝子（βグロビン；*HBB*）のゲノムDNA塩基配列

ます．

　ゲノム上の構造遺伝子以外の部分は，このような偽遺伝子のほかにも反復構造をもつ配列など，意味がないと考えられている配列で占められ，従来は"ジャンクDNA"とよばれていました．しかし最近では，ジャンクDNAと考えられていた領域からタンパク質をコードしないRNAが転写されることがわかり，これらは**非コードRNA（ノンコーディングRNA，ncRNA）**とよばれ注目されています．ncRNAはタンパク質を介さずに何らかの機能を担っており，その機能破綻が，がん，神経疾患，感染症などさまざまな疾患の原因になりうるという報告が集積しています．

非コードRNA／ノンコーディングRNA (non-coding RNA)

ヒトのゲノム③
ミトコンドリアとミトコンドリアDNA

ミトコンドリアは細胞質でエネルギーを産生する働きを担う細胞内小器官です．細胞の中でDNAが存在するのは核だけではなく，ミトコンドリアにもDNAが含まれています．

ミトコンドリアの機能

ミトコンドリアは細胞内小器官の1つで，生命活動に必須のエネルギー通貨であるアデノシン三リン酸（ATP）のほとんどを産生します．ミトコンドリアは内膜と外膜の2つの膜をもち，内膜上には5つの呼吸鎖複合体（複合体Ⅰ～Ⅴ）とよばれるタンパク質（の集合体）が存在します．呼吸鎖複合体のうちⅠ，Ⅱ，Ⅲ，ⅣはΑ電子の受け渡し（電子伝達系）を，ⅤはATP合成酵素による酸化的リン酸化を行います．これら呼吸鎖複合体の一連の反応により，酸素を消費してATPを合成します．私たちが呼吸をしなければ生きていられないのは，ミトコンドリアでエネルギーを産生するためなのです．

ミトコンドリアDNA

ミトコンドリアDNA（mtDNA）は，核DNAとは独立した16,569 bpの環状の構造体で，ミトコンドリア1個に5～10個入っています．ミトコンドリアの数は，それぞれの細胞で数十～数百個と，ATP消費量に応じて異なります．ATP供給を要する筋肉細胞や神経細胞にはとりわけ多く存在するわけです．したがってミトコンドリアDNAは，多い場合では1細胞内に数千個も存在する計算になります（マルチコピー性）．

ミトコンドリアDNA全体の約93％は機能をもつ配列で，呼吸鎖複合体とATP合成酵素のサブユニットをコードするわずか13個の構造遺伝子と，2個のリボソームRNA（rRNA）と22個の転移RNA（tRNA）をコードする配列が存在します（図1）．

ミトコンドリアの機能にかかわる遺伝子の大多数は，ミトコンドリアDNAではなく核DNAにコードされ，その遺伝子産物（タンパク質）はミトコンドリアへと輸送されます．複合体Ⅱを構成するタンパク質にいたってはすべて核DNA上の遺伝子由来で，他の複合体もミトコンドリアDNAと核DNAに由来するタンパク質が組合わさって構成されています．

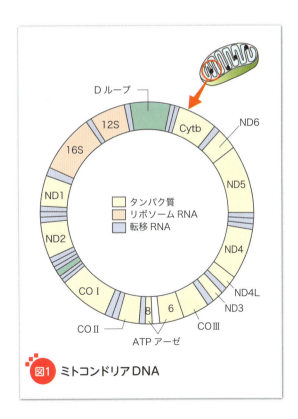

図1 ミトコンドリアDNA

ミトコンドリア（[単] mitochondrion／[複] mitochondria）　ミトコンドリアDNA（mitochondrial DNA）

表1 核ゲノムとミトコンドリアゲノムの比較

	核ゲノム	ミトコンドリアゲノム
個数（1細胞内）	核内に2コピー（2倍体）	1つのミトコンドリアに5, 6個 ＝マルチコピー※
大きさ	6 Gb（6×10^9 bp）	16 kb（16×10^3 bp）
形態	線状・二重らせん	環状・二重らせん
塩基置換速度	ー	核ゲノムDNAの5〜10倍 ＝易変異性
DNA修復機能	あり	なし
タンパク質を コードする割合	約3%	約93%
イントロン	ほとんどの遺伝子であり	なし
組換え	あり	なし
遺伝形式	メンデルの法則に従う	母系遺伝

※ミトコンドリアの個数は，1細胞あたり数十〜数千と細胞により異なります．

ミトコンドリアDNAと核DNAの違い

細胞の核DNAをゲノムとよんだ場合，それに対してミトコンドリアDNAを**ミトコンドリアゲノム**とよぶことがあります．

この場合，核ゲノムとミトコンドリアゲノムでは異なっている点がいくつかあります（表1）．核ゲノムは両親から伝わりますが，ミトコンドリアゲノムはすべて母から伝わります（**母系遺伝**；第2章-**4**）．これは受精のときに，父由来の精子のミトコンドリアが消滅するため，受精卵には母由来の卵子からのミトコンドリアしか受け継がれないからです．

ミトコンドリアDNAは，核DNAに比べて5〜10倍塩基配列に置換が起きやすくなっています（**易変異性**）．そのため比較的短い時間内に生じたDNAの塩基変異を効率よく測定でき，ミトコンドリアDNAは生物進化を研究するうえで強力な指標となっています．

人類共通の祖先がどこにいたのかも，世界各地のさまざまな集団，民族で解析されたミトコンドリアDNA配列の類似性により検討されました．世界各地の現代人の母親，その母親，さらにその母親…と遡っていった結果，私たちは約20万年前のアフリカに住んでいた1人の女性のミトコンドリアDNAを引き継いでいることがわかったのです．その女性は「ミトコンドリア・イブ」とよばれます．

ミトコンドリアゲノム（mitochondrial genome） **母系遺伝**（maternal inheritance） **易変異性**（hypermutability）

細胞遺伝学①
細胞分裂：減数分裂・体細胞分裂

　細胞分裂では，1つの細胞（母細胞）が2個以上の娘細胞に分かれ，それぞれの細胞でゲノム情報が維持・継承されます．この維持・継承は染色体レベルで行われます．

細胞分裂

　細胞が分裂するときには，染色体を構成するゲノムDNAは完全に複製され，コピーは娘細胞に正確に分配されます．分配の過程には，**減数分裂**と**体細胞分裂**の2つがあります（図1，表1）．体細胞分裂では，娘細胞の染色体数や種類が親細胞と全く同じ（2n）になるのに対し，減数分裂は生殖腺（精巣あるいは卵巣）でのみ行われ，もとになる細胞が配偶子（精子あるいは卵子）に分化する（第1章-5）際に，染色体数が半減します（1n）．いずれも**紡錘糸**とよばれる構造を利用することから，**有糸分裂**とよばれます．

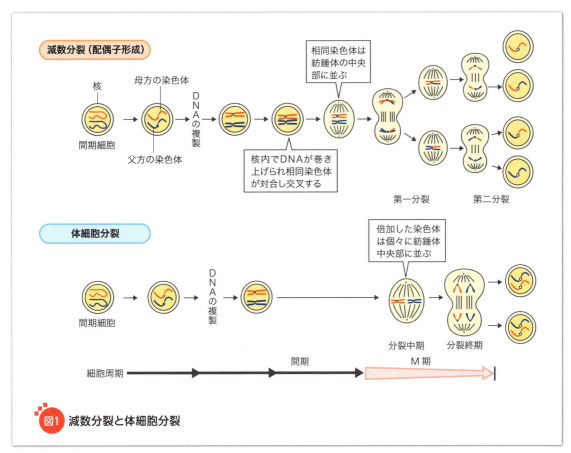

図1　減数分裂と体細胞分裂

減数分裂（meiosis）　　**体細胞分裂**（somatic cell division/mitosis）　　**紡錘糸**（spindle fiber）　　**有糸分裂**（mitosis）

表1 減数分裂と体細胞分裂の比較

	減数分裂	体細胞分裂
生じる細胞	配偶子（精子・卵子）	体細胞（あらゆる組織）
分裂回数	2	1
娘細胞の個数	4	2
DNA複製回数	1	1
娘細胞の染色体数	n（母細胞の半分）	2n（母細胞と同じ）
相同染色体の対合	あり	なし
組換え	1回はある	稀

減数分裂

　減数分裂（還元分裂）では，分裂が2回連続して起きるのですが，DNA複製は1回しか行われないため，2倍体細胞（2n），1倍体細胞（1n）ができます．減数分裂のうち1回目の分裂を**減数第一分裂**といい，2回目の分裂を**減数第二分裂**といいます（図1，2）．

　後述する体細胞分裂ではDNA複製によるコピーである姉妹染色分体が分配されるのに対し，減数分裂ではまず第一分裂で母方と父方の配偶子に由来する相同染色体が分配され，第二分裂で姉妹染色分体が分配されます（第1章-**1**-①）．

　また体細胞分裂では相同染色体どうしは別々に赤道面に並ぶのに対し，減数分裂の第一分裂では，父方と母方に由来する相同染色体のペアが並行して赤道面に並び（これを対合といいます）**二価染色体**が形成されます．二価染色体は，紡錘糸の働きであらためて2つの相同染色体に分かれ，細胞の両極に引っ張られていき，それに続いて細胞も2つに分かれます．このとき，対合した2本の相同染色体がどちらの極側にくるかは偶然で，第一分裂で生じた2つの細胞に父方由来の姉妹染色分体と母方由来の姉妹染色分体が何本ずつ含まれるかはランダムに決まります（第1章-**2**-②）．減数分裂の第二分裂は後述する体細胞分裂にとても似ています．異なるのは相同染色体がペアで存在しないことだけです．

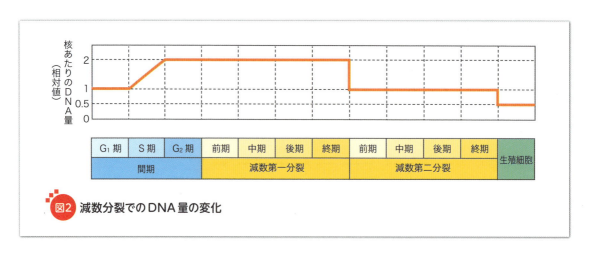

図2 減数分裂でのDNA量の変化

減数第一分裂（meiosis Ⅰ）　減数第二分裂（meiosis Ⅱ）　二価染色体（bivalent chromosomes）

体細胞分裂：細胞周期

多細胞生物の構成細胞（体細胞）は常に分裂し続けるわけでなく，成熟し分化（特定の機能をもつように変化すること）した細胞は分裂を止めています．再生中の肝や傷を受けた皮膚のように障害を受けた臓器は，機能を補償するために分裂し細胞を増やします．

体細胞の分裂が終わり，できた娘細胞がまた次の分裂を完了開始するまでの過程は**細胞周期**とよばれ，大きく**分裂期**と**間期**に分けられます．一般に分裂期はM期とあらわされ，間期は，G_1期，S期，G_2期に分けられます．Sはsynthesis（合成），Mはmitosis（体細胞分裂），Gはgap（間）に由来します（図3）．前述のように細胞分裂を止めた細胞（例えば神経細胞）はG_0期（休止期）の状態にあります．

細胞周期を順番にみていきましょう．体細胞分裂（M期）が終わった細胞は，G_1期（DNA合成準備期）に入ります．文字通りS期（DNA合成期）の準備期間で，元の半分になっている細胞の中身を増やし，細胞として成熟するための期間です．S期ではDNAの複製（合成）が行われ，結果としてS期とM期の間であるG_2期（分裂準備期）の細胞は4倍体（4n）になります（図4）．

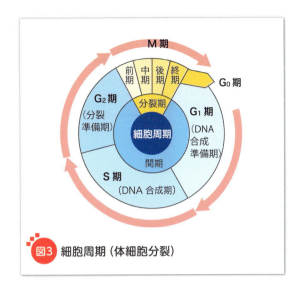

図3 細胞周期（体細胞分裂）

1）分裂期（M期）

分裂期（M期）はさらに細かく，前期，前中期，中期，後期，終期といった細胞質分裂に向けた一連の過程に分けられます．じつは，通常の核の中では染色体は見える状態にありません．この前期にはじめて，ゲノムDNAは染色体の形に凝縮されます．続く前中期には個々の染色体が細胞の中央（地球の赤道になぞらえて赤道面とよばれます）に並び，動原体でつながっている2本の**姉妹染色分体**として識別されるようになります．中期には紡錘体が形成され

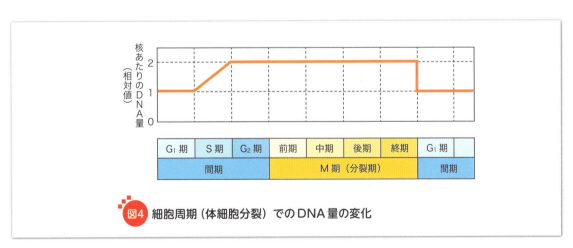

図4 細胞周期（体細胞分裂）でのDNA量の変化

細胞周期（cell cycle）　**分裂期**（mitotic phase）　**間期**（interphase）　**姉妹染色分体**（sister chromatid）

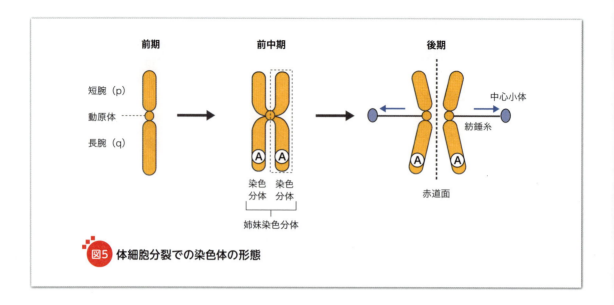

図5 体細胞分裂での染色体の形態

ます.紡錘体とは,細胞の赤道面に対して"北極"と"南極"の位置にある中心小体から伸びた紡錘糸が,それぞれの染色体の動原体に結合した構造です.後期になると,この紡錘糸に動原体が引っ張られる形で姉妹染色分体が分離します(図5).最後に細胞自体が2つに分かれて娘細胞の完成です.

S期に行われた**DNA複製**が正確であれば,2つの姉妹染色分体のDNAは同一です.よって体細胞分裂の結果,全く同じゲノム配列をもつ娘細胞が生じます.

2) 細胞周期チェックポイント機構

体細胞分裂の正常性を保証するため,細胞の中には,細胞周期を次のステップへ進めてよいか否かを監視(チェック)するポイント,**細胞周期チェックポイント機構**が3カ所あります.もし各ポイントで異常や不具合があると,次の過程がはじまらないように細胞周期進行を停止あるいは減速させます.

G_1期からS期に移行するときには,DNAが損傷を受けていないか,DNA複製が可能な状態にあるかがチェックされます(G_1チェックポイント).G_2期からM期に移行する際には,DNA複製が完了しているか,有糸分裂(M期)が可能な状態にあるかがチェックされます(G_2/Mチェックポイント).続いて,すべての染色体が紡錘糸に結合していることがチェックされます〔紡錘体(中期)チェックポイント〕.

細胞周期は,**Cdk**(サイクリン依存性キナーゼ)と**サイクリン**の2種類のタンパク質からなる複合体により制御されます.Cdk/サイクリン複合体は,細胞周期を前に進めることから,**細胞周期エンジン**ともよばれます.細胞周期の各段階は,異なるCdK/サイクリン複合体で制御されています.

細胞周期チェックポイント制御の破綻は,細胞の無制御な増殖につながり,がんの発生と進行の1つの要因と考えられています.実際,主要ながん抑制遺伝子産物であるp53,Rb,BRCA1は細胞周期チェックポイント制御にも関与します(第2章-9-①).

DNA複製(DNA replication) **細胞周期チェックポイント機構**(cell cycle checkpoint) **Cdk**(cyclin-dependent kinase) **サイクリン**(cyclin) **細胞周期エンジン**(cell cycle engine)

細胞遺伝学②
染色体の多様性：交叉・組換え

配偶子形成時の減数分裂においては，同一染色体内で交叉が起こることで，ときに組換えを生じ，遺伝子の多様性をきたします．

交叉と組換え

配偶子（精子や卵子）を形成する減数分裂時には，同じ番号の一対（2本）の相同染色体（1本は父由来，他方は母由来）が1組となって平行に並ぶ**対合**が起き，父方と母方の相同染色体の間で染色分体が**交叉**します．交叉が起きた位置では2本の染色分体の部分的な交換が生じます．ゲノムはその後，染色体ごとの分裂（第一分裂）と染色分体の分裂（第二分裂）を経て，精子や卵子へと分配されます．

染色体上のある2つの領域の間で交叉が奇数回起きると，そこに存在する遺伝子の組合せ（ハプロタイプといいます；第1章-6-①）の変化，すなわち**組換え**が生じ，親とは異なる染色体が**子孫**に伝わります．偶数回の交叉では，結果的に遺伝子の組合せパターンが変化せず，組換えは起こりません．すなわち，交叉が起きても組換えが起きるとは限りません（図1）．

染色体の組換えは，相同染色体間でのみ起こり，他の染色体間では起こりません．一般に，同じ染色体上に存在する異なる2つの遺伝子の位置（座位とよびます）が離れているほど組換えが起こりやすくなり，座位間の組換え割合を**組換え価**とよびます．

ここで，相同染色体の一方にAとB，もう一方にaとbという遺伝子（座位）をもつ細胞があったとします．この細胞が減数分裂を行うと，遺伝子ABをもつ配偶子，あるいはabをもつ配偶子がつくられるはずですが，組換えが起こるとAb，あるいはaBの組合せが生じる可能性があります（第1章-6-①）．組換え価は「このときの組換えによって生じた配偶子」/「すべての配偶子」の割合で求められますので，定義上は50％（0.5）を超えません．組換え価が0.5より小さいときは何らかの理由で組換えが起こりにくい状態を示し，これを2つの遺伝子（座位）が**連鎖**（第1章-6-①）しているといいます．2つの座位が連鎖していない場合は**独立**といい，組換え価が0.5となります．組換え価が0.5より小さ

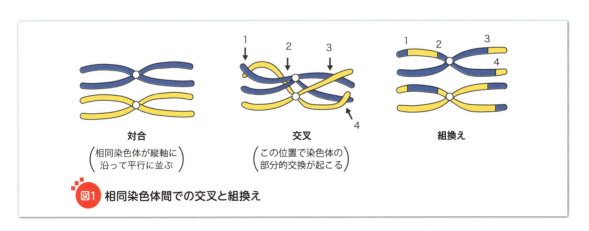

図1 相同染色体間での交叉と組換え

対合（相同染色体が縦軸に沿って平行に並ぶ）　交叉（この位置で染色体の部分的交換が起こる）　組換え

対合 (synapsis)　**交叉** (crossing-over)　**組換え** (recombination)　**子孫** (offspring)　**組換え価** (recombination value)　**連鎖** (linkage)　**独立** (independent assortment)

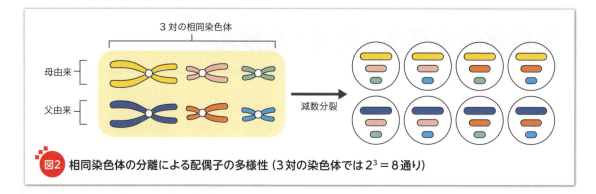

図2 相同染色体の分離による配偶子の多様性（3対の染色体では$2^3=8$通り）

いと2つの座位が連鎖する割合が上昇し，組換え価＝0のときを完全連鎖といいます．

ヒトでは1回の減数分裂につき平均30回の組換えが起こり，1つの染色体では平均して2カ所で組換えが起きることになります．染色体上で遺伝子がどれだけ離れているかをあらわす単位として，M（モルガン）があります．1M（モルガン）とは減数分裂1回あたり1回の組換えを起こす距離に相当し，1cM（**センチモルガン**）とは，減数分裂100回あたり1回の組換えを起こす距離に相当します．

ヒトでは1センチモルガンは約1Mbに相当します．ヒトの核DNAは30億塩基対（3,000 Mb；1 Mb＝1×10^6 bp）＝3,000センチモルガンですから，1センチモルガンあたり1/100で組換えが起これば，前述の通り平均30回という計算です．

なお，ヒトでは相同染色体が23対あるので，交叉がないとしても，それぞれの配偶子（精子・卵子）中の染色体の組合せは2^{23}すなわち8,388,608通り生じます．これらの卵子と精子が受精して生じる受精卵の染色体の組合せは，$2^{23}\times2^{23}$通りと考えられ，実際はさらに膨大です．このような染色体の組合わせによる多様性が，兄弟姉妹の見た目や気質（これらをまとめて形質といいます）に違いがみられる原因の1つです（図2）．

センチモルガン（centimorgan）

分子遺伝学①
遺伝子発現：セントラルドグマ

　構造遺伝子において，ゲノムDNAの塩基配列をもとに特定のタンパク質が生成される過程を「遺伝子発現」といいます．遺伝子発現は，セントラルドグマとよばれる一連の流れに沿った形で進行します．

セントラルドグマ

　遺伝子発現は，構造遺伝子が機能を発揮するためのプロセスで，転写と翻訳とよばれる2段階に分けられます．第1段階の**転写**（第1章-3-②）では核ゲノムDNA上の塩基配列がメッセンジャーRNA（mRNA，伝令RNA）に写しとられ，第2段階の**翻訳**（第1章-3-③）では，写しとられたmRNA上の塩基配列をもとにアミノ酸が指定されタンパク質が合成されます．

　DNAからRNAを介してタンパク質がつくられるこのような「DNA→（転写）→mRNA→（翻訳）→タンパク質」の遺伝子発現の流れは一方向に進み，すべての生物に共通する基本的な原則なので**セントラルドグマ**（中心教義，中心命題）といわれます（**図1**）．

　この流れは普遍的なものですが，すべての細胞で同じように遺伝子発現が起こるわけではありません．多くの遺伝子の転写量（転写活性）は細胞の種類や，

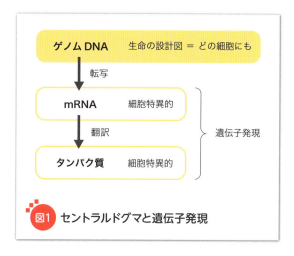

図1 セントラルドグマと遺伝子発現

その細胞が置かれている環境に依存します．タンパク質は，転写により生じたmRNAから翻訳され生じますので，タンパク質も同様に細胞の種類や，環境に依存します．

遺伝子発現が起こる場所

　ゲノムDNAは細胞の核の中に存在しますが，タンパク質は核の外の細胞質のリボソームで合成されます．そのため，核内で転写され生じたmRNAは核外に輸送されてはじめて翻訳（タンパク質合成）に供されます．

遺伝子発現（gene expression）　**転写**（transcription）　**翻訳**（translation）　**セントラルドグマ**（central dogma）

分子遺伝学②
転写

構造遺伝子の遺伝子発現の最初のステップは、ゲノムDNAからmRNAを産生する転写です。

転写

核内のゲノムDNA（遺伝子）情報を細胞質へ伝達する**mRNA**（伝令RNA）をつくるプロセスを**転写**とよびます。ゲノムDNA上にある構造遺伝子は、最終的にmRNAに残る塩基配列（**エキソン**）と、削除されmRNAに残らない配列（**イントロン**）から構成されます。イントロンの削除は転写後に起こり、これを**スプライシング**とよびます（図1）。

構造遺伝子領域の前方（**上流**、5'側）には、**プロモーター**配列があります。さらに上流あるいは後方（**下流**、3'側）には転写を促進する**エンハンサー**配列があります。転写は、これらの領域にさまざまな**転写因子**（後述）とよばれるタンパク質が結合することではじまります。

構造遺伝子の転写を行うタンパク質は、RNAポリメラーゼⅡ（RNA合成酵素Ⅱ、DNA依存性RNAポリメラーゼ）です。RNAポリメラーゼⅡは、ゲノムDNAから**転写産物**としてRNAを合成します。転写がはじまる領域では、ゲノムDNAの二本鎖が離れ、一方の鎖を**鋳型**としてRNAポリメラーゼⅡが結合し、鋳型DNAと相補的な塩基対をつくるヌクレオチドが選ばれて次々と連結し、RNA鎖（mRNA）が合成されます。例えば、鋳型DNAに塩基Aがあれば、

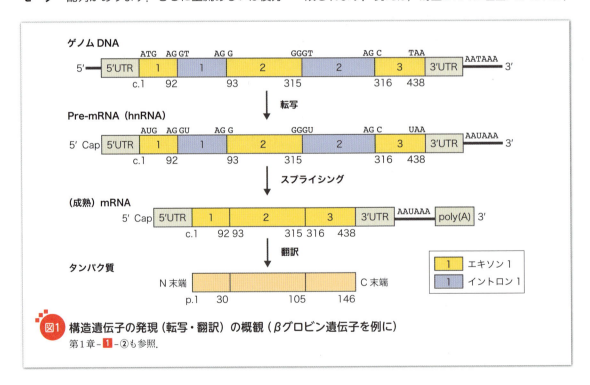

図1 構造遺伝子の発現（転写・翻訳）の概観（βグロビン遺伝子を例に）
第1章-1-②も参照。

---

mRNA（messenger RNA）　**エキソン**（exon）　**イントロン**（intron）　**スプライシング**（splicing）　**上流**（upstream）　**プロモーター**（promoter）　**下流**（downstream）　**エンハンサー**（enhancer）　**転写因子**（transcription factor）　**転写産物**（transcript）　**鋳型**（template）

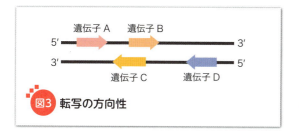

```
ゲノムDNA    5′-ATGGTGCACCTGACTCCTGAGGAGAAGTCT-3′  コード鎖（非鋳型鎖）
（二本鎖）    3′-TACCACGTGGACTGAGGACTCCTCTTCAGA-5′  鋳型鎖
                            ↓ 転写
mRNA        5′-AUGGUGCACCUGACUCCUGAGGAGAAGUCU-3′
（一本鎖）
```

図2 構造遺伝子におけるゲノムDNA〔コード鎖（非鋳型鎖）・鋳型鎖〕とmRNAの関係

図3 転写の方向性

シス因子（DNA配列）とトランス因子（転写因子）

　構造遺伝子の転写の進行には，**シス因子**と**トランス因子**が必要となります（表1）．シス因子とは前述のプロモーターやエンハンサーのようなDNA配列のことを，トランス因子とはシス因子の塩基配列を認識して結合し，遺伝子の転写を調節するタンパク質（転写因子）のことを指します．シス（*cis*）-は構造遺伝子（DNA）と「同じところで」，トランス（*trans*）-は「異なるところで」という意味をもつ言葉で，その機能にちなんだ命名です．

　プロモーターは遺伝子の転写開始点近くにある共通した塩基配列で，特に転写開始点の上流25塩基対の位置にあるチミン（T）とアデニン（A）がくり返すTATA box（タタボックス）がよく知られています．このTATA boxに転写因子が結合すると，RNAポリメラーゼⅡがその遺伝子まで運ばれてきます．プロモーターはどの遺伝子にも共通であるのに対し，エンハンサーには遺伝子ごとに特定の塩基配列を有するものが存在します．特に，構造遺伝子から離れた位置（遠位）にあるエンハンサーには特定の細胞に発現する**組織特異的転写因子**とよばれる特定のタンパク質だけが結合する配列が含まれます．組織特異的転写因子が結合すると，遠位エンハンサーは糸をたぐり寄せるように形を変え，プロモーターに接近して相互作用します．構造遺伝子の多くが共通のプロモーターをもつにもかかわらず，特定

相補的な塩基としてUが運ばれてきます．TAC…という鋳型DNAに対しては，AUG…というRNAが合成されるわけです．この鋳型となるDNAは**鋳型鎖**，あるいは転写鎖，アンチセンス鎖，アンチコード鎖，（−）鎖ともいわれます．相補的なもう片方の鎖（**非鋳型鎖**）は，非転写鎖，センス鎖，コード鎖，（＋）鎖といわれ，合成されるmRNAと5′から3′と同じ方向性で同じ配列をもちます（図2）．データベースでの構造遺伝子のmRNA塩基配列（第1章-1-②）は，通例ゲノムDNAのコード鎖（非鋳型鎖）のエキソンをつなぎ合わせた配列に該当することになります（cDNA配列とよばれるものです）．

　転写の方向性（DNA二重らせんのどちらの鎖が鋳型になるか）は構造遺伝子により決まっています．構造遺伝子のなかには，片方のDNA鎖が鋳型鎖（アンチセンス鎖）にも非鋳型鎖（センス鎖）にもなるものもあります（図3の遺伝子BとC）．

鋳型鎖（template strand）　**非鋳型鎖**（non-template strand）　**シス因子**（cis-acting element）　**トランス因子**（trans-acting element）　**組織特異的転写因子**（tissue-specific transcription factors）

表1 構造遺伝子発現に関与するシス因子（DNA配列）とトランス因子（転写因子）

シス因子（エンハンサー）DNA配列		トランス因子として働くタンパク質（転写因子）
応答配列名（略語）	コンセンサス配列	
グルココルチコイド受容体配列	AGAACANNNTGTTCT	グルココルチコイド受容体
エストロゲン応答配列	AGGTCANNNTGACCT	エストロゲン受容体
血清応答配列	CCATATTAGG	serum response factor
熱ショックエレメント	CNNGAANNTCCNNG	heat shock factor
cAMP応答配列	TGACGTCA	CREB (ATF)
TPA応答配列	TGACTCA	AP-1 (Jun/Fos)
p53応答配列	PuPuPuC (A/TNA/T) GPyPyPy	p53（がん抑制遺伝子産物）
E2F応答配列	TTTCGCGC	E2F
赤血球GATA応答配列	GATA	GATA-I
e-box	CAGGTG	MyD

N：任意の塩基，Pu：プリン塩基，Py：ピリミジン塩基．

の細胞・組織でだけ発現（活性）を示すのは，このようなしくみがあるからです．

　一方で，細胞の維持・増殖に不可欠でありどの細胞でも常に発現される遺伝子は，**ハウスキーピング遺伝子**とよばれています．ハウスキーピング遺伝子には，*GAPDH*，*β-アクチン*，*β2-マイクログロブリン*，*HPRT 1* などがあります．ハウスキーピング遺伝子のプロモーターは，TATA boxではなく，GC box〔グアニン（G）とシトシン（C）に富む配列〕が多くみられるのが特徴です．ハウスキーピング遺伝子は，遺伝子発現量（mRNAの量）を解析する際に，コントロール（内在性，リファレンス）として利用されます．例えばGAPDHの発現量を1とした場合，ある遺伝子の発現量が細胞Xでは10，細胞Yでは0.5なので，細胞Xに重要な遺伝子なのだろう…といったように比較検討することができます．しかし，ハウスキーピング遺伝子はすべての細胞において発現しますが，その発現量は細胞間で必ずしも等しくはありませんので，注意が必要です．

スプライシング

　ここまでゲノムDNAからmRNAが転写されると述べてきましたが，転写直後に合成された転写産物は，じつはまだmRNAではありません．これは**一次転写産物**であり，**mRNA前駆体（pre-mRNA）**やヘテロ核RNA（hnRNA）とよばれ，不要なイントロンも含んでいます．次に，イントロン部分が切り取られエキソン部分だけがつなぎ合わされる，すなわちスプライシングが行われることで，成熟mRNAとなります（図4）．

　ゲノムDNAの塩基配列には，スプライシングに関連する配列（**コンセンサス配列**）が共通して存在します．イントロンの最も一般的なコンセンサス配列は，イントロン前方の5'スプライス部位と，後方の3'スプライス部位，そしてイントロンが切り取られるときに投げ縄のような構造をとるブランチ部位に存在します．具体的には，イントロンの5'端〔**スプライスドナー（供与）部位**〕はGTではじまり，3'端〔**スプライスアクセプター（受容）部位**〕はAG

ハウスキーピング遺伝子（housekeeping gene）　一次転写産物（primary transcript）　mRNA前駆体（pre-mRNA）　コンセンサス配列（consensus sequence）　スプライスドナー（供与）部位（donor splice site/splice donor site）　スプライスアクセプター（受容）部位（acceptor splice site/splice acceptor site）

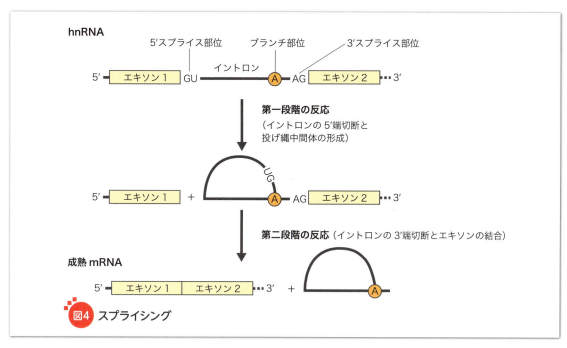

図4 スプライシング

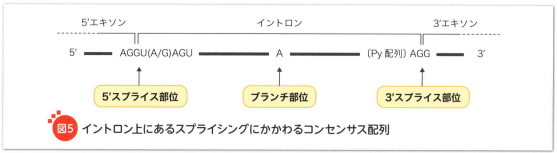

図5 イントロン上にあるスプライシングにかかわるコンセンサス配列

で終わります（**GT-AG法則**）．**ブランチ部位**は通常，3′スプライス部位の21〜34塩基上流にあり，その4〜24塩基下流にピリミジンが連続する領域（PPT）が存在します（図5）．

さらにmRNAでは，ゲノムDNA由来の配列に加えて，5′端に**キャップ構造**とよばれる保護基が付加されます．3′端にはゲノムDNAの**ポリA付加シグナル**（哺乳動物ではAATAAAに代表されます）という配列があり，その働きによって下流に**ポリAテー**ルとよばれる構造が付加されます．ポリAテールはその名のとおり，アデニン（A）がポリアデニル化によりたくさん連結した配列です．キャップ構造はリボソームに結合したmRNA上で翻訳が開始されるのに必須であり，ポリAテールはmRNAの安定化にかかわります（図1）．

選択的スプライシング

スプライシングを受けてイントロンが除かれた後，

GT-AG法則（GT-AG rule）　ブランチ部位（branch site）　キャップ構造（cap structure）　ポリA付加シグナル（polyadenylation signal）　ポリAテール〔poly (A) tail〕

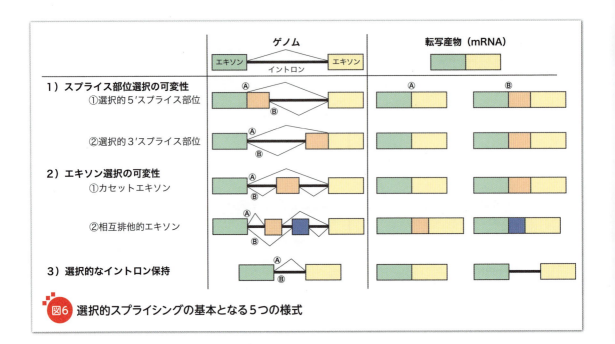

図6 選択的スプライシングの基本となる5つの様式

ゲノムDNA上のエキソンが結合して成熟mRNAになります.ただし,必ずしもすべてのエキソンがmRNAに含まれるわけではありません.多くの構造遺伝子では,同じ鋳型から転写されたRNAであっても使われるエキソンの組合わせが2通り以上あり,異なる成熟mRNAパターンを示す**選択的スプライシング**が起こっています.

選択的スプライシングは異なる組織や時期に応じて行われ,スプライス部位選択の可変性,エキソン選択の可変性,イントロン保持といったさまざまな形式があります(図6).選択的スプライシングにより,1つの構造遺伝子(鋳型)から合成されるタンパク質は複数種類になり,ときにそれらのアミノ酸配列は一部あるいは大きく異なり,さまざまな機能を発揮します.ヒトのゲノムDNAには構造遺伝子が約2万7千個ほどしかないと紹介しましたが,そこから合成されるタンパク質は10万種以上と考えられています.選択的スプライシングが,タンパク質の多様性(第1章–**3**–③)を導いているのです.

選択的スプライシング(alternative splicing)

第1章-3

分子遺伝学③
翻訳

遺伝子発現は，転写に続いて，mRNAからタンパク質が合成される翻訳ステップに進みます．

翻訳

転写が終わりゲノムDNAから離れたmRNAは，核膜孔を通って細胞質へ移動し，リボソームという小顆粒を足場にタンパク質が合成される**翻訳**の過程に移ります．

mRNAからのタンパク質の合成（翻訳）は，N末端（NH_2末端，アミノ末端）からはじまります．すなわち，mRNAの5'側がタンパク質ペプチド鎖の**N末端**に，3'側が**C末端**（COOH末端，カルボキシル末端）に対応します（第1章-3-②）．

翻訳の過程を具体的にみていきましょう．mRNAの塩基配列上の連続した3つの塩基（**トリプレット**）が一組となり，1種類の**アミノ酸**を指定します．このトリプレットが**コドン**（遺伝暗号）とよばれるものです（図1）．リボソームにmRNAが結合すると，リボソームによって翻訳開始点（後述）からコドンが認識されます．リボソームは横滑りしながら1つずつコドンを認識していきます．すると，コドンに相補的な配列（**アンチコドン**）をもっている**トランスファーRNA**（tRNA，転移RNA）とよばれるRNAが，次々とコドンと結合します．tRNAはアンチコドンをもつと同時に，それぞれのコドンに対応するアミノ酸を他方の端に結合しており，tRNAによって運ばれてきたアミノ酸は結合してポリペプチド鎖になります．その結果，mRNA上の連続したトリプレットで規定されるアミノ酸の結合体（タンパク質）がリボソーム上につくられるのです．

遺伝暗号：コドンとアミノ酸の対応

コドンを形成する3つの塩基（トリプレット）の組合わせは，それぞれA，U，G，Cの4種類で計$4 \times 4 \times 4 = 64$通り存在します．

ヒトの体をつくるアミノ酸は20種類なので，多くのアミノ酸は複数のコドンにより指定されることになります．これは**縮重**とよばれます（表1）．アミノ酸はその名前に応じて，3文字，あるいは1文字で表記される略称が用意されています．これらの略称は，ゲノム情報を読み解くうえで不可欠です．

AUGは，メチオニンのコドンであるとともに翻訳開始点の印でもあり，**開始コドン**とよばれます．また，UAA，UAG，UGAの3種類のコドンは，タンパク質合成の終結を示す**終止コドン**であり，対応するアミノ酸はありません．開始コドンを含む残りの

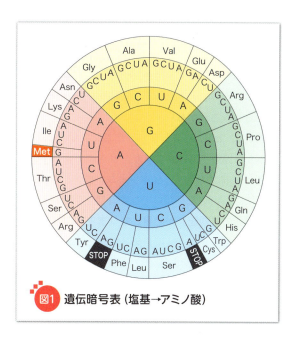

図1 遺伝暗号表（塩基→アミノ酸）

翻訳 (translation)　N末端 (N-terminus)　C末端 (C-terminus)　トリプレット (triplet)　アミノ酸 (amino acid)　コドン (codon)　アンチコドン (anticodon)　トランスファーRNA/tRNA (transfer RNA)　縮重 (degeneracy)　開始コドン (initiation codon/start codon)　終止コドン (termination codon/stop codon)

表1 アミノ酸とコドン

アミノ酸（略号）		アミノ酸を指定するコドン	コドン数	性質
アラニン	(Ala, A)	GCA GCC GCG GCU	4	疎水性
システイン	(Cys, C)	UGC UGU	2	親水性
アスパラギン酸	(Asp, D)	GAC GAU	2	酸性
グルタミン酸	(Glu, E)	GAA GAG	2	酸性
フェニルアラニン	(Phe, F)	UUC UUU	2	疎水性
グリシン	(Gly, G)	GGA GGC GGG GGU	4	疎水性
ヒスチジン	(His, H)	CAC CAU	2	塩基性
イソロイシン	(Ile, I)	AUA AUC AUU	3	疎水性
リジン	(Lys, K)	AAA AAG	2	塩基性
ロイシン	(Leu, L)	UUA UUG CUA CUC CUG CUU	6	疎水性
メチオニン	(Met, M)	AUG	1	疎水性
アスパラギン	(Asn, N)	AAC AAU	2	親水性
プロリン	(Pro, P)	CCA CCC CCG CCU	4	疎水性
グルタミン	(Gln, Q)	CAA CAG	2	親水性
アルギニン	(Arg, R)	AGA AGG CGA CGC CGG CGU	6	塩基性
セリン	(Ser, S)	AGC AGU UCA UCC UCG UCU	6	親水性
スレオニン	(Thr, T)	ACA ACC ACG ACU	4	親水性
バリン	(Val, V)	GUA GUC GUG GUU	4	疎水性
トリプトファン	(Trp, W)	UGG	1	疎水性
チロシン	(Tyr, Y)	UAC UAU	2	親水性

61種類がアミノ酸の種類を決定します．1塩基が置換してアミノ酸の極性が大きく変わりタンパク質の質が変わることがあります．

翻訳は，mRNAのうち最も5′端に近いAUGの3塩基から開始するはずですが，ときに，より下流のAUGから開始します．リボソームが翻訳をはじめるためには，AUG配列だけでなく**コザック配列**とよばれる周囲の共通配列が必要となります．コザック配列は，開始コドン（AUG）の3塩基上流のAまたはG〔あわせてプリン塩基（R）と表記されることがあります〕と，開始コドンの次のGが重要であり，「gccRccAUGG」であらわされるものです．

翻訳領域

mRNAあるいはその鋳型となる塩基配列のうち，タンパク質に翻訳される領域，すなわち開始コドン（AUG）と終止コドンに挟まれた領域を**翻訳領域**または**コーディング領域（CDS）**といいます．開始コドン（AUG）の位置が判明していない「UUUACAUCCGGUGAA」のような配列があった場合，コーディング領域は「UUU ACA UCC GGU GAA」，「＊＊U UUA CAU CCG GUG AA＊」，「＊UU UAC AUC CGG UGA A＊＊」となる3種類の可能性があります（**図2**）．このように，連続した塩基配列のどの部分がコドンにあたるのかは，**読み枠**という言

コザック配列（Kozak sequence）　**翻訳領域／コーディング領域**（coding sequence）　**読み枠**（reading frame）

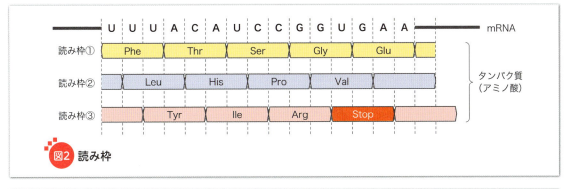

図2 読み枠

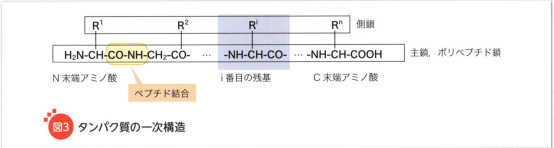

図3 タンパク質の一次構造

葉であらわします．コーディング領域のうち，読み枠がオープンな（タンパク質に翻訳される可能性がある）状態にあり，終止コドンを含まない塩基配列は，**オープンリーディングフレーム（ORF）**ともよばれます．

mRNA のコーディング領域の両側には，タンパク質に翻訳されない領域があり，**非翻訳領域（UTR）**という名前がついています．上流の非翻訳領域は **5′非翻訳領域（5′UTR）**，下流の非翻訳領域は **3′非翻訳領域（3′UTR）**とよばれます．

タンパク質

タンパク質の詳しい性質については生化学の教科書などに解説を譲りますが，ここではゲノム情報とのかかわりに絞って記載します．

タンパク質はアミノ酸から構成され，アミノ酸は結合（ペプチド結合）してポリペプチド鎖の状態で存在します（**図3**）．ヒトの 10 万種類のタンパク質はそれぞれ固有の立体構造をもち，機能と密接に関連します．これまで述べてきたヒストン，転写因子，プロモーターなど遺伝子の制御にかかわるものから，コラーゲンのように構造を維持するもの，ホルモンのように情報を伝えるもの，筋肉のなかで力を発生するものまで，きわめて多様です．

タンパク質の構造は，4つの階層（一次〜四次構造）に分けられます．一次構造（**図3**）は，ポリペプチド鎖のアミノ酸配列で示されます．アミノ酸配列は1文字あるいは3文字表記を用いて，N末端を1番として左にあらわし，終端のカルボキシル基であるC末端（COOH末端，カルボキシル末端）を右にあらわす方向性があります．

タンパク質の一次構造のうち，アミノ酸の種類に関係しない -NH-CH-CO- のつながりを**主鎖**，アミノ酸に固有の原子団部分を**側鎖**，それぞれ1つのア

オープンリーディングフレーム（open reading frame） **非翻訳領域**（untranslated region） **5′非翻訳領域**（five prime untranslated region） **3′非翻訳領域**（three prime untranslated region） **主鎖**（main chain） **側鎖**（side chain）

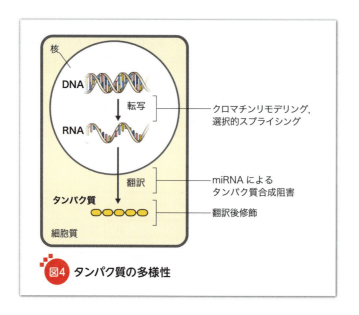

図4 タンパク質の多様性

ミノ酸の単位を**残基**といいます．構造遺伝子のDNA配列は，この残基の並び（＝アミノ酸配列）を規定する情報と言い換えることができます．

ポリペプチド鎖は，主鎖間の水素結合や側鎖間のさまざまな化学的・電気的結合により折り畳まれ，らせん構造（αヘリックス）やシート状構造（βシート）などをとります．これを二次構造とよびます．さらにらせん構造やシート状構造が複雑に相互作用して立体的な形状をとったものが，タンパク質の三次構造です．そして，タンパク質分子が複数集合して複合体を形成する，四次構造をとる場合も知られています．

タンパク質内の，固有の機能をもち特徴的な立体構造を構成する単位は**ドメイン**とよばれ，約70〜100アミノ酸残基からなります．構造遺伝子のDNA配列は，このようなタンパク質の高次構造やドメインの情報とあわせてデータベースに収載されています（第6章−**1**−⑧）．

タンパク質の多様性

一個人のすべての細胞のゲノムデータは同じですが，発現しているタンパク質の種類とともに「量」や「質」は細胞ごとに異なり，それらが細胞の機能を特徴づけています．発現量は，mRNAレベルでクロマチンリモデリングやmiRNAをはじめとしたエピジェネティクス（第1章−**4**）で調節されています．ゲノム上の2％を占める1つの構造遺伝子を鋳型として，選択的スプライシング（第1章−**3**−②）により，異なるアミノ酸の配列を有する複数のmRNA（のちにタンパク質）が合成されることがあります．翻訳されたタンパク質は，高次構造の形成や**翻訳後調節**（第1章−**3**−③）により，アミノ酸の配列は変わりませんがタンパク質の機能が追加されます．このように約2万7千種類ある構造遺伝子からさらに多様なタンパク質がさまざまな量で合成されることが知られています（図4）．

残基（residue） **ドメイン**（domain） **翻訳後修飾**（post-translational modification）

分子遺伝学④
DNA損傷と修復

DNA損傷は，ゲノム情報を変化させ，ときに構造遺伝子の読みとりに重大な影響を与えます．そのため，損傷したDNAの修復は細胞が生存し続けるために重要なプロセスです．

突然変異

ゲノム上の変化は組換えのように両親から受け継ぐものだけでなく，何らかの外的作用により新たに生じる**突然変異**があります．突然変異は，染色体レベル，塩基配列レベルでみられ（表1），すべての細胞（生殖細胞と体細胞の両方）あるいはがんに代表される一部の体細胞に生じます．突然変異がプロモーターやエンハンサーに起これば遺伝子の発現パターンが，翻訳領域に起こればタンパク質の機能が変化する場合があります（後述）．ある個人で生じた生殖細胞系列の突然変異は，両親の遺伝情報では変化が認められませんが，その子（次世代）へは継承される可能性があります．

DNA損傷

DNA損傷は，正常な代謝活動に伴い生じる（第1章-1-②で説明したDNAポリメラーゼは100％正確ではないので，DNA複製の際に一定の確率でミスが起こる）ほか，環境要因（紫外線，放射線，活性酸素，化学物質など）により生じ，塩基の置換や異常な修飾，DNA鎖の切断，DNA鎖間の架橋形成などをきたします．DNA損傷の頻度が増え，細胞の修復能力を超過すると，ゲノム情報の誤りが蓄積します．細胞がそれに耐えられなくなると，結果として，老化，アポトーシスあるいはがん化につながります．

塩基置換には2つの種類があります．A，G，C，Tの4つの塩基は，その構造からプリン塩基（AとG），ピリミジン塩基（CとT）に分類されます．プリン間（A⇔G）やピリミジン間（C⇔T）の置換は転位（**トランジション**），プリンとピリミジン間の置換は転換（**トランスバージョン**）とよばれます（図1）．トランジションはトランスバージョンよりも起こりやすく，影響も大きくなります．

ヒトの単一遺伝子病（第2章-2-①）では，1塩基の変異（点変異）が多くみられますが，その3分の1はG/C対からA/T対への変化です．このような塩基置換が起こりやすい理由の1つとして，シトシン（C）とグアニン（G）が連続する**CpGジヌクレオチド**という配列におけるシトシンの不安定性があ

表1　突然変異の種類

種類		変異の例	メカニズム	頻度
染色体レベル	数の異常	染色体異数性	染色体不分離	×10^{-3}/細胞分裂
	構造異常	染色体転座	さまざま	×10^{-4}/細胞分裂 （生殖細胞系列の構造異常の半数は突然変異）
塩基配列レベル		塩基対レベルの置換	DNA複製エラー， DNA損傷の修復エラー	×10^{-5}〜10^{-6}/座位/世代

染色体レベルの突然変異は，染色体異常の項（第2章-5）で説明します．

突然変異 (*de novo* mutation)　　**DNA損傷** (DNA damage)　　**トランジション** (transition)　　**トランスバージョン** (transversion)
CpGジヌクレオチド (CpG dinucleotide)

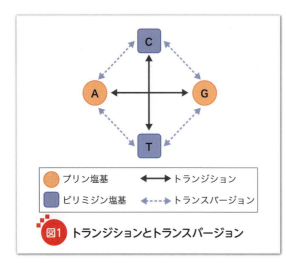

図1　トランジションとトランスバージョン

げられます．CpG配列ではシトシン（C）がメチル基による化学修飾（DNAメチル化；第1章-**4**）を受けますが，メチル化シトシンは脱アミノ反応によりチミン（T）に変化しやすい性質をもちます．仮に…CGCGCG…というCpG配列の3つ目のシトシンがチミンに変化し，…CG<u>T</u>GCG…（①）という配列になったとします．相補鎖は…GC<u>G</u>CGC…（②）という配列のままです．すると細胞は，①の左から3番目のTが異常なのか，②の左から3番目のGが異常なのか区別できず，どちらを修復すればいいかわかりません．すなわち②が…GC<u>A</u>CGC…に修復されてしまう可能性がありますので，G/C対からA/T対への変化は起こりやすいというわけです．

　紫外線により生じる主なDNA損傷としては，シクロブタン型ピリミジン二量体（CPDs）が知られています．これは，同一のDNA鎖内で隣接したピリミジンどうしが紫外線のエネルギーで共有結合を起こし二量体を形成するもので，チミンどうしの結合が最もよくみられます．

　その他のDNA損傷のなかで最も多いものは，グアニンの酸化生成物である8-oxo-dG（8-オキソグアニン）です．これはグアニンと酸素が反応すること

によって生じ，前述のとおりATPの合成に酸素を利用している私たち生物にとって，避けがたい現象といえます．8-oxo-dGはシトシンだけでなくアデニン（A）とも塩基対を形成できるため，修復されないとG/C対→8-oxo-dG/A対→T/A対への複製エラーを起こします．

　DNA損傷の頻度は，核とミトコンドリアのDNA（第1章-**1**-③）で異なります．核DNAは，ヒストンに巻き付いてクロマチン（第1章-**1**-①）を形成しますので，いわば保護された状態で存在します．一方，ミトコンドリアDNAは，ヒストンとの複合体を形成せず，構造的な保護を欠く環状DNAとして存在しています．結果として，ミトコンドリアDNAは核DNAに比べてはるかに損傷を受けやすくなっています．

DNA修復

　細胞には，さまざまな原因で発生したDNA損傷を元の状態に戻す**DNA修復**機構が備わっています（図2）．

　DNA複製の際にDNAポリメラーゼがミスを起こし，誤った塩基が取り込まれることによって相補鎖との塩基対が噛み合わなくなってしまうことがあります．このような状態をミスマッチといい，誤った塩基を取り除き正しい塩基を入れ戻すしくみが，**ミスマッチ修復（MMR）**機構です．

　その他の要因で生じたDNA損傷に対しては，除去修復が行われます．単一の塩基対に対する障害は，**塩基除去修復（BER）**という機構が修復を行います．二重らせんを歪め，転写や複製が阻害されてしまうほどの大規模なDNA損傷に対しては，**ヌクレオチド除去修復（NER）**とよばれる機構で対応します．いずれも二重らせんの一方の鎖にある損傷ヌクレオチドが除去され，損傷を受けていない鎖の情報をもと

DNA修復（DNA repair）　**ミスマッチ修復**（mismatch repair）　**塩基除去修復**（base excision repair）　**ヌクレオチド除去修復**（nucleotide excision repair）

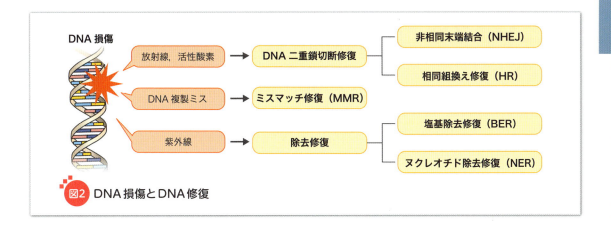

図2 DNA損傷とDNA修復

にその穴が埋められるという点で，ミスマッチ修復と類似の機構です．

二重らせんの両方の鎖が切断されてしまう**DNA二重鎖切断（DSB）**という損傷の修復には，**相同組換え（HR）**と**非相同末端連結（NHEJ）**が関与します．簡単に言うと，相同組換えは姉妹染色分体の情報をもとに切断箇所を修復する機構で，非相同末端連結は切断箇所を無理やりつなげる機構です．したがって，非相同末端連結ではもとの遺伝情報が復元されることはありません．

DNA二重鎖切断（DNA double-strand break） 相同組換え（homologous recombination） 非相同末端連結（non-homologous end-joining）

第1章-4 エピジェネティクスとインプリンティング

　エピジェネティクスとは，ゲノムDNAの塩基配列の変化を伴わずに，ゲノムDNAからクロマチンにわたるさまざまなレベルでの後天的な修飾により，遺伝子発現が制御される現象です．

エピジェネティクス

　突然変異が起こらなくても遺伝子の発現パターンが変化する場合があり，このしくみは**エピジェネティクス**とよばれます．エピジェネティクスにより変化したゲノムにはDNAの塩基配列変化はみられません．エピジェネティクスは，①**DNAのメチル化**，②**ヒストンの修飾**，③**クロマチンリモデリング**で成り立っており，ゲノム全体におけるこれら①〜③の状態は**エピゲノム情報**とよばれます．DNAの塩基配列変化はメンデル遺伝病をきたす一方で，エピゲノムの変化は非メンデル遺伝にかかわります（第2章-3，表1）．

表1　ゲノム情報とエピゲノム情報

	ゲノム情報	エピゲノム情報
塩基配列変化	あり	なし
次世代への継承	あり	なし（リプログラミング）
遺伝性疾患	メンデル遺伝	非メンデル遺伝

DNAのメチル化

　DNAのメチル化〔シトシン（C）のメチル化またはCpGメチル化ともよぶ〕は，転写因子の結合の阻害や，後述するクロマチンの転写不活性化を生じます．すなわち，DNA配列がメチル化された遺伝子の発現は抑制されます．DNAメチル化は安定ですが，変異とは異なり可逆的です．メチル化の標的となるCpG配列は遺伝子のプロモーター領域に集積し，大陸（遺伝子）のそばに浮かぶ島のような様子から，**CpGアイランド**ともいわれます．

　このような理由から，ゲノムDNA上のメチル化シトシンと非メチル化シトシンを調べることは重要ですが，通常の塩基配列解析では区別できません．そこで用いられるのがバイサルファイト処理です．DNA鎖をバイサルファイト処理すると，非メチル化シトシンはウラシルに変換されますが，メチル化シトシンは変化しません．そこで，バイサルファイト処理したDNAとバイサルファイト処理していないDNAの塩基配列を確認（第3章-1-⑥）して比較すると，片方ではU，片方ではCとなっている部位が非メチル化シトシン，どちらもCで変わっていない部位はメチル化シトシンだということがわかります（図1）．

ヒストンの修飾とクロマチンリモデリング

　DNAだけでなくヒストンの翻訳後修飾（アセチル化，リン酸化，メチル化，ユビキチン化，ADPリボース化）の組合わせ，またクロマチンがつくる構造も，転写・複製・修復，細胞分裂などのゲノム動態と相関しています．前述のとおりクロマチンは，ゆるく開いた状態（ユークロマチン）と固く閉じた状態（ヘテロクロマチン）の2つの構造をとります（第1章-1-①）．ヘテロクロマチンのなかにある遺伝子には転写因子が近づけませんので，遺伝子の発現は起こりません．ヒストン修飾はクロマチンの構

エピジェネティクス（epigenetics）　**DNAメチル化**（DNA methylation）　**ヒストン修飾**（histon modification）　**クロマチンリモデリング**（chromatin remodeling）　**エピゲノム**（epigenome）　**CpGアイランド**（CpG island）

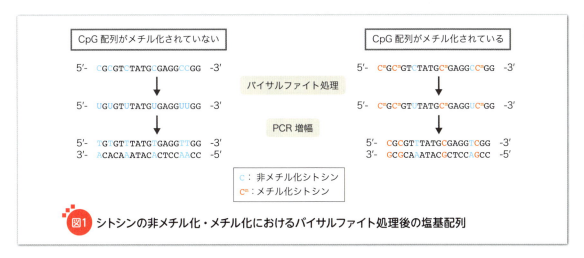

図1 シトシンの非メチル化・メチル化におけるバイサルファイト処理後の塩基配列

造変化にかかわり，メチル化されるとクロマチンが開いたり，逆に脱メチル化されてアセチル化されるとクロマチンが閉じたりします．この過程はクロマチンリモデリングとよばれ，DNAメチル化と同じく重要なエピジェネティクスの機構です．

エピゲノム情報の可逆性と継承

たった2万7千の遺伝子から私たちの体がつくられるしくみとして，組織特異的転写因子やRNAスプライシング（第1章-**3**-②）を紹介してきました．エピジェネティクスも，限られた遺伝子から細胞の多様性が生み出すしくみとして機能しています．

DNA修飾（メチル化）やヒストン修飾は，生物がそのとき置かれている環境によって，付けたり外したりされています．それによって，赤ちゃんのときだけに発現する遺伝子，栄養不足のときだけに発現する遺伝子のような複雑な調節が可能になっています．その可逆性の一方でエピジェネティクスには，DNAが半保存的複製によって細胞分裂後も元通り受け継がれるのと同様に，細胞分裂後も娘細胞に継承されるしくみも備わっています．

ゲノムインプリンティング

エピゲノム情報は親から子へ次世代には伝わりません．精子と卵子のゲノムには，それぞれ父親と母親のエピゲノム情報が付けられています．しかしエピゲノム情報の大半は，受精してすぐに消去・再構築（リプログラミング）され，すべての細胞に分化できる準備状態になります．

いくつかの遺伝子では，受精後のリプログラミング期にエピゲノム情報が消されず残り（刷り込まれ），精子と卵子に付いていた父由来，母由来の修飾が子の細胞に維持されます．このように，特定の遺伝子が母由来か父由来かによって異なる印付けを受ける現象を**ゲノムインプリンティング**（ゲノム刷り込み）とよびます（第2章-**3**）．ヒトでは刷り込みを受ける遺伝子は約100〜200個存在すると予想され，その多くは細胞の増殖分化や機能の調節にかかわります．

メンデルの法則（第2章-**2**-①）に則る構造遺伝子は，各アレル（第1章-**6**-①）が父由来か母由来かに関係なくそれぞれ等価に発現します．一方，刷り込みを受ける遺伝子は子世代において，アレル間で親由来に依存した不等価な発現を認めます

ゲノムインプリンティング（genome imprinting）

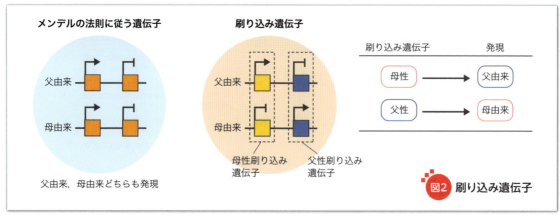

図2 刷り込み遺伝子

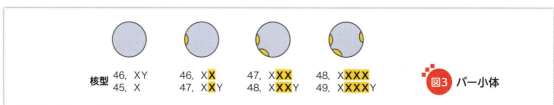

図3 バー小体

（図2）．すなわち，父性刷り込み遺伝子は，父親由来アレルの不活性化により父由来遺伝子が発現せず，母親由来の遺伝子が発現（母性発現）します．

ゲノムインプリンティングの実体はDNAのメチル化による転写調節です．刷り込みを受ける遺伝子では，父由来・母由来対立遺伝子の間にメチル化状態に差を認めます．

X染色体不活性化

X染色体の本数は性により異なります（女性は2本，男性は1本）が，活性型X染色体は男女とも1本でなければX染色体からの遺伝子発現が，女性では男性の2倍になってしまいます．そのため，女性では片方のX染色体は遺伝子発現が抑制される構造に変化（不活性・ヘテロクロマチン構造）します．この変化を司るのもエピジェネティクスです．女性の2本のX染色体のうち一方が活性化され機能し，他方は不活性化される現象を**X染色体不活性化**または**ライオニゼーション**とよばれます．女性のX染色体には父親由来と母親由来のものがありますが，どちらが不活性化されるかは細胞ごとにランダムに決まります．不活性化されたX染色体は細胞核中に濃く染まり，**性染色質**または**バー小体**といわれ，性別の判定スクリーニングで利用されています（図3）．

X染色体不活性化（X inactivation）　**ライオニゼーション**（lyonization）　**性染色質**（sex chromatin）　**バー小体**（Barr body）

発生における遺伝子のかかわり

第1章-5

ヒトの妊娠期間は40週であり，たった1つの受精卵が数十兆個の異なる機能をもつ細胞へと変化するプロセスです．ヒトの発生においても，遺伝子は「生命の設計図」として重要な役割を示します．

配偶子（卵子・精子）形成

ヒトの体を形成する体細胞は，1個の細胞（受精卵）を起源として，発現するゲノム情報に沿って，数を増やす**増殖**と特殊な機能をもち変化する**分化**により，個体を形成していきます．この過程が**発生**です．

ヒトの発生の前に，そのもととなる配偶子の形成をみていきましょう．配偶子の成熟分化過程は精子と卵子でほぼ同じですが，時間経過が異なります．女性の卵形成は，過程の大部分が胎児期に終了し，減数分裂（第1章-2-①）により細胞質が細胞間で不均等に分配されます．

卵子のもとになる細胞は卵母細胞とよばれ，出生前の胎児期に減数分裂がはじまり，途中の第一分裂前期で停止したまま長期の休止期に入ります．思春期になり初経を迎えると，月に1度ずつの排卵直前に1つの卵母細胞が十年～数十年の休止から覚めて減数分裂を再開し，第二分裂中期で染色体が半数（23本）になった状態で排卵します．すなわち，20歳時の排卵と40歳時の排卵では20年の時間差があり，排卵された卵子の老化程度は異なります．

卵子に精子が侵入すると，減数分裂の第二分裂が再開・完了し，受精卵となって胚発生を開始します．減数分裂における2回の分裂を通して，卵母細胞1個から1つの卵子と3個の極体を生じます（図1）．

卵母細胞は，女児がまだ母体内にいる胎生5カ月頃（妊娠20週）に最も多く，約500万個つくられています．卵母細胞数は急速に減少し，出生時には約100万個となり，精子と異なり出生後から新たな卵母細胞がつくられることはありません．卵母細胞数は排卵が起こりはじめる思春期に30万個まで減少します．排卵する卵子数は女性の一生を通して約400～500個（思春期の卵母細胞の1％以下）となります〔ピル（経口避妊薬）の使用者や多産の方で

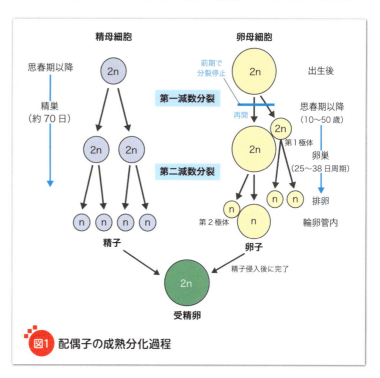

図1 配偶子の成熟分化過程

増殖 (proliferation)　**分化** (differentiation)　**発生** (development)

は卵子数は減少します〕．

精子のもとになる細胞は精母細胞とよばれ，1個の精母細胞から減数分裂による2回の分裂を通して合計4個の精子が形成されます．精母細胞からの精子形成に思春期以降休止期間はなく，一生つくり続けられます．精母細胞から精子がつくられるのには平均約70日を要し，全体で毎日約1億個の精子が形成されます．

発生の開始

減数分裂による2回の分裂を通して母細胞の半数である23本の染色体をもつ卵子は，同じく23本の染色体をもつ精子と受精（後述）し受精卵になることで，染色体数はもとの46本になります．その後，卵割，体細胞分裂（第1章-2-①）により細胞数を増やし，個体発生を開始します（図2）．

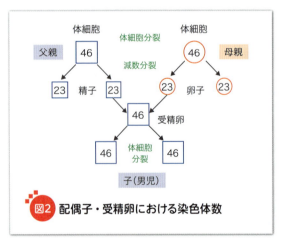

図2 配偶子・受精卵における染色体数

ヒトにおける妊娠の経過

分娩予定日は，40週0日を標準的な妊娠期間として算出します．

この**妊娠週数**は，最終月経の開始から14日目に排卵があるとの仮定に基づき推定され，最終月経開始日を0週0日とし，翌日を0週1日，翌々日を0週2日と数えます．妊娠期間を数えるときに，4週（28日）を1カ月と扱い，最終月経から数えての月数で母体を「1カ月」「2カ月」と表現します〔妊娠0カ月は存在せず，最終月経開始日は妊娠1カ月となりますので，月経予定日（4週0日相当）を過ぎても次の月経が来ないことに気づき妊娠検査を行い陽性だった場合，その時点で妊娠2カ月となります〕．ときに，排卵の時期がずれることがあり，その場合は超音波検査（第3章-5-⑤）を用い，妊娠8～10週までの胎児の大きさが妊娠週数とよく相関していることから妊娠週数を確認します．

ヒトの発生は**受精**によりはじまり，妊娠10週未満（受精後／胎齢8週未満）を**胎芽**とよび，妊娠10週以降（受精後／胎齢8週以降）を**胎児**とよびます（図3）．

中枢神経・心臓・消化器官・目・耳・四肢などの主な臓器は，おおよそ妊娠2カ月のはじめ（妊娠4週）に発生，分化します（図4）．妊娠初期である妊娠3カ月（妊娠8週）には，ヒトとしての基本的な形が完成します．妊娠3～8週を**器官形成期**とよんでいます．器官形成期である胎芽期に生じた異常は，

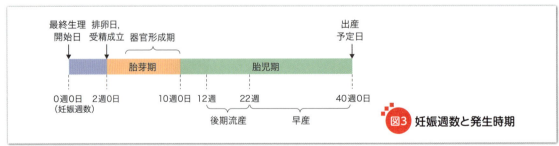

図3 妊娠週数と発生時期

妊娠週数（gestational age）　**受精**（fertilization）　**胎芽**（embryo）　**胎児**（fetus）　**器官形成期**（period of organogenesis）

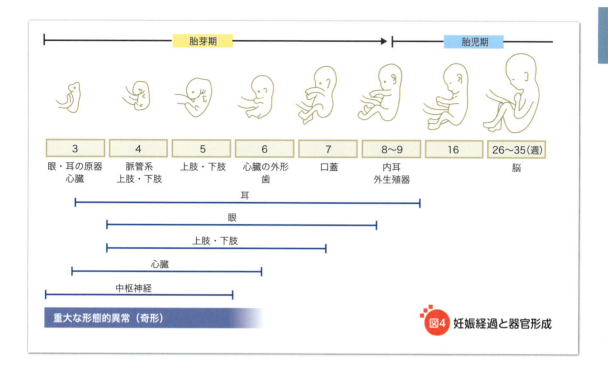

図4 妊娠経過と器官形成

形態的な影響が大きくなります（第2章-8）．

発生での遺伝子のかかわり

　発生において，形づくり（形態形成）に関与する重要なタンパク質は転写因子です．遺伝子から発現した**転写因子**（第1章-3-②）は，他の遺伝子の転写を活性化したり不活性化したりします．こうして制御された二次的遺伝子は，さらに別の遺伝子の発現を調整することで，遺伝子Aからできた転写因子Aが遺伝子Bの発現を調整し，遺伝子Bからできた転写因子Bが遺伝子Cの発現を調整し，遺伝子Cからできた転写因子Cが…というように，カスケードとよばれるネットワークを構築します．転写因子の組合わせには無数の可能性がありますので，細胞ごとの転写因子Aの量の少しの違いが，結果として転写因子Cの量の大きな違いとしてあらわれたりすることで，それぞれの細胞の特徴をあらわす遺伝子の

みが発現し，それ以外の遺伝子は発現しないという状況がつくられます（**組織特異性**）．また，発生のある特定の時期だけに特定の遺伝子が発現するという現象も起こります（**時間特異性**）．

発生・分化にかかわる転写因子

　私たちヒトを含む脊椎動物の体幹部は，発生初期に前後軸に沿って，くり返し構造を有する体節が形成されます．前後軸に沿って異なる機能をもった細胞が配置される．その特異性の決定においては，**HOX遺伝子**群が中心的な役割を果たします（図5）．HOX遺伝子群は転写因子をコードし，ショウジョウバエからヒトに至る多様な生物においてゲノム配列が保存されています．ヒトではゲノム上に合計39種のHOX遺伝子があり，密集して並んでいます．これを遺伝子のクラスターといいます．クラスターでの並び順に応じて各HOX遺伝子の発現時期が切り替わ

転写因子（transcription factor）　**組織特異性**（tissue specificity）　**時間特異性**（time specificity）　**HOX遺伝子**（*HOX* gene）

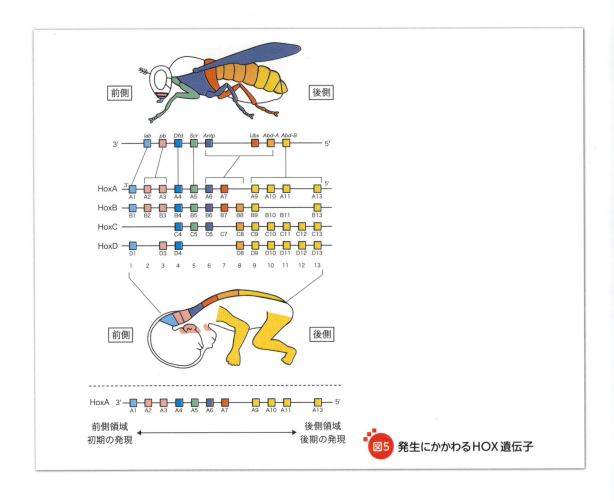

図5 発生にかかわるHOX遺伝子

り，3′側に位置するHOX遺伝子ほど発生の初期に発現がはじまります（前述の時間特異性）．また，3′側のHOX遺伝子は胎児の頭部の領域に，5′側は胎児の尾部に偏って発現します（組織特異性）．39種のHOX遺伝子の発現パターンが，前後軸に沿った細胞の特異性を決定しているわけです．実際はHOX遺伝子だけでなく，多数の転写因子が発生や分化に関与しています．

ゲノム情報①
アレル・遺伝型・連鎖

　約2万7千の遺伝子が24種類の染色体上のどこに存在するかは厳密に定められており，基本的に個人間で異なることはありません．ですが，それぞれの遺伝子の配列には個人差があります．

アレル

　ゲノム配列上で，ある特定の形質に関する構造遺伝子が存在する相同染色体の部位を，**座位**（遺伝子座）といいます．ある座位における，配偶子それぞれのゲノム配列を**アレル**（対立遺伝子）といいます．常染色体では，1細胞内には相同染色体が2本ずつあるため，同じ座位には父方と母方からの2種類のアレルがあることになります．片方の同じ（相同）染色体上に隣接するアレルの組合わせが**ハプロタイプ**です（図1）．

　私たちの見た目がそうであるように，ゲノム情報は多様であり，親と子の間であっても，また他人同士であっても，同じアレル配列をもつ座位もあれば，異なる配列のアレルをもつ座位もあります．

遺伝型

　遺伝型（遺伝子型）は，二倍体細胞において，ある1つの座位に存在する2つのアレルの組合わせ（図1）を意味する言葉で，ディプロタイプともいいます．

　仮に配偶子の常染色体のある座位のアレルをAとaとすると，接合子の遺伝型はAA，aa，Aaの3種類になります（図2）．このなかでAAとaaを**ホモ接合体**，Aaを**ヘテロ接合体**（異型接合体）といいます．ホモは「同じ」，ヘテロは「異なる」を意味する言葉です．ヘテロ接合体と関連した用語に**コンパウ**

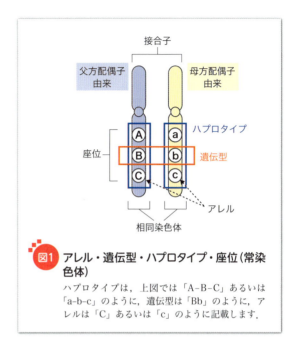

図1　アレル・遺伝型・ハプロタイプ・座位（常染色体）

ハプロタイプは，上図では「A–B–C」あるいは「a–b–c」のように，遺伝型は「Bb」のように，アレルは「C」あるいは「c」のように記載します．

ンドヘテロ接合というものもあります．これは，特定の遺伝子において2つのアレル部位で配列が異なるときに生じます．それぞれのアレル部位では正常（野生型）アレルと変異アレルのヘテロ接合にみえますが，同じ遺伝子全体でみると有する2つの相同染色体にはともに正常（野生型）の配列はなく，遺伝子の機能としては正常機能をもたない劣性ホモと同じ状態になります．常染色体劣性遺伝病（第2章-2-③）の患者に認める遺伝型のほとんどはこのパターンです．

　X染色体やY染色体は男性ではそれぞれ1本で，これらの染色体に存在する遺伝子は対をなしません．これは**ヘミ接合**とよばれます（図2）．

座位（[単] locus／[複] loci）　アレル（allele）　ハプロタイプ（haplotype）　遺伝型/遺伝子型（genotype）　接合子（zygote）　ホモ接合体（homozygote）　ヘテロ接合体（heterozygote）　コンパウンドヘテロ接合（compound heterozygote）　ヘミ接合（hemizygote）

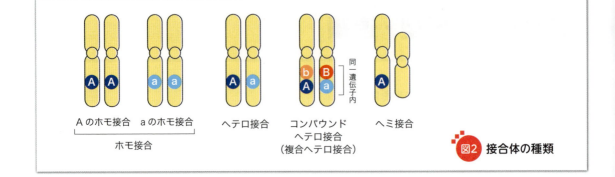

図2 接合体の種類

リスクアレル

ヒトの集団（例えば日本人であったり，地域住人であったり）である座位のアレルを調べると，同じアレルをもつヒトをいくつかの集団に分けることができます．このとき，頻度が低いアレルを**マイナーアレル**，頻度が高いアレルを**メジャーアレル**とよびます．該当アレルがマイナーかメジャーかは，集団によって変わりえます．

また，ある疾患をもつヒトの集団と健康なヒトの集団でアレルを見比べると，疾患のヒトに特徴的なアレルが見つかる場合があります．このような疾患のリスクを高めるアレルを**リスクアレル**とし，もう片方の健康なヒト集団でよくみられるアレルは相対的にリスクを下げることから，プロテクティブアレル（保護アレル）とよんでいます．

連鎖

連鎖は，同一染色体上にある異なる座位のアレルどうしが，独立でなく親から子へ伝達される現象です．連鎖は，メンデルの独立の法則の例外となります（第2章-**2**-①）．

連鎖ではハプロタイプの概念が重要です．ハプロタイプの単純な例として，それぞれ2種類のアレルをもつ2つの座位を考えてみます（表1）．例えば，同一染色体上の2つの座位にそれぞれA/a，B/bという2種類のアレルが存在するとすると，ハプロタ

表1 2つのアレル A/a，B/b によるハプロタイプの組合わせ

	A/A	A/a	a/a
B/B	A B	A B a B	a B
B/b	A B A b	A B / a B A b / a b	a B a b
b/b	A b	A b a b	a b

マイナーアレル (minor allele)　　メジャーアレル (major allele)　　リスクアレル (risk allele)　　連鎖 (linkage)

イプの組合わせは複数考えられます．それにもかかわらず，実際に観察されるハプロタイプがA–Bとa–bばかりだとしたら，「AとB，aとbは連鎖している」ということになります．

連鎖不平衡

前述した交叉（第1章-2-③）は，2つの座位の距離によって起きる割合が異なってきます．2つの座位が近い（遺伝子間の距離が短い）と物理的に交叉が起こりにくく，座位間のアレルは一緒に（連鎖して）次世代に伝達・継承されるため，特定アレルの組合わせをもつハプロタイプの頻度が有意に高くなります．

特に複数のアレルが連鎖している状態を**連鎖不平衡**といいます．連鎖不平衡では，ヒトではゲノム中で通常数kbから数十kbの長さの領域が，**連鎖不平衡（LD）ブロック**としてひとかたまりで親から子へ伝えられます．

表2 連鎖平衡と連鎖不平衡：3つの座位（A，B，C）におけるハプロタイプ例

連鎖不平衡	連鎖平衡
A–B–C	A–B–C
a–b–c	A–B–c
	A–b–C
	A–b–C
	a–B–C
	a–B–C
	a–B–C
	a–b–C

連鎖していることが明らかで，ゲノムDNA上の位置が特定された塩基配列は遺伝マーカー（例えばSNP；第1章-6-②）とよばれ，遺伝子マッピング（第6章-1-④）において用いられています．一方，複数の座位においてハプロタイプレベルでアレルが独立となる状態は，**連鎖平衡**といいます（表2）．

連鎖不平衡（linkage disequilibrium）　**連鎖不平衡ブロック/LDブロック**（linkage disequilibrium block）　**連鎖平衡**（linkage equilibrium）

第1章-6

ゲノム情報②
多様性：バリアント（変異と多型）

約30億塩基対あるヒトのゲノムには，個人間で配列の変化（違い）が多く認められます．これらは病的な変異ととらえられがちですが，私たちに内在する個人差であることを理解する必要があります．

ゲノム配列の変化（バリアント，変異と多型）

ヒトの標準塩基配列（Ref Seq）と差があるゲノム配列の変化（**バリアント**）には，前述した**塩基置換**（第1章-3-④）や**点変異**以外にも，塩基が失われる**欠失**，余分な塩基が加わる**挿入**や重複，そして組換えなどがあります．また，一般人での頻度が1％未満となる配列変化を**変異**，1％以上となる変化を**多型**とよんで区別する傾向があります．

頻度にかかわらず，塩基の変化は遺伝子やタンパク質の機能に変化を及ぼすこともあり，一塩基レベルの変化全体を総称してSNV（一塩基バリアント）とまとめられています．

遺伝子多型

遺伝子多型（**表1**）という概念は，制限酵素によって切断されたDNA断片の長さが同一種内の個体間で異なる**RFLP**（制限酵素断片長多型）の同定により，1983年に発見されました．続いて，数塩基〜数十塩基からなる配列がくり返す**VNTR**（ミニサテライト）の多型，2〜10塩基からなる配列がくり返すマイクロサテライトの多型，そしてDNA断片長が変わらない一塩基置換である**SNP（一塩基多型）**が発見されました．SNPは500〜1,000塩基対ごとに，全ゲノム上に数百万カ所に存在します．SNPは，発現遺伝子のプロモーター領域にあるr（regulatory）SNP，翻訳領域にあるc（coding）SNP，イントロン領域にあるi（intronic）SNPと，発現遺伝子の領域にないg（genomic）SNPに分けられます．cSNPは，コドンが変わることにより指定するアミノ酸も変化する（アミノ酸置換が生じる）狭義のcSNPと，アミノ酸置換が生じないs（silent）SNPに細分類されます．

表1 遺伝子多型

遺伝子多型の種類	変化する塩基		個体間の塩基数変化	個体内での総数
	1単位の塩基数 (bp)	変化状態		
SNP（一塩基多型）	1	塩基置換	なし	10^6〜
STR（マイクロサテライト）	2〜10	くり返し（反復）数（回数）	あり	10^5〜
VNTR（ミニサテライト）	10〜100	くり返し（反復）数（回数）	あり	〜10^4
CNV（コピー数多型）	1,000 (1 kb) 以上	コピー数（欠失あるいは増幅）	あり	10^3（全長は，ヒトゲノム中の12％）

バリアント（variant） **塩基置換**（base substitution） **点変異**（point mutation） **欠失**（deletion） **挿入**（insertion） **変異**（mutation） **多型**（polymorphism） **RFLP**（restriction fragment length polymorphism） **VNTR**（variable number of tandem repeat） **SNP/一塩基多型**（single nucleotide polymorphism）

最近では，通常2コピーあるゲノムDNAが，1 kb以上にわたり1コピー以下（欠失），あるいは3コピー以上（重複）となっている**CNV（コピー数変化）**も注目されています．

遺伝子多型は，疾患の罹患しやすさ・薬物に対する応答性の個人差などと関連すること（多因子病；第2章-6）があり，数多くの研究が行われています．

病的変異

構造遺伝子内に認められるDNA配列の変化のなかで，タンパク質の機能への影響が大きい一部のものは，単一遺伝子病（第2章-2-①）の発症につながります．このような変異は**病的変異**（病的バリアント）（第3章-5-①）とよばれ，その他のバリアントと区別されます．ただし，病的変異を有しても遺伝形式，変異を有するアレル数，もう片方のアレルとの関係から必ずしも発症につながるわけではありません．私たちは誰もが発症せずとも10以上の病的変異をヘテロで有する**保因者**なのです（第2章-1）．

バリアントの記載法

ゲノム情報，特に遺伝子の情報は，年月を経る間に研究が進み，エキソンの番号が変わったり，塩基配列番号とコドン番号が不一致となったりし，混乱をきたすことがありました．特に，成熟の過程で除去される**シグナル配列**（シグナルペプチド）をもつタンパク質では，その遺伝子の塩基配列にシグナル配列部分のコドンを含める形で登録されているものとそうでないものとがあったため，確認が必要でした．

そのような背景のなか，近年，バリアント（変異・多型）の記載法について国際標準命名法が制定され統一化されました（表2）．ゲノム（DNA）レベル・タンパク質（アミノ酸）レベルの両方において国際標準命名法（HGVS（Human Genome Variation Society）による命名法）を用いて記載されたバリアント情報は，世界中の誰もが容易に共有できます．

DNAでは，開始コドンATGから数えるcoding DNA（第1章-3-③）で記載されます．塩基配列の番号はスプライシング後の成熟mRNA配列に準じて数えられ，イントロンの配列を加えず「c.」の後に記載されます．つまり，翻訳開始コドンAUGにあたるATGのAを1として，ATGG<u>A</u>GGAG…という配列の左から2回目のAであれば，「c.5」です．イントロンの塩基を指定する必要があるときは，その直前，あるいは直後のエキソンの塩基を基準に＋－で表現します．

次に置換される塩基を，「置換前〔標準配列（RefSeq），野生型といいます〕の塩基＞置換後の塩基」で記載します．先ほどのATGG<u>A</u>GGAG…がATGG<u>T</u>GGAG…に変化した場合は，「c.5A>T」となります．その他にも，塩基が欠失した場合，重複した場合，増えた（挿入が起きた）場合などの記載法も，厳密に定められています．

タンパク質のアミノ酸置換では，「p.」の後にN末端のメチオニン（翻訳開始コドンにコードされるもの）から数えたアミノ酸の番号を，置換する前の（野生型）アミノ酸と置換後のアミノ酸でサンドイッチ記載します．＞の記号は用いず，アミノ酸表記は，3文字でも1文字でも構いません．例えば，ME<u>E</u>PQSD…がME<u>V</u>PQSD…に変化したのであれば，「p.E3V（p.Glu3Val）」となります．塩基配列同様に，置換以外の変化についても記載法が用意されています．

アミノ酸配列の変化に特徴的な言葉として，ナンセンス変異，ミスセンス変異，フレームシフト変異があります．ナンセンス変異は，塩基配列の変化によってコドンが終止コドンに変わってしまった場合，ミスセンス変異は，コドンが別のアミノ酸を指定す

CNV/コピー数変化（copy number variation）　**病的変異**（pathogenic mutation/deleterious mutation）　**保因者**（carrier）　**シグナル配列**（signal sequence/signal peptide）

表2 バリアントの表記法

①配列の由来

配列	接頭文字
ゲノムDNA	g.
mRNA (coding DNA)	c.
ミトコンドリアDNA	m.
タンパク質	p.

②DNA変化に基づく命名

変化内容	記号	記載内容	例
塩基置換（エクソン内）	>	c.[置換位置][置換前（野生型・標準配列）の塩基]>[置換後の塩基]	c.20A>T
塩基置換（イントロン）	>	c.[エクソンの最初又は最後の位置]置換までの塩基数（+/-）[置換前塩基]>[置換後塩基]	c.92+2T>G
欠失	del	c.[欠失開始位置の塩基番号]_[欠失終了位置の塩基番号※]del[欠失塩基※]	c.535delG
挿入	ins	c.[挿入開始位置の塩基番号]_[挿入終了位置の塩基番号※]ins[挿入塩基※]	c.124_125insCC
重複	dup	c.[重複位置の塩基番号]dup[重複塩基]	c.13dupT
欠失/挿入	Indel	c.[欠失開始位置の塩基番号]_[欠失終了位置の塩基番号※]delins[挿入塩基※]	c.168_169delinsGGT

※欠失/挿入は塩基を具体的に記載します．ただし5 bp以上の場合は塩基数のみとし，また欠失塩基が1 bpの場合は欠失終了位置の塩基番号は省略します．

③アミノ酸変化に基づく命名

変化内容		記載内容	例
アミノ酸置換	ミスセンス	p.[変化前のアミノ酸][コドン番号][変化後のアミノ酸]	p.Glu7Val（あるいはp.E7V）
	ナンセンス	p.[変化前のアミノ酸][コドン番号]Ter（あるいは*）※	p.Trp16*（あるいはp.W16*），p.Trp16 Ter（あるいはp.W16 Ter）
欠失		p.[変化前のアミノ酸][コドン番号]del	p.Lys2del（あるいはp.K2del）
アミノ酸重複		p.[変化前のアミノ酸][コドン番号]dup	p.Pro125dup（あるいはp.P125dup）
フレームシフト	短い表記	p.[変化前アミノ酸][コドン番号][変化後アミノ酸]fs	p.Leu14fs（あるいはp.L14fs）
	長い表記	p.[変化前アミノ酸][コドン番号][変化後アミノ酸]fs*[停止コドンとなるアミノ酸位置]	p.Leu14Argfs*5, p.Leu14ArgfsTer5

※Terや*は終止コドンを表し，以前はXと記載されていました

るものに変わってしまった場合を意味します．フレームシフト変異は，塩基の欠失や挿入，重複により，コドンの読み枠がずれたこと（フレームシフト）を意味します．ナンセンス変異やフレームシフト変異が起きると，タンパク質の機能は変化部分より後ろで失われてしまいます．

コーディング領域のバリアントでは，基本的にゲノム（DNA）レベル，アミノ酸レベルの2種類の記載法を用い，それぞれのレベルでの記載法は一意に定まっています．

前述のように病的変異といえど必ずしも疾患の発症に寄与するものではありません．このように「遺伝子変異」，「遺伝子多型」という区別は便宜的なものであり，その正しい理解には**「多様性」**がキーワードになります．遺伝子の変化は私たち誰もが有する多様性（個体差）であると認識し，尊重しあうことが重要です．

多様性（variation）

第1章-7

集団遺伝①
ハーディー・ワインベルク平衡

ゲノム情報の変化の影響を知るためには，異なるゲノム情報をもつ個人を，できるだけたくさん比較する必要があります．その際，遺伝現象を集団における遺伝子頻度の変化としてとらえる考え方に，**集団遺伝学**があります．集団遺伝学の基礎をなす法則がハーディー・ワインベルクの法則です．

アレル（遺伝子）頻度・遺伝型頻度

集団における遺伝状況を記述するうえでの基本値に，アレル（遺伝子）頻度と遺伝型頻度があります．1つの座位に対して複数のアレル（対立遺伝子；第1章-6-①）が存在する場合，集団中でのそれぞれのアレルの頻度は**アレル頻度**，あるいは（対立）**遺伝子頻度**であらわされます．アレルが1種類しかない場合はアレル頻度＝1.0（100％）となります．アレル頻度はそれを考える集団，例えば人種によっても異なります（表1）．

個体内で常染色体上にある2つのアレルで構成される遺伝型（ジェノタイプ；第1章-6-①）の頻度は**遺伝型頻度**とよばれます．

表1　人種によりアレル頻度が異なる遺伝子多型

遺伝子多型		アレル頻度	
遺伝子	多型部位	日本人	欧米人（白人）
CYP2C19	*2	0.26	0.13
	*3	0.13	—※
CYP2D6	*5	0.04	0.05
	*10	0.33	0.02
UGT1A1	*6	0.22	—※
	*28	0.08	0.30
VKORC1	rs9923231	0.89	0.37
ALDH2	*2	0.3	—※

※「—」は「検出されない」を示します．

ハーディー・ワインベルクの法則

アレル（遺伝子）頻度と遺伝型頻度は関連し合うことが知られており，これは**ハーディー・ワインベルクの法則**として知られています．この法則を用いれば，遺伝型頻度（または表現型の頻度）からアレル頻度を推定できます．

ある座位にアレルAとaがあったとして，それぞれのアレル（配偶子の）頻度をp，qとします〔頻度ですのでp＋q＝1（100％）になります〕．次世代において遺伝型がAAとなる場合，すなわちアレルAをもつ配偶子どうしが接合（受精）する確率は，$p×p=p^2$ となります．同様に，AaあるいはaAになる確率はそれぞれpq（まとめると2pq），aaになる確率は q^2 ですから，次世代の（接合子の）遺伝型の**分離比**は，AA：Aa：aa＝p^2：2pq：q^2 で，アレル頻度（p＋q）の二乗の展開となります．これが，ハーディー・ワインベルクの法則です（図1）．

ハーディー・ワインベルクの法則の活用例を示します．アレルにDとdがあり，遺伝型ddのときにだけ発症する疾患（常染色体劣性遺伝；第2章-2-②）があったとします．Ddの方（保因者）は病的遺伝子dをもっていても，日常生活上はDDの方と区別がつきません．しかしハーディー・ワインベルクの法則にあてはめれば，ある集団における罹患者の頻度（q^2）から保因者の頻度（2pq；ほぼ2q）を推定することができ，それによって集団における疾患の潜在的なリスクを予想することができます（表2）．

ハーディー・ワインベルクの法則の成立条件

ハーディー・ワインベルクの法則が成立するため

集団遺伝学（population genetics）　**アレル頻度**（allele frequency）　**遺伝子頻度**（gene frequency）　**遺伝型頻度**（genotypic frequency）　**ハーディー・ワインベルクの法則**（Hardy-Weinberg principle）　**分離比**（segregation ratio）

アレル頻度

アレル	A	a
アレル頻度	p	q

p + q = 1

遺伝型頻度

	配偶子	
	A (p)	a (q)
配偶子 A (p)	AA (p²)	Aa (pq)
配偶子 a (q)	Aa (pq)	aa (q²)

遺伝型	AA	Aa	aa
遺伝型頻度	p²	2pq	q²

$(p + q)^2 = p^2 + 2pq + q^2 = 1$

 図1 ハーディー・ワインベルク平衡が成り立つアレル頻度・遺伝型頻度

 表2 ハーディー・ワインベルクの法則により，常染色体劣性形式疾患で推定される罹患者数・保因者数

罹患者 (dd) 頻度 (q²)	保因者 (Dd) 頻度 (2pq≒2q)
1/10,000	1/50
1/40,000	1/100
1/160,000	1/200
1/360,000	1/300
1/1,000,000	1/500

 表3 ハーディー・ワインベルクの法則が成立する条件

①無限大	・個体群（集団）が十分に大きい
②無選択	・遺伝型や表現型の違いによる自然選択が起こらない ・異なる遺伝型で生存力や妊性に相違がない
③無突然変異	・突然変異が起こらない
④無移動	・外部との個体群の流入（移住や移入），流出がない
⑤任意交配	・個体群が任意で交配する

には，個体群が「一定の理想的な条件」をすべて満たす必要があります（表3）．

このような理想的な状況では，アレル頻度は同一世代だけでなく，世代を越えても，また集団の一部を切りとったとしても一定に保たれます．このような状態は平衡状態とよばれ，特にある個体群でハーディー・ワインベルクの法則が成り立っている状態が，**ハーディー・ワインベルク平衡（HWE）** です．ハーディー・ワインベルク平衡が成立していれば，アレル頻度と遺伝型頻度の間には一定の関係があり，集団中の遺伝型頻度はアレル頻度から推定できます．

ハーディー・ワインベルク平衡適合度検定

集団に観察された遺伝型頻度がハーディー・ワインベルクの法則に適合しているかを確認するための方法が，ハーディー・ワインベルク平衡適合度検定です．ハーディー・ワインベルク平衡適合度検定では，サンプル数が多ければ遺伝型頻度と実際の観察値と，平衡が成立すると仮定した際のアレル頻度から求められる遺伝型頻度の推定値を比較し，ピアソンのカイ二乗（χ^2）法で検定します．ある座位で2つのアレルA，aからなる遺伝型AA，Aa，aaが存在する集団で，それぞれの遺伝型の個体数をn_1, n_2, n_3（$n_1 + n_2 + n_3 = n$）とすると，（Aのアレル頻度 p）＝（Aのアレル数）/（全体のアレル数）＝$(2n_1 + n_2)/2n$，（aのアレル頻度 q）＝$1 - p$＝（aのアレル数）/（全体のアレル数）＝$(2n_3 + n_2)/2n$と推定され，遺伝型（p^2, $2pq$, q^2）の推定値が計算でき，実測値と比較できます．

ハーディー・ワインベルク平衡（Hardy-Weinberg equilibrium）

集団遺伝②
ハーディー・ワインベルク平衡に合わない条件

ハーディー・ワインベルク平衡は理想状態でしか成立しないことは述べましたが，現実にはさらにいくつかの要因が非適合条件として知られています．

ハーディー・ワインベルク平衡に合わない状況

ハーディー・ワインベルクの法則が成立する条件（平衡）に合わない状況が，単独あるいは複合して個体群に働くと，アレル頻度が変化する可能性があります．以下に**ハーディー・ワインベルク平衡（HWE）**に合わない個々の状況を示します（表1）．

表1 ハーディー・ワインベルク平衡（HWE）に合わない状況

HWEの適合条件	HWEに合わない状況
①無限大	・遺伝的浮動
②無選択	・自然選択 ・平衡選択（ヘテロ接合体優位）
③無突然変異	・新生突然変異
④無移動	・遺伝子流動
⑤任意交配	・非ランダム交配

遺伝的浮動

ハーディー・ワインベルク平衡状態が成り立つ条件では，個体群のサイズは十分に大きく（無限大），アレル頻度の有意な変化が偶然には起こりません．しかし実際には，個体群のサイズが小さいと，配偶子に入るアレルが偶然に偏り，生じた接合子のアレル頻度が変化しやすくなります．これは，**遺伝的浮動**とよばれ，多様性が減少する原因の1つです．

集団の個体数が激減すると遺伝的浮動が促進されることになります．ある集団でアレル頻度0.9：0.1で維持されている遺伝子があったとして，その集団の9割が死に絶えるような環境の変化が起きたとします．すると，生き残りのなかには何かの理由で少数派の0.1のアレルをもつ個体が多く存在しているかもしれません．後にその子孫が再び繁殖すると，アレル頻度が元とは異なる，均一性の高い（遺伝的多様性の低い）集団ができます（**ボトルネック効果，びん首効果**）．ボトルネック効果という名称は，細いびんの首から少数のものをとり出すときには，びんの中身の割合から考えられないような特殊な結果が得られる確率が高い，という原理にちなんでいます（図1）．

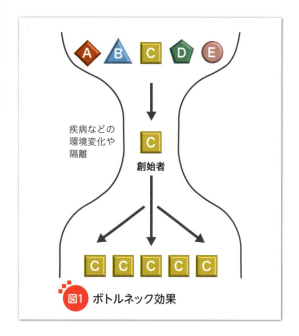

図1 ボトルネック効果

ハーディー・ワインベルク平衡（Hardy-Weinberg equilibrium）　**遺伝的浮動**（genetic drift）　**ボトルネック効果**（bottleneck effect）

個体群のごく一部のみが隔離され，その子孫が繁殖した場合にも，元の個体群の多様性を反映しない均一な集団ができます．特にこの場合を，最初に隔離された少数の個体（創始者）の遺伝型が引き継がれることから**創始者効果**といいます．

自然選択

ハーディー・ワインベルク平衡状態では，個体群に属するすべての個体は，繁殖可能になるまで同等に生き残る（無選択）ことを前提にしています．実際には，繁殖可能になるまで生き残る確率はすべての個体で同等ではなく，選択を受けています（**自然選択**）．特に，あるアレルが生存に優位に働き（例えば，個体のサイズが大きくなる，寒さに強くなるなど），自然選択において有利に働く場合は，ハーディー・ワインベルグの法則は成り立たないことになります．

平衡選択

平衡選択は，ある集団のなかで一定数の異なるアレルが維持される現象を示します．例えばヘテロ接合体が野生型より有利な場合にこのような現象が起こり，これは**ヘテロ接合体優位**とよばれます．例えば，常染色体劣性遺伝病である鎌状赤血球症をきたす遺伝子変異は，変異ホモ接合体では致死的ですが，ヘテロ接合体の場合には野生型ホモ接合体よりも熱帯熱マラリアに抵抗性があるため，平衡選択によってマラリアの流行地域でこの変異遺伝子が維持されてきました．

突然変異

ハーディー・ワインベルク平衡状態では，個体群のなかに新しい**突然変異**が起こり新しいアレルが生じることを想定していません（無突然変異）．実際には，突然変異〔特に，新たに生じる突然変異を新生突然変異（de novo 変異）として，遺伝性のものと区別してよびます〕によってランダムに DNA 配列が変化し，これが集団のなかのアレルの可能性（遺伝子プール）に加わります．

集団において，新生突然変異の発生率は，遺伝性疾患の罹患者がどれだけ次世代の子孫を残せるかという**生殖適応度**と表裏一体の関係があります．すなわち，生殖適応度が低い単一遺伝子病ほど突然変異率が高くなる傾向があります（第 2 章 - **2** - ⑥）．

遺伝子流動

ハーディー・ワインベルク平衡状態では，集団から離脱する個体も集団へ流入する個体も存在しない（無移動）ことを前提とし，新しいアレルが集団内へ入り込むことも出て行くことも考慮していません．実際には，他の個体群から加わる新たな個体や，離脱する個体がいるため，元の集団では認められなかった新たな遺伝子変化が物理的に生じる，**遺伝子流動**という現象が起こります．

非ランダム交配

ハーディー・ワインベルク平衡状態では遺伝型は有性生殖によってランダムに混ぜ合わされる（任意交配）としました．実際には，カップル間の交配では**非ランダム交配**が行われえます．ヒトで一般的な「恋愛結婚」は，互いに非ランダムに相手を選んではいても遺伝的にはほぼランダムだと考えられるのですが，近親婚（第 2 章 - **2** - ⑦）は非ランダム交配の例としてあげられます．

創始者効果 (founder effect)　自然選択 (natural selection)　平衡選択 (balancing selection)　ヘテロ接合体優位 (heterozygote advantage)　突然変異 (spontaneous mutation)　生殖適応度 (reproductive fitness)　遺伝子流動 (gene flow)　非ランダム交配 (non-random mating)

集団遺伝③
量的遺伝

遺伝型の違いにより個体で生じる特徴を**形質**といい，質的形質と量的形質があります．遺伝型に対応して個々で観察できる形質群を**表現型**といいます．

質的形質と量的形質

遺伝型に対応する表現型が明確に（非連続的に）区別できる形質は，**質的形質**として扱うことができます．メンデルの法則に従う単一遺伝子病（第2章-概論）は，罹患の有無が遺伝型に対応しますので，質的形質といえます．

一方，身長，体重，血圧値，血糖値などのように**連続する形質**として表現型が観察される形質もあり，これは**量的形質**とよばれます．量的形質の遺伝は，単一遺伝子病にみられるメンデルの優性の法則や分離の法則（第2章-2-①）に従いません．雑種第一代（F_1）の表現型では両親の中間値を示し，雑種第二代（F_2）では連続的に変化する正規分布に近い頻度分布を示し，個体数が増えるとより連続的となり正規分布に近づきます（表1）．

量的形質座位

量的形質は，同じ作用をもつ複数の遺伝子（ポリジーン，相加遺伝子の一種）によって支配される多因子病の要因と考えられています．量的形質にかかわる座位を総称して**量的形質座位（QTL）**とよびます．

QTLに関与する遺伝子と表現型の間には，個々の遺伝子が単独で作用して生じる相加的遺伝子効果，同一座位における2つのアレル間の働き合いによる優性効果や，異なる座位における遺伝子間の働き合いによるエピスタシス効果が働いています．

DNAマーカーとの連鎖を利用した統計学的解析によりQTLを検出することをQTL解析といいます．QTL解析は，医学研究はもちろん，育種などにも応用されています．

表1 質的形質と量的形質

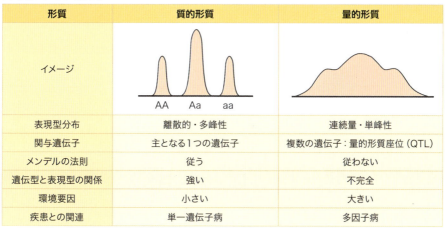

形質	質的形質	量的形質
イメージ	AA Aa aa	
表現型分布	離散的・多峰性	連続量・単峰性
関与遺伝子	主となる1つの遺伝子	複数の遺伝子：量的形質座位（QTL）
メンデルの法則	従う	従わない
遺伝型と表現型の関係	強い	不完全
環境要因	小さい	大きい
疾患との関連	単一遺伝子病	多因子病

形質（trait） **表現型**（phenotype） **質的形質**（qualitative trait） **連続する形質**（continuous trait） **量的形質**（quantitative trait） **量的形質座位**（quantitative trait locus）

第2章 「ヒトのゲノム」の変化で起きる疾患 — 遺伝性疾患

概論

遺伝性疾患とは

遺伝性疾患とは，ゲノム・遺伝子の変化が原因となって生じる疾患の総称です．原因により，単一遺伝子病（メンデル遺伝病），染色体異常症，多因子病，ミトコンドリア病，体細胞遺伝病，エピジェネティクス異常に分けられます（表1）．

表1 原因に基づく遺伝性疾患の分類

分類	原因	特徴
単一遺伝子病（メンデル遺伝病）	ゲノム上の単一遺伝子	メンデルの法則に則る
染色体異常症	染色体レベル	数的異常（異数性）あるいは構造異常による
多因子病	遺伝要因や環境要因	複数の遺伝子が関係する
ミトコンドリア病	ミトコンドリアの異常	原因遺伝子は，ミトコンドリア内だけでなく核内のこともある
体細胞遺伝病	体細胞における突然変異	異常領域は，一遺伝子レベルから染色体レベルまである
エピジェネティクス異常	DNA修飾異常	DNA配列変化はない

単一遺伝子病は，ゲノム上のある1つの遺伝子に生じた異常（塩基変異など）が原因で生じる疾患で，メンデルの法則に則るため**メンデル遺伝病**ともいわれます．原因遺伝子の異常がホモ（両方）で発症するのか，ヘテロ（片方）でも発症するのかなどの**遺伝形式**は，その染色体上の座位（常染色体上かX染色体上か）や，異常遺伝子の機能によって決まります．

染色体異常症は，染色体レベルの変化が原因となり生じる疾患で，染色体の数的異常（異数性），あるいは構造異常に分かれます．

多因子病は遺伝要因だけでなく環境要因を含めた複数の要因が組合わさり発症する疾患で，多くの場合，かかわる遺伝子も複数です．

ミトコンドリア病は，文字通りミトコンドリアの異常が原因で生じる疾患ですが，第1章で述べた通り原因遺伝子はミトコンドリアDNA上だけでなく，核DNA上にある場合もあります．

体細胞遺伝病は，体細胞における突然変異が原因で生じる疾患（特にがん）で，異常は遺伝子の1塩基の変化から染色体レベルまで認められます．

エピジェネティクス異常は，DNA配列の変化はないまま，DNAの修飾異常により発症します．

遺伝性疾患 (genetic disorder)　単一遺伝子病 (single gene disorder/monogenic disorder)　メンデル遺伝病 (Mendelian disorder)　遺伝形式 (inheritance mode)　染色体異常症 (chromosomal disorder)　多因子病 (multifactorial disorder)　ミトコンドリア病 (mitochondrial disease)　体細胞遺伝病 (somatic cell disease)

遺伝性疾患の原因は，必ずしも継承（「遺伝」）しません

　親の特徴が子に受け継がれる（継承される）現象を，日本語では「遺伝する」と表現するのが一般的なように，ゲノム（染色体・DNA）は親から子（子孫）に受け継がれ，ゲノム情報（遺伝情報）は家系内で共有されます．したがって，遺伝性疾患は家族集積性を認める傾向があります．そのため遺伝性疾患を検討する際には，患者の病歴だけでなく，家族構成や家系内での症状の有無といった**家族歴**の聴取や，家族歴を図式化した**家系図**の作成が，重要な作業となります．しかし，遺伝性疾患を引き起こすゲノムの変化は，必ずしも親から子（子孫）に受け継がれるわけではありません．家族集積性のない遺伝性疾患もあるのです（**表2**）．

　冒頭でも触れましたが，日本語ではゲノム上に存在するモノ，物質としての「遺伝子」と，「遺伝する（継承する）」という現象は，両方とも「遺伝」という語を用いて表現されます．しかし元となった英語では，前者は「gene」，後者は「inherit」と別の語で表現され，明確に区別されます．「ゲノムの変化による疾患（遺伝性疾患）」と「次世代に継承（遺伝）しうる疾患」も，英語では「genetic disease」と「hereditary disease（inherited disease）」に区別されます．これが日本語では，混同されてしまっているのです．他にも，遺伝子病，遺伝病という語も用いられますが，定義が不明瞭に使用されているときすらあります．「ゲノムの変化による疾患（遺伝性疾患）」と「家系内で継承（遺伝）しうる疾患」を区別して理解し，扱うことが，遺伝医学の正しい理解の第一歩です．

表2　遺伝性疾患の分類による家族集積性

分類	家族集積性（遺伝情報を家系内に継承する可能性）
単一遺伝子病（メンデル遺伝病）	あり（メンデルの法則に準ずる）
染色体異常症	数的異常（異数性）が原因の場合：少ない 構造異常が原因の場合：あり
多因子病	あり
ミトコンドリア病	あり（ミトコンドリア遺伝子が原因の場合は母系遺伝となり，核内遺伝子が原因の場合はメンデルの法則に準ずる）
体細胞遺伝病	なし
エピジェネティクス異常	原則なし

発症に関連する遺伝子変化の起きる時期～生殖細胞系列変異と体細胞変異

　遺伝性疾患を引き起こすゲノムの変化には，受精卵の時点から存在して全身の細胞に受け継がれ一生変わらない**生殖細胞系列変異**と，受精卵以降に後天的に突然変異が生じる**体細胞変異**があり，後者はがんに代表されます．生殖細胞系列変異は，精子あるいは卵子を経由して親か

エピジェネティクス異常（epigenetic abnormality）　**家族歴**（family history）　**家系図**（pedigree）　**生殖細胞系列変異**（germline mutation）　**体細胞変異**（somatic mutation）

ら子へと次世代に受け継がれる可能性があります．一方，体細胞変異は特定の細胞（例えばがん細胞）にのみ認められるもので一世代限りであり，親から子に受け継がれません．

遺伝性疾患の発症とライフステージ

遺伝性疾患において，原因遺伝子が発症に関連する度合いは，疾患，原因遺伝子，変異部位などによって異なります．遺伝要因が高く関与する単一遺伝子病においても，変異を有しているからといって必ずしも発症するとは限りません．また発症時期は，変異が1アレルでも発症する疾患（優性遺伝病）では成人期に，変異が2アレル揃わないと発症しない疾患（劣性遺伝病）では小児期になる傾向があります．さらに，多因子病では環境要因，体細胞遺伝病では受精後に生じる変異遺伝子の蓄積が発症に必要なため，加齢により発症割合が高くなります．私たちは，誰もが遺伝性疾患に罹患する可能性を有しているのです（表3）．

表3 遺伝性疾患の頻度

分類	頻度（1,000人あたり）		
	25歳までに診断	25歳以降に診断	計
単一遺伝子病	3.6	16.4	20
多因子病	46	600	646
染色体異常症	1.8	2	3.8
体細胞遺伝病	−	240	240
計	51.4	858.4	909.8

遺伝性疾患ごとの数字は「Emery and Rimoin's Principles and Practice of Medical Genetics 4th Ed.」（David L. Rimoinら／編），pp55, Churchill Livingstone（2002）より引用．合計値は著者による．

先天性疾患

形態的，機能的異常が出生時から存在している疾患を**先天性疾患**あるいは**先天異常**と総称し，出生児の3〜5％を占めます．生まれつきの疾患のため，先天性疾患＝遺伝性疾患と思われがちですが，その半数は多因子病であり，環境要因が関与します．ゲノムの変化を直接伴わず，環境・催奇形因子のみを原因として発症する場合もあります．

本章では，ゲノムの変化が原因となって生じる遺伝性疾患について説明します．ここまで述べたように遺伝性疾患の原因はさまざまであり，ゲノム情報の継承の程度，家族集積性や発症時期も異なります．遺伝性疾患は1つの病態ではないため，臨床や研究の場面ではどの分類群に該当するか確認したうえで対応することが重要です．

先天性疾患／先天異常（congenital disorder）

家族歴・家系図

家系内に複数の同じ疾患の罹患者がいることが，遺伝性疾患を疑うきっかけになります．家系を評価するには，家族歴聴取，家系図の作成が重要となります．

家族歴聴取

家系内では遺伝情報が共有されるため，外見が似るのと同様に，特定の疾患に罹る傾向も高くなることがあります．**家族歴**は，本人だけでなく家系内の構成員が過去に罹ったことのある（既往歴），または現在罹っている（現病歴）疾患に関する情報をまとめたものです．家族歴を把握することは，特定の疾患に関する家系内の遺伝的リスクの有無や，本人が罹患するリスク割合を算定するために役立ちます．

家族歴の聴取では，少なくとも3世代の家系内メンバーの構成，それぞれのメンバーの病歴（目的の疾患の有無や発症年齢）を確認します．家系内に存在する同じ疾患に罹患した人，罹患していない人の数は，家族歴として重要な情報となります．また，時間を経るに従い，家系内メンバーの構成や疾患の発病や病状が変わっていくことから，家族歴は定期的に更新する必要があります．

単一遺伝子病を疑う場合，遺伝形式（第2章-**2**-②）により家族歴の聴取の注意点は異なります．後述する常染色体優性遺伝病（第2章-**2**-③）を疑う場合は，第一度近親者（両親，兄弟姉妹，子ども）の情報が特に重要です．患者の両親が一見正常とみられる場合でも，その疾患の性質として症状（表現型の発現度＝表現度といいます）の差が大きく，比較的軽微な症状があるのではないか？を確認することは有用です．常染色体劣性遺伝病（第2章-**2**-③）を疑う場合は，夫婦間に血縁関係（近親婚）がないかどうかを聴取します．夫婦間に血縁関係があると，可能性が高くなるからです．X連鎖劣性遺伝病（第2章-**2**-④）を疑う場合は，特に母方の家系の男性についての詳しい情報（数，罹患の有無）が有用となります．

ただし遺伝性疾患は突然変異で発症することもあるため，家系内に複数の罹患者を確認できないからといって，遺伝性疾患を否定はできません．

家系図

家系図は，家族歴情報を統一された手法（記号や線）で記載したものです．一目で家族構成，構成員関係を把握できるため，医療者間で共有しやすく正確な診断の助けになります．家系図で各世代の罹患者のパターンを評価すると，遺伝性疾患の可能性や遺伝形式を推定し，正確な予後や再発率を算出する助けとなります（第5章-**1**-①）．

家系図の記載では，構成員をあらわす「記号」と家族関係を示す「線」が重要です（表1〜4，図1）．

まず「記号」としては，男と女はそれぞれ□と○で区別し，罹患者は記号を塗りつぶし■と●で，流産は△であらわします．死亡者は，右上から左下への斜線で示します．家系図を作成する契機になった個人を**発端者**とよび，P矢印（P→）で示します．

「線」は，夫婦の関係を横線・水平線（婚姻線）で，世代間は縦線・垂直線（親子線）で示し，兄弟姉妹（専門的には同胞という）は横線（同胞線）を引いたあと，各個人を枝線（個人線）でつなぎます．

家族歴（family history） **家系図**（pedigree） **発端者**（proband）

表1 「個体記号」の定義

	男性	女性	性別不明	備考
1. 家系員	□ b.1962	○ 30y	◇ 1y6m	年齢は記号の外に記載.
2. 複数の家系員	□ 5	○ 5	◇ 5	人数が不明の場合はn.
3. 罹患者	■	●	◆	
4. 死亡者	⊠ d.1962	⊘ d.30y	◇/ d.1y6m	死因にかかわらず斜線. 十字は使用しない.
5. 来談者	□↙	○↙	—	遺伝カウンセリングあるいは遺伝学的検査を希望する者. 矢印は左下から個体記号に向けて記載.
6. 発端者	■ P↙	● P↙	—	来談理由となった家系図内の罹患者. 矢印は左下から個体記号に向け記載.
7. 死産児 (SB)	⊠ SB	⊘ SB	◇/ SB	死産時の妊娠週数がわかれば記載.
8. 妊娠中 (P)	▨ P	○ P	◇ P	妊娠週数がわかれば記載.

分娩に至らなかった妊娠	罹患	非罹患	
自然流産	▲	△	妊娠週数がわかれば記載.

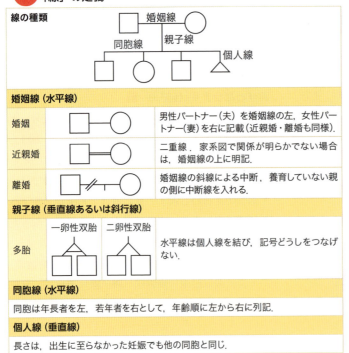

表2 「線」の定義

線の種類		
婚姻線（水平線）		
婚姻	□—○	男性パートナー（夫）を婚姻線の左, 女性パートナー（妻）を右に記載（近親婚・離婚も同様）.
近親婚	□=○	二重線. 家系図で関係が明らかでない場合は, 婚姻線の上に明記.
離婚	□—//—○	婚姻線の斜線による中断. 養育していない親の側に中断線を入れる.
親子線（垂直線あるいは斜行線）		
多胎	一卵性双胎 / 二卵性双胎	水平線は個人線を結び, 記号どうしをつなげない.
同胞線（水平線）		
同胞は年長者を左, 若年者を右として, 年齢順に左から右に列記.		
個人線（垂直線）		
長さは, 出生に至らなかった妊娠でも他の同胞と同じ.		

表3 遺伝評価・検査情報に関する記号

	記号	備考
保因者	⊡	生涯にわたり疾患が発現しないと考えられる変異保有者.
未発症者	⦶	現時点では臨床症状はないが, 将来発症する可能性が高い変異保有者.
検査情報	E＋(c.1559delT) ⊡ E－(echo) ⦶	検査で所見あり・陽性はE＋, 所見なし・陰性はE－. 検査結果（変異部位）・項目は括弧内に記載するか記号一覧に明示.

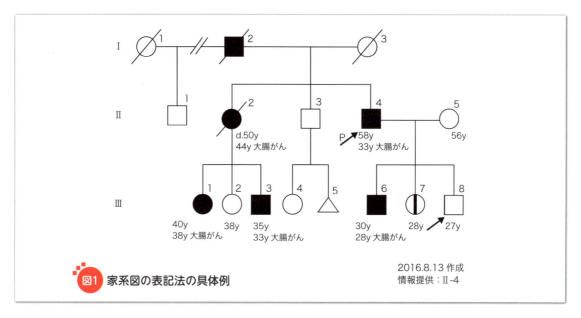

図1 家系図の表記法の具体例

近親婚（第2章-**2**-⑦）の場合は，婚姻線を二重線で結びます．世代番号は大文字のローマ数字で，各世代の個人を示す番号はアラビア数字で示します．

家系図には，各家系構成員の遺伝評価，検査情報に関する情報も追記できます．

保因者・未発症者

家系図の情報から，**保因者**（キャリア）が明らかになる場合があります．キャリアという言葉はよく耳にされると思いますが，ゲノム医療では「遺伝子変異あるいは染色体構造異常を有しながらも現在および将来にわたって発症しない者（**非発症保因者**）」を示しています．感染症でいうキャリア〔伝染性病原体（細菌・ウイルスなど）の保菌者〕は「発症する可能性がある」という点で意味が異なります．

ではゲノム医療で保因者を診断することにどのような意味があるのでしょうか．保因者自身は発症しなくても，当該疾患に罹患した子が生まれてくる可能性があるため〔常染色体劣性遺伝病（第2章-**2**-③）やX連鎖劣性遺伝病（第2章-**2**-④），染色体均衡型構造異常，および浸透率の低い常染色体優性

表4 聴取した家族歴を家系図に生かす：記載時の注意

少なくとも3世代の家族歴の記載をする
・父方，母方家系の情報
個体情報を「個体記号」に生かす
・現在の年齢，あるいは出生年 ・死亡時年齢，あるいは死亡年・死因 ・罹患者・非罹患者 ・病名と診断時年齢 ・妊娠歴
家族関係を「線」に生かす
・疾患に無関係であれば配偶者の省略は可 ・近親婚
番号
・世代番号：家系図の左にローマ数字 ・個体番号：世代ごと左からアラビア数字
作成日の記載
・情報提供者 ・情報を得た（更新した）日 　（家系図情報は時間経過とともに変化し，年齢も変わる）

近親婚（consanguineous marriage）　**保因者**（carrier）　**非発症保因者**（non-progressive carrier）

遺伝病（第2章-**2**-③）が該当します〕，本人の健康管理には役立ちませんが，次子を含めた家系内の再発率（リスク；第5章-**1**-①）を明らかにするために有用です．また稀にですが，保因者が当該疾患を発症することもあります〔**症状発現（顕性）キャリア**；第2章-**2**-④〕．

なお遅発性の常染色体優性遺伝病で，遺伝子変異は有するがまだ発症に至らない者は，保因者と区別して**未発症者**といいます．

家系内での遺伝情報共有割合：近親度

家系内のメンバー間で遺伝情報をどのくらい共有しているかを把握することは，リスクを検討する際（第5章-**1**-②）に重要となります（**図2**）．家系内のメンバー間の遺伝的な関係の程度は**近親度**という指標であらわされます．本人の親・子・同胞は**第一度近親**とよばれ，それぞれ遺伝情報を1/2ずつ共有します．第二度近親は祖父母，孫，おじ・おば，おい・めい関係で，1/4の遺伝情報を共有します．第三度近親となるいとこは1/8の遺伝情報を共有します．

わが国では法律用語で**親等**という語が広く用いられ，一親等は親子，兄弟は二親等になります．ですが，遺伝情報の共有割合は同胞も親子と同じく1/2です．親等は遺伝情報の共有割合とときに一致しないため，誤解を避けるよう気をつけて使用する必要があります（**表5**）．

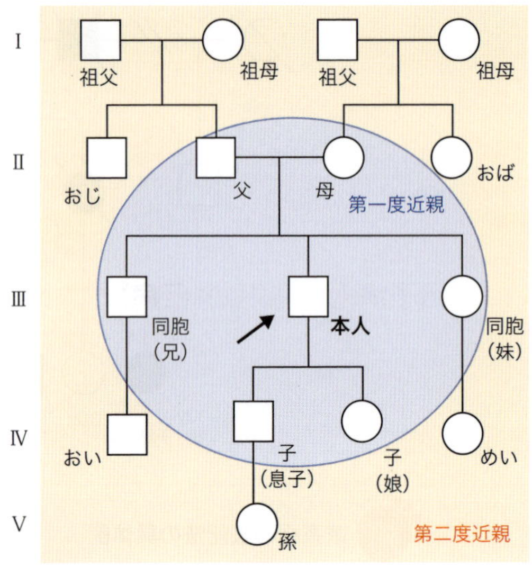

図2 家系図からみた近親度

表5 親等と近親度による遺伝情報の共有

家系内での関係	遺伝情報の共有割合 (COR)	近親度	親等
一卵性双生児	1	—	
親・子	1/2	第一度近親	一親等
同胞（兄弟・姉妹）			二親等
祖父母，孫	1/4	第二度近親	
おじ・おば，おい・めい			三親等
いとこ	1/8	第三度近親	四親等

COR：血縁（近縁）係数．第2章-**2**-⑦も参照．

症状発現（顕性）キャリア(manifesting carrier)　**未発症者**(non-progressor)　**近親度**(degree of relationship)　**第一度近親**(first-degree relative)　**親等**(degree of consanguinity)

単一遺伝子病①
メンデルの法則

ヒトの単一遺伝子病も，エンドウマメの実験で有名なメンデルの法則に則っています．

単一遺伝子病（メンデル遺伝病）

単一遺伝子病は，たった1つの遺伝子の構造異常が原因で発症する疾患の総称です．その異常は，次世代に受け継がれ，その際の変異遺伝子の伝わり方がメンデルの法則に則ることから，**メンデル遺伝病**ともいわれます．

メンデルの法則

メンデルの法則は，1865年にグレゴール・ヨハン・メンデルがエンドウマメの交配実験から発見し，遺伝学が誕生するきっかけとなりました．メンデルの発表当時，同時代の学者からは評価されず，1900年にドイツ，オーストリア，オランダの三研究者によって独立に再発見されました．

メンデルの法則は，親の形質（表現型）が子や孫に伝わる際，ある規則性に則ることを見出したもので，その規則性の源を遺伝子としました．優性の法則，分離の法則，独立の法則の3つからなり，ヒトでも適用されます（表1）．

優性の法則

優性の法則は，遺伝型と表現型の対応に関する法則です．一遺伝子で制御される形質（色，形など）があったとして，異なる形質をもつ個体どうしが交配した後に（一遺伝子雑種といいます），親から子へ継承された形質と対応する遺伝子が存在したとします．その際，雑種第一代（F₁と表記します）に現れ

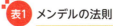

表1 メンデルの法則

法則名	関係性	例外
優性の法則	遺伝型と表現型	ゲノム刷り込み，共優性
分離の法則	遺伝型とアレル（配偶子形成時）	片親性ダイソミー（UPD）
独立の法則	複数の座位間	連鎖

た形質を**優性**といい，現れなかった形質を**劣性**といいます．優性，劣性は形質の発現の有無（表現型）で決まり，遺伝子の優・劣ではありません．そのため，現在では優性を**顕性**，劣性を**潜性**と言い換えることも提案されています．両者は同じものだと考えておけばよいでしょう（第2章-2-②）．

遺伝型は，1つの形質に対応する遺伝子のアレル（第1章-6-①）をアルファベットの記号（例えばA）であらわすのが一般的です．その際，優性（顕性）アレルを大文字A，劣性（潜性）アレルを小文字aであらわすと，遺伝型はAA（優性ホモ），Aa（ヘテロ），aa（劣性ホモ）の3種類となります．優性の法則は，優性ホモ個体（AA）と劣性ホモ個体（aa）を交配して生じた雑種第一代（F₁）の遺伝型はAaとなり，優性（A）の形質のみが現れ劣性（a）の形質が現れないことを示すものです．減数分裂のしくみが明らかな現代においては，AAの個体からはAの配偶子，aaの個体からはaの配偶子のみがつくられ，Aとaの接合からはAaの個体しか生まれないというメカニズムで，この法則が理解可能です（図1）．

優性の法則の例外には，ゲノム刷り込み（第2章-3）と共優性（第2章-2-⑥）があります．

単一遺伝子病（single gene disorder/monogenic disorder）　メンデル遺伝病（Mendelian disorder）　メンデルの法則（Mendel's laws）　優性の法則（law of dominance）　優性（dominant）　劣性（recessive）　顕性（—）　潜性（—）

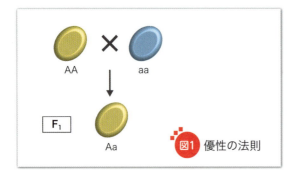

図1 優性の法則

分離の法則

分離の法則は，配偶子形成時の遺伝型とアレルに関する法則です．常染色体上の遺伝型を構成する2つのアレル（第1章-6-①）は，配偶子形成時の減数分裂（第1章-2-①）により分離され，それぞれの配偶子には同じ確率で1個のアレルのみが含まれ，次世代に伝えられます．配偶子の接合（受精）によって生じた接合体（受精卵）では，新しくアレルが組合わされ遺伝型が構成されます．

例えば，前述の雑種第一代（F_1）の遺伝型Aaの個体からつくられる配偶子は，Aをもつものとaをもつものが1：1で存在します．F_1（Aa）どうしを交配させ，雑種第二代（F_2）の受精卵の遺伝型とその比率（分離比といいます）を調べると，AA：Aa：aa＝1：2：1となります．この遺伝型に優性の法則を適合すれば，形質（表現型）の割合が3：1（AA＋Aa：aa）として現れます．

分離の法則では親の遺伝型から推定される配偶子のアレルを縦横に配置したマトリクス図（4分割図）を用いると，次世代（仔）の受精卵の遺伝型パターン，表現型や分離比を理解しやすくなります（図2）．

分離の法則の例外として，片親性ダイソミー（UPD；第2章-5-③）があります．

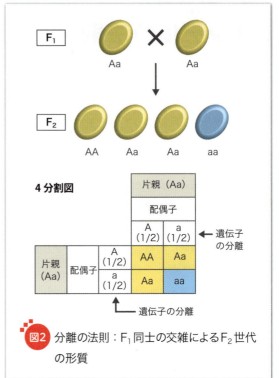

図2 分離の法則：F_1同士の交雑によるF_2世代の形質

独立の法則

独立の法則は複数の座位間の遺伝子の関係についての法則です．独立の法則によれば，2つ以上の異なる形質に関する遺伝子は，配偶子形成の際にそれぞれ遺伝子に独立して分離します．

例えば，Aまたはaのアレルをもつ座位と，Bまたはbのアレルをもつ座位を考えた際，AaBbという遺伝子型をもつ個体がいたとします．AaとBbは独立に配偶子へと受け継がれますので，配偶子のもつアレルのパターンはAB，Ab，aB，abの4種類となり，その比率は1：1：1：1になります．仮にAとB，aとbが同じ染色体上で近接していると，配偶子のアレルのパターンはABとabだけになります．このような条件が前述の**連鎖**（第1章-6-①）であり，独立の法則の例外として扱われます．

分離の法則（law of segregation）　**独立の法則**（law of independence）　**連鎖**（linkage）

単一遺伝子病②
遺伝形式：常染色体とX染色体

単一遺伝子病は，変異遺伝子と表現型の関係により優性あるいは劣性に，原因遺伝子の染色体上の座位により常染色体由来あるいはX染色体由来に分けられます．

遺伝形式

単一遺伝子病では，原因遺伝子の座位（常染色体かX染色体か）と変異の特性（優性か劣性か）の2つの組合わせにより，**常染色体優性**，**常染色体劣性**，**X連鎖劣性**などの**遺伝形式**に分類されます（表1）．

これを総じて遺伝形式といい，遺伝形式によって次世代（仔）における非罹患者と罹患者の比（**分離比**）が異なります．

優性・劣性

優性あるいは劣性は，変異アレル数と表現型出現との関係から分けられます．メンデルの法則（第2章-2-②）でいうところの優性遺伝形式の場合は，変異アレルが正常アレルより**優性（顕性）**となり，大文字Aは変異アレル，小文字aは正常アレルを示します．劣性遺伝形式の場合は変異アレルが正常アレルに比べ**劣性（潜性）**となり，正常アレルが変異アレルより優性（顕性）となるため，大文字Aは正常アレル，小文字aは変異アレルを示します．遺伝形式により変異アレルの記号の大文字・小文字が異なることに注意が必要です（表2）．

X連鎖の場合は，X染色体を示す記号XにAあるいはaを添えて表記するのが一般的です．

表1 遺伝形式

		原因遺伝子の座位	
		常染色体	X染色体
染色体数	男性	各2本	1本
	女性		2本
変異の特性	優性	常染色体優性	X連鎖優性
	劣性	常染色体劣性	X連鎖劣性

表2 単一遺伝子病の遺伝形式による比較

		常染色体優性遺伝病	常染色体劣性遺伝病	X連鎖優性遺伝病	X連鎖劣性遺伝病
原因遺伝子の局在		常染色体		X染色体	
罹患者	性別	両性（性差はない）		女性（男性は致死）	男性（女性は稀）
	家系内での罹患者	縦に連なる（世代連続）	横に連なる（一世代・同胞に集中）	女性系列に連なる	男性罹患者の女性系列の孫（男性）が発症
	分離比	0.5 (1/2)	0.25 (1/4)	―	男・男伝達はない
変異アレル		A	a	XA	Xa
遺伝型	罹患者	Aa (AA)	aa	XAXa（女性）	XaY（男性） XaXa（女性；稀）
	保因者	―	Aa	―	XAXa（女性）

常染色体優性（autosomal dominant）　**常染色体劣性**（autosomal recessive）　**X連鎖劣性**（X-linked recessive）　**遺伝形式**（inheritance mode）　**分離比**（segregation ratio）　**優性**（dominant）　**劣性**（recessive）　**顕性**（―）　**潜性**（―）

病的変異による遺伝子産物と遺伝形式

病的変異（第3章-5-①）は，正常タンパク質の機能への影響により，**機能喪失**型変異，**機能獲得**型変異，ドミナントネガティブ変異に分かれます．

劣性遺伝病の多くは，遺伝子産物の機能を減じるか消失させる，いわゆる機能喪失型変異が原因です．優性遺伝病は機能獲得型変異や，機能喪失型変異によるハプロ不全，ドミナントネガティブ変異により発症します（第2章-2-⑤）．

これらはあくまで一般論であり，病的変異の部位や種類によって原因遺伝子産物の機能残存度合が異なります．したがって，同じ原因遺伝子により発症する同一疾患においても，病型や変異部位（遺伝型）により症状の重症度や遺伝形式（表現型）が異なる場合もあります（第2章-2-⑥）．

劣性遺伝病では罹患者の遺伝子型がaaであり，正常アレルがないため出生間もない頃から症状があらわれます．一方，優性遺伝病では罹患者の遺伝子型がAaであるのが一般的（AAでも発症するが概して重篤すぎる）なため，正常アレルの働きによりある程度までは正常な機能が保たれる結果，成人発症が多くなる傾向にあります（表3）．

表3 主たる単一遺伝子病の遺伝形式

	優性	劣性
常染色体	Marfan症候群 Peutz-Jeghers症候群 Gardner症候群 von Hippel-Lindau病 家族性高コレステロール血症 尿崩症 家族性周期性四肢麻痺 遺伝性球状赤血球症 von Willebrand病 Huntington病 筋強直性ジストロフィー Charcot-Marie-Tooth病 神経線維腫症 結節性硬化症	先天代謝異常症 　フェニルケトン尿症 　ガラクトース血症 　ホモシスチン尿症 　メープルシロップ尿症 　リピドーシス（Fabry病以外） 　糖原病（Hunter病以外） Wilson病 先天性副腎皮質過形成症 Werdnig-Hoffman病 Gilbert症候群 Dubin-Johnson症候群
X連鎖性	偽性副甲状腺機能低下症 色素失調症	腎性尿崩症 Fabry病 Hunter病 Lesch-Nyhan症候群 Menkes病 G-6-PD欠損症 血友病A・B 先天性筋ジストロフィー（Duchenne型，Becker型） 副腎白質ジストロフィー Bruton型無γグロブリン血症 Wiskott-Aldrich症候群 色覚異常 精巣性女性化症候群 球脊髄性筋萎縮症

※座位が複数（複数ある原因遺伝子の座位で常染色体，X連鎖性が異なる）の単一遺伝子病としては，慢性肉芽腫症，尿細管アシドーシス，Alport症候群などがあります．

機能喪失（loss of function）　　**機能獲得**（gain of function）

単一遺伝子病③
常染色体遺伝形式

常染色体遺伝形式は，ヘテロ接合体Aaでの発症の有無が遺伝形式の判別に有用です．

常染色体遺伝形式の特徴

常染色体遺伝形式をとる単一遺伝子病の原因遺伝子は，その名の通り常染色体上に存在します．常染色体は性に関係なく2本あるため，遺伝型は必ず一対（2つ）です．遺伝型がヘテロ（Aa）の場合の罹患の有無により，優性遺伝形式（AD）と劣性遺伝形式（AR）に分けることができます（図1）．遺伝形式にかかわらず，罹患者の性比は1：1（性別に無関係）となります．

常染色体優性遺伝

常染色体優性遺伝（AD）は，変異アレルを2つもつホモ接合体AA，あるいは1つもつヘテロ接合体Aaで発症します．変異アレルが正常アレルより優性であり，大文字Aが変異アレル，小文字aが正常アレルとなります（図2）．一般にAAの罹患者は致死的な場合が多いため，罹患者の多くはヘテロ接合体Aaで存在します．その場合，罹患者Aaと非罹患者aaの子は，メンデルの法則にしたがえばAaとaaが1：1（分離比0.5）で生まれてきますので，家系内においてすべての世代に罹患者が存在することが多くみられます．

常染色体劣性遺伝

常染色体劣性遺伝（AR）では，2つの変異アレルを有するホモ接合体aaで発症します．正常アレルが変異アレルより優性となり，Aが正常アレル，aが変異アレルです．罹患者（ホモ接合体aa）の両親は，ともにヘテロ接合体Aaであるのが一般的です（図3）．家系図上では，一見してある世代に突然罹患者が現れるようにみえます．なお，この両親のようなヘテロ接合体Aaは罹患することがないため，保因者，特に**絶対保因者**とよばれます（第2章-1）．

また，常染色体劣性遺伝の罹患者で認められる変異アレルaは，じつは同じ遺伝子でもその変異部位が多くの場合異なっています．つまり異なる変異部位のヘテロ接合体で発症する，**コンパウンドヘテロ**の状態であるということができます（第1章-6-①，第2章-2-⑦）．罹患者がホモ接合の場合は近親婚，頻度が高い変異部位（ホットスポット），片親性ダイソミー（第2章-5-③）が考えられます．

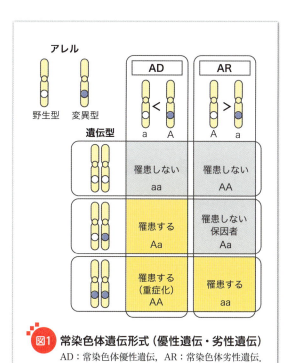

図1 常染色体遺伝形式（優性遺伝・劣性遺伝）
AD：常染色体優性遺伝，AR：常染色体劣性遺伝．

常染色体遺伝形式（autosomal inheritance） **常染色体優性遺伝**（autosomal dominant inheritance） **常染色体劣性遺伝**（autosomal recessive inheritance） **絶対保因者**（obligate carrier） **コンパウンドヘテロ**（compound heterozygote）

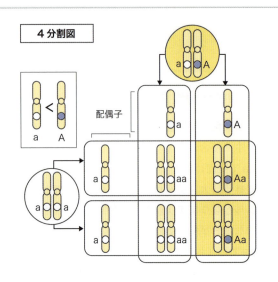
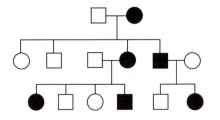

1	Aは変異アレル，aは正常アレルとなる．
2	ヘテロ接合体Aaで発症する．罹患者は性別に無関係で性比は1：1である．
3	変異アレルAのホモ接合体AAは，Aaよりも重症になることが多い．
4	どの世代にも罹患者（Aa）がいる．罹患者は親・子・孫など世代から世代へと連続して存在する．
5	罹患者（ヘテロ接合体Aa）の子において，罹患者（Aa）と非罹患者（aa）の比は一般的には1：1である．分離比は0.5である．

図2　常染色体優性遺伝（AD）の4分割図・家系図とその特徴（表）
　　　は罹患者を，□は正常を示します．

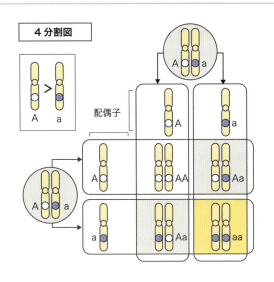
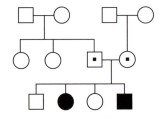

1	Aは正常アレル，aは変異アレルとなる．
2	ヘテロ接合体Aaは発症せず（保因者），ホモ接合体aaで発症する．罹患者は性別に無関係で性比は1：1である．
3	罹患者（aa）の両親はともにAaの組合わせをもつ保因者である．
4	罹患者（aa）の両親が保因者同士の子では，同胞（兄弟・姉妹）で発症することがあり，罹患者と非罹患者の比は1：3である．分離比は0.25である．
5	一般的に親・子孫・血縁者に患者はいない．一世代に患者が集中する．

図3　常染色体劣性遺伝（AR）の4分割図・家系図とその特徴（表）
　　　は罹患者を，□は保因者を，□は正常を示します．

単一遺伝子病④
X連鎖遺伝形式

X連鎖遺伝形式は，原因遺伝子がX染色体上にある遺伝形式です．その発症は性によって異なります．

X連鎖遺伝形式の特徴

X連鎖遺伝形式をとる単一遺伝子病の原因遺伝子は，X染色体上に存在します．X染色体上のアレルは，XA，Xaと記載します．X染色体は，女性では2本ですが〔1本は不活化される（第1章-**1**-④）〕，男性では1本となり，X連鎖遺伝形式ではX染色体数すなわちアレル数も性により異なるため，発症は性に関連します（図1）．特に男性が変異アレルを1つ有する場合，ヘテロ接合体ではなく**ヘミ接合体**となるため，女性よりも表現型が顕著になる傾向があります．遺伝型がヘテロの女性XAXaが罹患者かどうかによって，優性遺伝形式と劣性遺伝形式に分け

ることができます．

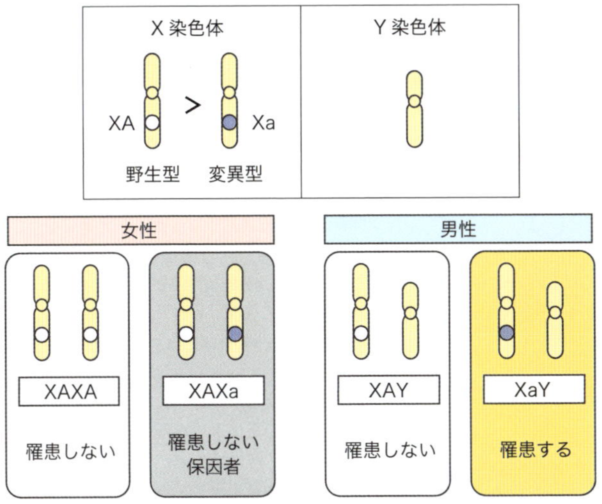

X連鎖劣性遺伝

X連鎖劣性遺伝形式（XLR）では，正常アレルが変異アレルより優性となり，XAが正常アレル，Xaが変異アレルをあらわすことになります．罹患者のほとんどが変異アレルXaを1つだけもつ（ヘミ接合体の）男性XaYです（図2）．ヘテロ接合体の女性XAXaは原則的に無症状であり，保因者となります．男性罹患者から息子（男性）へはXaが受け継がれないため疾患の伝達はなく，娘が保因者となり，その次の世代（息子）がまた罹患する可能性があります．家系図上では，1世代おきの発症がみてとれます．

ほとんどの罹患者が男性だと述べましたが，X連鎖劣性遺伝疾患では女性罹患者が発生する場合があります．原因は4通り考えられます．

原因①：変異アレルホモ接合体（XaXa）．変異アレル頻度が高い場合，あるいは罹患者の男性と保因者の女性の子が該当しますが，稀です．

原因②：不均衡なX不活性化．X連鎖劣性遺伝疾患のヘテロ接合体女性XAXaは保因者ですが，X染色体不活性化がXAをもつ染色体に偏って生じると発症することがあります〔**症状発現（顕性）ヘテロ接合体**〕．

原因③：変異アレルXaのみもつ．X染色体が1本であるターナー女性（45, X）が合併すると正常X染色体がない状態です．

図1 X連鎖劣性遺伝病の性差による罹患の違い

X連鎖遺伝形式（X-linked inheritance）　**ヘミ接合体**（hemizygote）　**X連鎖劣性遺伝形式**（X-linked recessive inheritance）　**症状発現（顕性）ヘテロ接合体**（manifesting heterozygote）

原因④：X-常染色体転座．XAXa で XA のある X 染色体で転座が起きると，転座のない正常な X 染色体上の Xa に比べ転座のある X 染色体にある XA が選択的に不活化されます．

X連鎖優性遺伝

X連鎖優性遺伝形式（XLD）では，変異アレルが1つで発症するため，変異アレルが正常アレルより優性となります．XA が変異アレル，Xa が正常アレルであり，ヘテロ接合体をもつ女性 XAXa が発症します（表2）．変異アレル XA を1本だけもつ（ヘミ接合体の）男性 XaY は重症（多くは致死）となります．

表1 X連鎖優性遺伝（XLD）の特徴

1	XA は変異アレル，Xa は正常アレルとなる．
2	ヘテロ接合体女性 XAXa，ヘミ接合体男性 XAY が発症する（XAY の多くは致死となる）．
3	ヘミ接合体男性 XAY の娘は全員発症するが，息子は発症しない．
4	ヘテロ接合体女性 XAXa の子は，男性，女性ともに50％が発症する．

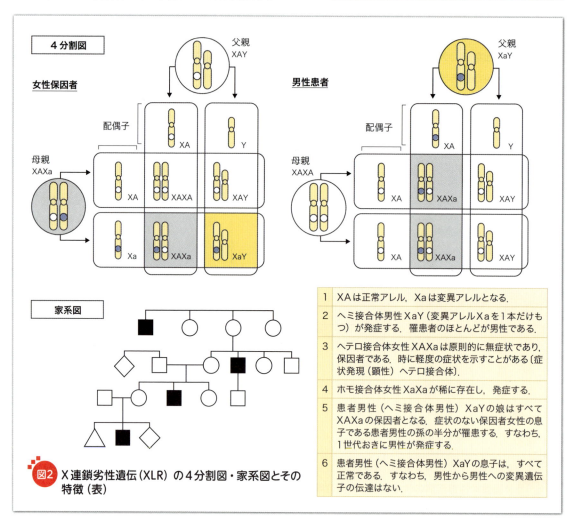

図2 X連鎖劣性遺伝（XLR）の4分割図・家系図とその特徴（表）

1	XA は正常アレル，Xa は変異アレルとなる．
2	ヘミ接合体男性 XaY（変異アレル Xa を1本だけもつ）が発症する．罹患者のほとんどが男性である．
3	ヘテロ接合体女性 XAXa は原則に無症状であり，保因者である．時に軽度の症状を示すことがある〔症状発現（顕性）ヘテロ接合体〕．
4	ホモ接合体女性 XaXa が稀に存在し，発症する．
5	患者男性（ヘミ接合体男性）XaY の娘はすべて XAXa の保因者となる．症状のない保因者女性の息子である患者男性の孫の半分が罹患する．すなわち，1世代おきに男性が発症する．
6	患者男性（ヘミ接合体男性）XaY の息子は，すべて正常である．すなわち，男性から男性への変異遺伝子の伝達はない．

X連鎖優性遺伝形式（X-linked dominant inheritance）

単一遺伝子病⑤
優性遺伝病の発症メカニズム

優性遺伝形式をとる単一遺伝子病（**優性遺伝病**）では，変異アレルを1つしかもたないヘテロ接合体で発症します．

優性遺伝病の発症メカニズム

優性遺伝病で変異アレルが優性になるしくみを理解するには，遺伝子産物の機能に着目する必要があります（表1）．

 優性遺伝病の発症メカニズム

発症メカニズム	変異アレル数	変異遺伝子産物機能
機能獲得型変異	1	新たな機能
ハプロ不全	1	無
ドミナントネガティブ	1	正常遺伝子産物の阻害
2ヒット変異	2※	無

※1つは生殖細胞系列変異，1つは体細胞変異．

機能獲得型変異

機能獲得型変異では，変異アレルによる遺伝子産物は新たな機能を有します．異常に活性化したタンパク質は，たとえそれが1アレルからの発現であったとしても，細胞機能に大きな障害をもたらします．機能獲得型変異はほとんどが体細胞遺伝病で認められます（第2章-9-①）．機能獲得型変異を起こした原がん遺伝子はがん遺伝子となり，細胞はがん化します．

ハプロ不全

常染色体上の遺伝子は同じアレルを2つもつため，片方のアレルの遺伝子変種で（ヘテロ接合）機能が失われても，多くはもう片方の正常遺伝子産物の機能により補われ症状を出現しません．

一方，ヘテロ接合でも正常遺伝子産物が半分では量不足により機能を補充できない場合は，**ハプロ不全**といって症状（表現型）を生じ，優性遺伝形式をとります

ドミナントネガティブ（優性阻害）

ドミナントネガティブは，変異アレルの遺伝子産物が正常アレルの遺伝子産物を優性（ドミナント）に阻害（ネガティブ）する現象を指します．複合体を形成して機能するタンパク質でよくみられます．その理由は，複合体を形成するタンパク質の場合，変異タンパク質と正常タンパク質がヘテロに存在すると，正常タンパク質があっても，両者の複合体の機能は失われてしまうからです．

2ヒット変異

2ヒット変異では，2つのアレルに変異（＝hit）が生じますが時期が異なり，見かけ上，優性遺伝形式の現象を示します．1つ目の変異は生殖細胞系列変異で，2つ目の変異は出生後に生じる体細胞変異です．すなわち2ヒット変異とは，見かけ上ヘテロに変異アレルをもつ人が，体細胞変異でホモになることで発症する現象をいいます．

体細胞変異が同じ遺伝子に2回起こるには時間がかかりますが，1つ目の変異がすでに生殖細胞系列変異で起きていると，たまたま2つ目の変異が生じる確率が高まり，若くして発症する傾向になるわけです．

2ヒット変異の例として，がん抑制遺伝子が原因となる遺伝性腫瘍があります（第2章-9-②）．

優性遺伝病（dominant disease） **ハプロ不全**（haploinsufficiency） **ドミナントネガティブ／優性阻害**（dominant negative） **2ヒット変異**（two-hit mutation）

第2章-2

単一遺伝子病⑥
優性遺伝病の発症に影響する因子

同じ遺伝子に変異を有する優性遺伝病であっても，発症や症状には個人差があります．そのような違いに影響する要因がさまざまに知られています．

浸透率

優性遺伝病では，原則として変異アレルのヘテロ接合体で発症し，家系図上では飛び越しなく各世代に発病者を認めることが多くあります．変異遺伝子を有している者のうち，その変異遺伝子関連疾患を発症している割合を**浸透率**という数字であらわすことがあります．

劣性遺伝病のようにヘテロ接合体では表現型（症状）が現れないと**非浸透**をきたし，家系内で罹患者が世代を飛び越えるようにみえます．

発症年齢・性

優性遺伝病では，罹患者の多くは正常アレルを有し，発症年齢は劣性遺伝病に比べ高齢，成人で発症する傾向が高くなります．変異アレルを有しても発症する前に一生を終えることもあり，その場合は罹患者が世代を飛び越えるようにみえます．

同じ優性遺伝病のヘテロ接合体でも，発症時期は青年期から老年期まで個人差を認めます．遅発性に発症する疾患では，年齢依存性発病率（浸透率；第5章-**1**-②）が検討されています（図1）．発症に性差を生じることもあります．

表現度差異

複数の症状を伴う常染色体優性遺伝病では，罹患者ごとに表現型（重症度や症状の出現部位）の程度＝**表現度**が異なる，すなわち**表現度差異**を認めます．表現度差異は，同じ遺伝子変異部位を有する家系内でも認められます．症状が軽く疾患と気づかれないこともあります．

新生突然変異

優性遺伝病は，配偶子に生じる突然変異，すなわち**新生突然変異**で発症することがあります．その場

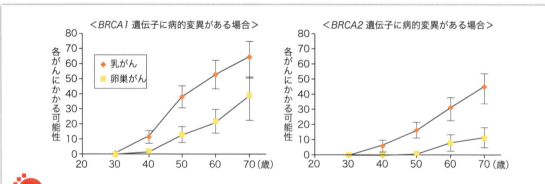

図1 家族性乳がん卵巣がん（HBOC）の原因遺伝子である*BRCA1*，*BRCA2*遺伝子ごとの乳がん・卵巣がん年齢依存性浸透率　Antoniou A, et al：Am J Hum Genet, 72：1117-1130（2003）より引用．

浸透率（penetrance）　非浸透（non-penetrance）　表現度（expressivity）　表現度差異（variable expressivity）　新生突然変異（*de novo* mutation）

合，家系内には他に罹患者がいない**孤発例・散発例**として報告されます．

突然変異率は1世代・1配偶子・1座位あたり平均して1×10^{-5}（10万分の1）であり，精子4個につき1個の新生突然変異を生じる計算です．孤発例の多い優性遺伝病では，父親の加齢との相関が知られるものがあり，新生突然変異が原因と考えられています．

また，若年で発症する致死的な常染色体優性遺伝病（生殖適応度が低い疾患）は，成人以前に発症し子孫を残すことが困難なため，変異遺伝子は世代間で引き継がれることは少なく，主に新生突然変異によって発症します．このことからもわかるように，生殖適応度（子孫を残せる可能性）の低いアレルは突然変異率が高い傾向にあり，すなわち生殖適応度と突然変異率の間には逆相関がみられます．

表現促進現象・トリプレットリピート病

ある種の神経疾患では，世代を経るごとに発症年齢が若年化し，重症化する**表現促進現象**が起こります．これは，原因遺伝子内にあるトリプレットリピート（3塩基反復配列）が原因だとされています．

トリプレットリピートは文字通り3つの塩基が…CAGCAGCAGCAG…のようにくり返し現れる配列ですが，その反復配列の数は，次世代への伝達時や体細胞分裂時の複製エラーによって伸長し，遺伝子産物（タンパク質・RNA）の機能喪失または機能獲得をきたします．このような原因で発症する疾患を，総称して**トリプレットリピート病**といいます．

世代間での反復配列数の不安定性は，伸長した反復配列を有する親の性別による影響を受け，症状の重症化につながることも知られています（表1）．

トリプレットリピートの種類や原因遺伝子内での存在部位は，疾患により異なります．トリプレットリピート病を引き起こす代表的な反復配列は翻訳領

表1 トリプレットリピート病

疾患	遺伝子内での反復配列の局在	反復配列	反復回数（正常）	遺伝形式	重症型を伝える親
HD	翻訳領域（ポリグルタミン病）	CAG	36〜121（7〜34）	AD	父親
SCA1			40〜81（6〜35）	AD	父親
SCA3 (MJD)			53〜84（12〜44）	AD	父親
SCA6			20〜33（4〜18）	AD	表現促進現象なし
DRPLA			48〜93（6〜35）	AD	父親
SBMA			38以上（34以下）	XR	表現促進現象なし
FRAXA	非翻訳領域 (5')	CGG	230〜4,000（29）	XR	母親
DM1	非翻訳領域 (3')	CTG	50〜2,000（5〜35）	AD	母親
FRDA	イントロン領域	GAA	>200（7〜22）	AR	—

孤発例/散発例（sporadic case）　**表現促進現象**（anticipation）　**トリプレットリピート病**（triplet repeat disease）

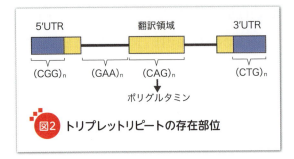

図2 トリプレットリピートの存在部位

ナンセンス変異依存mRNA分解機構

ナンセンス変異（第3章-5-①）やフレームシフト変異に伴い読み枠の途中で出現する終止コドンのように，正常な終止コドンより5'末端側に出現した終止コドンを**未成熟終止コドン（PTC）**といいます．細胞には，PTCをもつmRNAを選択的に分解しほぼ消失させるしくみが備わっています．これは**ナンセンス変異依存mRNA分解機構（NMD）**とよばれます（図3）．

優性遺伝形式をとる疾患原因遺伝子でも，NMDをきたす変異を生じると，そのアレル由来の遺伝子発現が消失するためドミナントネガティブ効果がなくなり表現型が軽症化し，本来優性となるべき遺伝形式が劣性となる傾向があります（表2，第2章-2-②）．

共優性・不完全優性

共優性と不完全優性は，1つの座位に対して3つ以上のアレルが存在し，各個体にはそれらのなかから2つのアレルの組合わせがみられる**複対立遺伝子**とよばれる遺伝子でみられる現象です．

複対立遺伝子について，疾患ではありませんが

域でグルタミンをコードするCAGです．CAGが過伸長する疾患は，**CAGリピート病**ともよばれます．あるいは，過伸長したCAGからはグルタミンの鎖（ポリグルタミン）が翻訳されるため，**ポリグルタミン病**とも総称されます．このような疾患は，神経細胞の核内や細胞質内でポリグルタミンを介して異常タンパク質が蓄積し，発症につながります．ポリグルタミン病としては，ハンチントン病（HD），多くの脊髄小脳変性症（SCA）などが知られています．

トリプレットリピートの過伸長は，非翻訳領域やイントロン部にも存在します（表1，図2）．

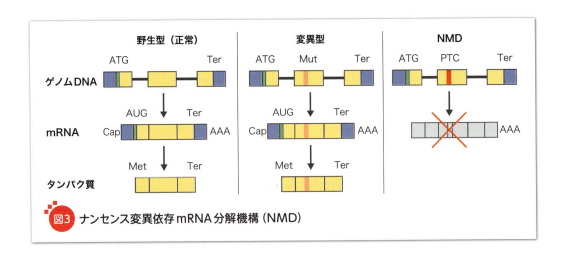

図3 ナンセンス変異依存mRNA分解機構（NMD）

CAGリピート病（CAG repeat disease）　**ポリグルタミン病**（polyglutamine disease）　**未成熟終止コドン**（premature termination codon）　**ナンセンス変異依存mRNA分解機構**（nonsense-mediated mRNA decay）　**共優性**（codominant）　**複対立遺伝子**（multiple allelomorphs）

表2　優性遺伝病におけるナンセンス変異依存mRNA分解機構の影響

NMD	発症メカニズム	表現型（重症度・発症年齢）	遺伝形式
−	ドミナントネガティブ	重症, 若年化	優性
＋	ハプロ不全	軽症遅発化	劣性（孤発）

表3　ABO血液型

表現型（血液型）	遺伝型	頻度 (%)				
		日本人	東洋人	白人	アフリカ系アメリカ人	アメリカ先住民
O	OO	30	40	45	49	79
A	AA, AO	40	28	40	27	16
B	BB, BO	20	27	11	20	4
AB	AB	10	5	4	4	1

ABO式血液型を例に説明します．3種類のアレルである優性Aと優性Bと劣性Oの組合わせで遺伝型，表現型（血液型）が決まります（表3）．Aアレルを少なくとも1つもちBアレルはもたない遺伝型（AA，AO）では，血液型がA型となります．Bアレルを少なくとも1つもちAアレルはもたない遺伝型（BB，BO）では，B型となります．Aアレル・Bアレルともにない遺伝型（OO）では，O型となります．Aアレル・Bアレルを1つずつもつ遺伝型（AB）では，AB型になります．このような場合，優性Aと優性Bは劣性Oに対してともに優性であることから，共優性といいます．

不完全優性は，ヘテロ接合体の表現型が，優性ホモ・劣性ホモ接合体で生じる表現型のどちらとも異なる中間的なものとして現れます．血液型の例で，もしAAとAOとOO，BBとBOとOOが異なる表現型を示すとしたら，これは不完全優性であることになります．

表4　性腺モザイクが知られている疾患

疾患名	家族歴のない患者同胞の経験的再発率 (%)
軟骨無形成症	0.2
マルファン症候群	＜1
網膜芽細胞腫	5
結節性硬化症	2〜3

性腺モザイク

常染色体優性遺伝病では，家族歴のない非罹患者の両親から罹患者が2人以上生まれることがあります．これは，表現型正常の親の発生段階で（親が祖母の胎内にいるとき），生殖腺の一部の細胞に変異が生じ配偶子が変異をもつようになる**性腺モザイク**により生じます．罹患者の次世代（子）以降はメンデルの法則どおりに変異アレルが伝わります（表4）．

性腺モザイク（germinal mosaicism）

単一遺伝子病⑦
劣性遺伝病の発症に影響する因子

劣性遺伝病の発症には，優性遺伝病とは異なる因子がさまざまに影響します．

近親婚

近親婚とは，共通の祖先をもつ者どうしの婚姻関係です．日本の法律で認められるなかでは，いとこ婚が最も血縁の強い近親婚です．

近親婚では遺伝情報の共有率が上がるため，同一の遺伝子変異を共有する割合が高く，常染色体劣性遺伝病の発生頻度が増加します．ヒト集団中には多数の劣性遺伝病の変異遺伝子が低頻度で含まれるため，近親婚の子は非近親婚の子に比べ，劣性ホモ接合を有する子（患児）が産まれる確率（リスク）が上昇します．劣性（変異）アレルの頻度が低いほど，近親婚の子にホモ接合の産まれる確率が相対的に高くなります（相対危険率；第5章-2-①）．

近交係数

近親婚の影響は血縁が近いほど強くなります．この両親の血縁の強さをあらわす指標が**近交係数 (COI)** です．COIは，近親婚のカップル間の子で，共通の祖先に由来した遺伝子がホモ接合体になる確率です（表1）．子の近交係数は，片方の親（父親）から共通祖先をたどって，もう片方の親（母親）にたどりつく経路（ループ）内に存在する個体数n（両親を含む）で，1/2を累乗する〔$(1/2)^n$〕ことにより計算できます（図1）．この1/2という数字は，親がもつ2セットのゲノム情報のうち，半分が子へ受け継がれることに由来します．

近交係数と似たものに，互いに血縁関係がある2個体の間で由来を同じくする遺伝子を共有する割合を示す**血縁（近縁）係数 (COR)** があります．近交係数は生まれる子の特性ですが，血縁係数は両親間（あるいは任意の個体間）の関係と捉えます．近交係数は常に血縁係数の1/2となります（表1）．

表1 近交係数と血縁（近縁）係数

カップル間の血縁関係	近交係数 (COI)	血縁(近縁)係数 (COR)
同胞（兄弟姉妹）	1/4	1/2
祖父母	1/8	1/4
おじ・おば，おい・めい	1/8	1/4
いとこ	1/16	1/8

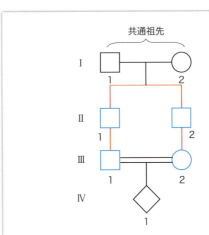

図1 近交係数の計算例（いとこ婚）

いとこ婚では，父親（Ⅲ-1）から共通祖先（両親の祖父母，Ⅰ-1, 2）をたどって母親（Ⅲ-2）にたどりつく経路（ループ；赤線）内に両親を含めて存在する個体数（青）は4であり，近交係数は $(1/2)^4 = 1/16$ となります．

劣性遺伝病 (recessive disease)　**近親婚** (consanguineous marriage)　**近交係数** (coefficient of inbreeding)　**血縁係数／近縁係数** (coefficient of relationship)

単一遺伝子病⑧
単一遺伝子病の例外

単一遺伝子病にはさまざまな例外事例があります.

遺伝的異質性

遺伝的異質性は,異なるさまざまな遺伝的機序によって,同一または類似の表現型が観察される現象です.遺伝的異質性には,アレル異質性,臨床的・表現型異質性,座位異質性があります(表1).

アレル異質性は,同じ遺伝子の別の変異により症状の発現(例えば臓器や重症度)のしかたがさまざまになりうることを示します.**臨床的異質性・表現型異質性**は,同じ遺伝子の別の変異が全く異なる表現型を生じ,別の疾患と判定されることをいいます.逆に**座位異質性**は,異なる遺伝子の変異により同じ表現型が生じる現象です.近年,表現型(症状)が同一な疾患が,じつは異なる遺伝子を原因として発症していることがわかってきました.単一遺伝子病のなかには,原因遺伝子が複数で,その座位が常染色体とX染色体の双方に存在するものがあり,その場合は異なる遺伝形式が混在することになります.

表現型模写

表現型模写は,単一遺伝子病と同じ症状(表現型)を呈していながら,その原因遺伝子の異常をもたない状態です.例えば,ある遺伝子変異をもつと糖尿病になりますが,多くの糖尿病患者はこの遺伝子変異をもたずに,環境要因などの影響で発症します(図1).

先天性難聴の原因は遺伝性のものが約半数ですが,先天性風疹症候群,サイトメガロウイルス感染などの環境要因によっても発症します(表現型模写).難聴遺伝子は100〜200あるといわれ,非症候性(難聴以外の症状を伴わない)遺伝性難聴のおおよそ80％が常染色体劣性,20％が常染色体優性,1％がX連鎖性です(座位異質性).

隣接遺伝子症候群

隣接遺伝子症候群は,染色体レベルでの微細欠失や重複(第2章-5-①)を生じ,その構造異常で染色体上に隣接する複数遺伝子が同時に影響を受ける症候群です.症状は複数の単一遺伝子病として現れたり,1種類の単一遺伝子病に付加して現れたりします.したがって,染色体異常と単一遺伝子病の中間の疾患として位置づけられています.

表1 さまざまな遺伝的異質性

異質性	遺伝型	表現型
アレル異質性	同じ遺伝子の別の変異	発現のしかたがさまざま
臨床的異質性・表現型異質性	同じ遺伝子の別の変異	全く違う
座位異質性	異なる遺伝子の変異	同じ

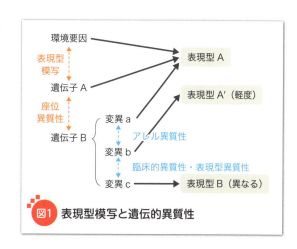

図1 表現型模写と遺伝的異質性

遺伝的異質性 (genetic heterogeneity)　アレル異質性 (allelic heterogeneity)　臨床的異質性 (clinical heterogeneity)　表現型異質性 (phenotypic heterogeneity)　座位異質性 (locus heterogeneity)　表現型模写 (phenocopy)　隣接遺伝子症候群 (contiguous gene syndrome)

第2章-3

エピジェネティクス異常

　エピジェネティクスとは，DNAの配列変化を伴わずに遺伝子の発現が制御されるしくみであり，母細胞から娘細胞へ，また世代間で伝達されることがあります．DNA修飾やヒストン修飾が関与します．

エピジェネティクスとエピジェノタイプ

　ゲノム上の遺伝子は，すべての細胞ですべてが機能しているわけではありません．神経なら神経，筋肉なら筋肉の機能を発揮するため，目的に応じた遺伝子だけが発現するように制御されています．この制御を担うのが転写因子であり，さらには**エピジェネティクス**です．エピジェネティクス，すなわちDNA修飾（メチル化など）やヒストン修飾（メチル化，アセチル化など）は，遺伝子発現のON/OFFに関与しますので，ゲノムの修飾状態を知ることには大きな意味があります．修飾を受けたゲノムの状態は**エピゲノム**という言葉で表現され，エピゲノム情報とゲノム情報は切り離せない関係にあります．

　そのため，ヒトの疾患を引き起こす遺伝子変化として，塩基レベルで生じるジェノタイプ（遺伝型）の変化とともに，塩基レベルの変化を生じない**エピジェノタイプ**（よい日本語がありませんが，エピゲノムの型）の変化が注目されています．エピゲノム異常はゲノムの修飾状態の異常であり，DNAの配列には影響を与えないため，疾患の原因となるような異常タンパク質をつくり出すことはありません．タンパク質が正常であれば問題ないかというとそうではなく，エピゲノム異常は遺伝子の不適切な発現をもたらすことがあります．

刷り込み（インプリンティング）遺伝子の異常による発症

　常染色体にある遺伝子は2つの相同染色体上に存在しますが，原則としていずれの両親から受け継いだものか，つまり男女による由来を区別することなく等価に発現します．一方，一部の遺伝子（刷り込み遺伝子）は父由来か母由来かを区別して発現する，ゲノムインプリンティング（ゲノム刷り込み）のしくみをもっています（第1章-4）．

　そのため，刷り込み遺伝子に異常が生じた場合，その異常がどちらの親由来かによって疾患の発症様式が異なってきます．例えば，プラダー・ウィリー症候群（PWS）とアンジェルマン症候群（AS）では（第2章-5-③），異常のみられる染色体領域は共通ですが，PWSは父から正常遺伝子を受け継げなかった場合あるいは父方アレルの発現不全をきたした場合に，ASは母から正常遺伝子を受け継げなかった場合あるいは母方アレルの機能不全をきたした場合に発症します．両疾患は精神発達遅滞を共通の症状にもちますが，PWSは肥満や筋緊張低下，ASは失調歩行や発作的笑いを伴います．PWSやASにおいて正常遺伝子を片親から受け継がない原因として，染色体の欠失，片親性ダイソミー（UPD；第2章-5-③），遺伝子変異などがあります（図1）．UPDは相同染色体の2本ともが片親由来になってしまう現象です（第2章-5-③）．

　刷り込み遺伝子の異常は，本来であれば父親由来の染色体で行われるべき抑制が母親由来の染色体で起きてしまうような，ゲノムインプリンティングの異常でも生じます．

エピジェネティクス（epigenetics）　**エピゲノム**（epigenome）　**エピジェノタイプ**（epigenotype）

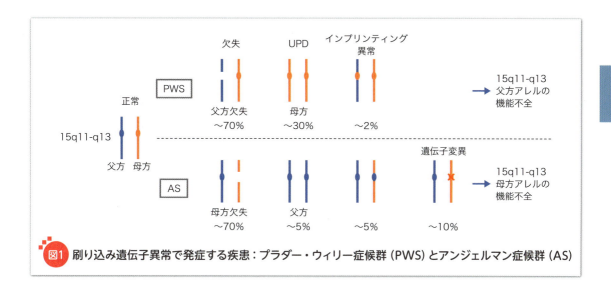

図1 刷り込み遺伝子異常で発症する疾患：プラダー・ウィリー症候群（PWS）とアンジェルマン症候群（AS）

がん細胞のDNAメチル化異常

がん発生の初期には，後天的な**DNAメチル化**の異常がかかわると推測されています．私たちが生活するうえで絶えず曝露されているさまざまな内因性・外因性の発がん要因のなかには，加齢や炎症，*H. pylori*感染，ウイルス感染（HVB，HVC，EBなど），喫煙（ニコチン），食事をはじめ，DNAメチル化異常を誘発するものがあります．

がんにかかわるゲノムDNAのメチル化の変化（エピゲノム異常）は，ゲノム全体あるいは広範囲にわたるCpG配列の**低メチル化**または**脱メチル化**，部位特異的な**高メチル化**と，メチル化シトシンからチミンへの塩基変換が知られています（表1）．

DNAメチル化は基本的に遺伝子発現の抑制に働きますので，低メチル化および脱メチル化が生じると，それぞれの細胞において不要な遺伝子の発現が抑制されないため染色体の不安定性が増大し，遺伝子変異のリスクを高めます（第1章-3-④）．

部位特異的な高メチル化とは，遺伝子のプロモーター領域など遺伝子発現に関係する領域に集中したメチル化で，特にがん抑制遺伝子やDNA修復遺伝子で観察されます．これらがんに対して防御的に働く因子の発現が抑制されることで，がん化が進みます（第2章-9-①）．

表1 正常細胞とがん細胞のゲノムDNAにおけるメチル化

ゲノム上の領域	正常細胞	がん細胞
全ゲノム（広範囲）	メチル化	低メチル化 脱メチル化
がん抑制遺伝子・DNA修復遺伝子のプロモーター領域	低メチル化	高メチル化

DNAメチル化（DNA methylation）　**低メチル化**（hypomethylation）　**脱メチル化**（demethylation）　**高メチル化**（hypermethylation）

ミトコンドリア病

ミトコンドリアは母系遺伝し，また核DNAと独立したミトコンドリアDNAを有するため，その機能低下によって発症するミトコンドリア病は，特別な発症様式を示します．

ミトコンドリア病の病態

ミトコンドリア病は，ミトコンドリアの機能低下により発症する疾患を総称しています．ミトコンドリアの主な機能は効率的なATP産生であるため，ミトコンドリア病ではエネルギー依存度の高い中枢神経系や骨格筋が障害されやすくなります．一方，体内のすべてのミトコンドリアが一様に異常をきたすわけではないため，多彩な病態を示します．また，細胞に含まれるミトコンドリアの数も一定ではありません．

ミトコンドリア脳筋症

ミトコンドリア病のうち，症状の出現しやすい部位である中枢神経系や骨格筋にちなんで，古くから**ミトコンドリア脳筋症**とよばれる疾患群があります（表1）．低身長，痩せ，感音性難聴，血液検体および髄液検体での乳酸値上昇が3病型に共通した特徴です．

ミトコンドリア病の原因

ミトコンドリアの働きが悪くなる原因としては，遺伝子の変化によるミトコンドリアを構成するタンパク質の異常と，薬物などの環境の影響があります（図1）．ミトコンドリアを構成するタンパク質は，ミトコンドリアDNA（mtDNA）と核DNAにコードされています（第1章-1-③）．核DNA上の遺伝子の変化で起きるミトコンドリア病は，単一遺伝子病と同様の遺伝形式（多くは常染色体劣性遺伝形式）となります．

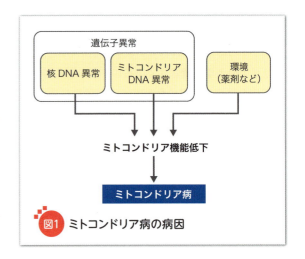

図1 ミトコンドリア病の病因

表1 ミトコンドリア脳筋症の3主要病型

		MELAS	MERRF	CPEO
遺伝子変異部位	mtDNA	3243（80％），3271，13513など	8344など	単一変異，多重欠失
	核DNA	−	−	ANT1, POLG, TPなど
主な症状		脳卒中様発作，頭痛，嘔吐が初発症状，筋力低下，知能障害，感音性難聴，低身長	ミオクローヌス，痙攣，小脳失調，筋症状（40％に心筋症）	眼瞼下垂，外眼筋麻痺

ミトコンドリア病（mitochondrial disease）　**ミトコンドリア脳筋症**（mitochondrial encephalomyopathy）

mtDNA異常によるミトコンドリア病

mtDNAは核DNAと異なり，複数コピーが存在します．**ミトコンドリアDNA異常**（mtDNA異常）では，細胞や組織により異常DNAの割合（変異率）が異なり（細胞/組織特異性），異常DNAの割合が一定以上になると機能が障害されること（閾値効果）が特徴です．mtDNA異常でミトコンドリア病を発症した方は，通常は異常DNAの割合が高い傾向があります．ミトコンドリア内の異常DNAの割合は，細胞分裂で変化します．

このように，mtDNA異常により発症するミトコンドリア病の多くは，正常mtDNAと異常mtDNAが混在する**ヘテロプラスミー**の状態です．ほぼすべてを異常mtDNAが占める状態（**ホモプラスミー**）で発症する場合もあります（図2）．どのくらいの割合で異常DNAをもつかにより症状は異なります．1細胞中にmtDNAのごく一部に異常があっても，細胞の働きには影響せず発症しません．

mtDNA異常で発症するミトコンドリア病は，**母系遺伝**という特徴的な遺伝形式をとります（図3；第1章-**1**-③）．これは，受精卵に継承されるミトコンドリアがすべて卵子由来のためです．また，親から子へ伝わる異常mtDNAの割合は変化します．すなわち，母がmtDNA異常により発症しても子も発症するとは限らず，逆に母では異常mtDNAの比率が低くても子が発症する場合があります．

mtDNA異常により発症する疾患の例を紹介します．mtDNA 3243A>G変異では，インスリン分泌障害をきたし，糖尿病様の病態を示します．糖尿病の1％はミトコンドリア病であると考えられ，難聴を伴うことが多いですが，脳や筋肉の障害は稀です．また，アミノ配糖体抗生物質の投与歴がある難聴の約30％はmtDNA 1555A>G変異に関連します．これは，感音性難聴患者の3％にあたります．

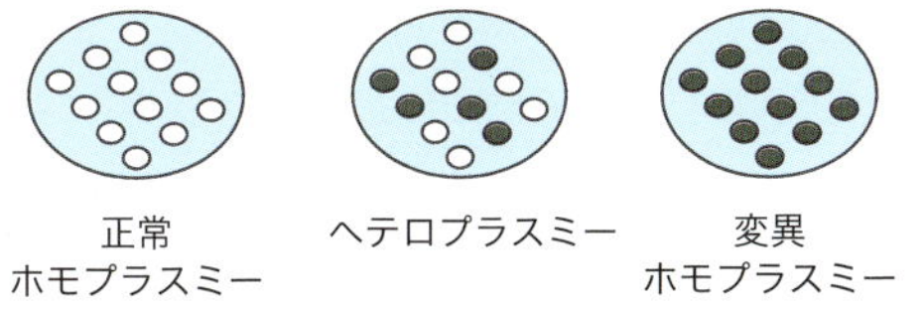

ミトコンドリア病の診断

ミトコンドリア病の確定診断では，それぞれ生化学的，病理学的，分子遺伝学的な3種類のアプローチを通して，ミトコンドリア機能や構造の変化を証明します．生化学的解析ではミトコンドリア関連酵素の活性低下を，病理学的解析では細胞内ミトコンドリアの数・大きさの変化や異常なミトコンドリアが集積した赤色ぼろ線維（RRF）を，分子遺伝学的解析ではミトコンドリア関連遺伝子の変異を同定します．ヘテロプラスミーに生じる異常mtDNAの変異率は，筋では80％，血液では1％と同一罹患者でも組織により大きく異なり，血液検体では感度以下となり検出が難しくなります．mtDNAを解析する際の検査検体は，できるだけ変異率の高い組織（通常は骨格筋などの症状が出ている組織・臓器）を用いることが望まれます．

図2 ホモプラスミー・ヘテロプラスミー

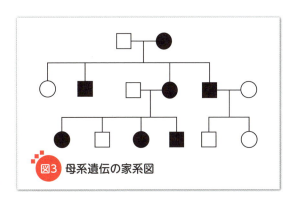

図3 母系遺伝の家系図

ミトコンドリアDNA異常（mitochondrial DNA abnormality）　**ヘテロプラスミー**（heteroplasmy）　**ホモプラスミー**（homoplasmy）　**母系遺伝**（maternal inheritance）

第2章-5

染色体異常①
染色体異常とは

染色体に数や形の変化をきたす変化を染色体異常といいます．染色体異常は，ときに疾患と関連します．

染色体異常の分類

染色体異常は，染色体数の異常（**数的異常，異数性**；第2章-5-②）と形の異常（**構造異常**；第2章-5-④）に分けられます（表1）．

混数性異常：モザイクとキメラ

1個体において，2種類以上の異なる染色体構成あるいは遺伝子構成を保持する現象を**混数性異常**とよびます．混数性異常は，同一接合体由来の場合を**モザイク**，異なる接合子由来の場合を**キメラ**と区別することができます．

染色体異常症には，標準型とモザイク型があります．標準型は個体内すべての細胞において同じ染色体異常の核型をもちます．モザイク型は，同一個体中で正常な染色体核型（正常核型）をもつ細胞と，異常な染色体核型をもつ細胞とが共存します．

モザイクは，受精卵における初期の分割の際に生じると考えられています．モザイク型染色体異常の個体では，正常の染色体核型を有する細胞が含まれるため，標準型と比較し症状が軽い傾向があります．

キメラの例としては，骨髄移植があげられます．移植後の血液細胞は最終的に100％が患者由来からドナー由来のものに変わりますが，途中では骨髄中にドナーと患者の細胞が混ざって存在する（混合キメラ）時期があります．

染色体異常の頻度

染色体異常の頻度は，受精時，胎生期，新生児期

表1 染色体異常の出生（概数）

染色体異常の種類			頻度
数的異常	13トリソミー		10,000人に1人（0.1/1,000出生）
	18トリソミー		6,000人に1人（0.16/1,000出生）
	21トリソミー		1,000人に1人（1/1,000出生）
	47,XXY		1,000人に1人（1/1,000出生）
	47,XXX		1,000人に1人（1/1,000出生）
	45,X		2,000人に1人（0.5/1,000出生）
構造異常	不均衡型構造異常		300人に1人（0.33/1,000出生）
	均衡型構造異常	相互転座	400人に1人（200組の夫婦のうち1組）
		ロバートソン型転座	1,000人に1人
		逆位（正常変異は除く）	1,250人に1人

染色体異常（chromosomal abnormality）　**数的異常**（numerical abnormality）　**異数性**（aneuploidy）　**構造異常**（structural abnormality）　**混数性異常**（mixoploid）　**モザイク**（mosaic）　**キメラ**（chimera）

でそれぞれ異なります（図1）．受精時では，受精卵の約20～40％に染色体異常があり，大多数は妊娠に気づく前（主に着床前）に失われます．染色体異常の割合は，自然流産児中で約50％，周産期死亡児中では約6％で，新生児期の染色体異常児の頻度は約0.6％です．このように，染色体異常は決して稀なものではありません．

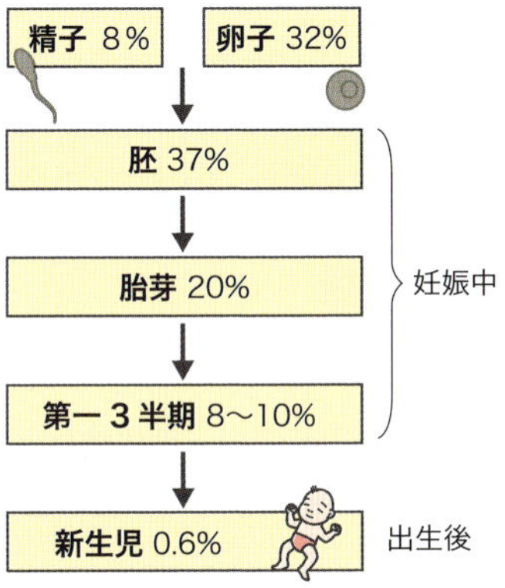

図1 染色体異常の頻度

- 精子 8%
- 卵子 32%
- 胚 37%
- 胎芽 20%
- 第一3半期 8～10%
- 新生児 0.6%

（妊娠中／出生後）

流産

流産とは，妊娠22週未満に妊娠が終了することです．臨床的に診断された全妊娠の約20％が自然流産に至ります．自然流産の約80％以上が妊娠12週までの早期に起こり，約60％は染色体異常でありそのほとんどが染色体不分離による数の異常が原因となります．女性では加齢に伴い染色体不分離の割合が高くなり，それに伴い流産の頻度も高くなります．流産をきたす染色体異常のおよそ半数以上が常染色体のトリソミーであり，16トリソミーが最も高頻度となります．

流産（miscarriage）

第2章-5

染色体異常②
数的異常

染色体異常のなかで染色体数が変化するものを数的異常といいます．数的異常は染色体不分離によって生じます．

数的異常

染色体の**数的異常**は異数性と多倍数性の2つに分かれます．**異数性**は一部の染色体の数が変化するもので，同じ染色体が3本存在する**トリソミー**，1本しか存在しない**モノソミー**に代表されます．**多倍数性**は，2倍体（46本＝2n）が基本単位であるところ，3倍体（69本＝3n）以上の染色体を有する状態です．多倍数性は染色体が多すぎるため，流産胎児，死産児でのみ認められ，出生できません．

染色体不分離

配偶子（精子・卵子）をつくる減数分裂（第1章-2-①）の際，2本の相同染色体は分裂する2個の細胞にそれぞれ1本ずつに分かれます．染色体数の異

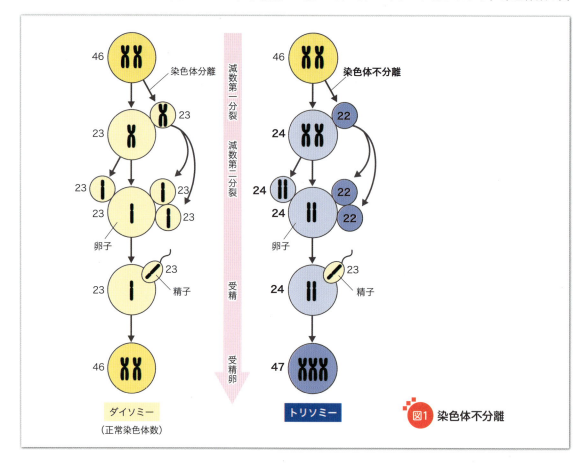

図1 染色体不分離

数的異常（numerical abnormality）　**異数性**（aneuploidy）　**トリソミー**（trisomy）　**モノソミー**（monosomy）
多倍数性（polyploid）

常は，多くが卵母細胞の減数分裂の第一段階（減数第一分裂）における染色体分配の誤り，すなわち**染色体不分離**により生じます（図1）．染色体不分離によりある染色体が2本入った配偶子（卵子）が，1本入っている正常な配偶子（精子）と受精した受精卵は，ある染色体が3本となるトリソミー，すなわち総染色体数が47本となる異数性の染色体異常の個体となります．また，ある染色体が1本も入っていない配偶子が正常な配偶子と受精すると，ある染色体が1本となるモノソミー，すなわち総染色体数が45本の染色体異常となります．

女性の加齢に伴い卵巣内で卵子が老化（第1章-**5**）すると，染色体不分離を生じやすくなります．そのため，トリソミー頻度は母年齢に依存することが明らかになっています．ただし，トリソミーは高齢出産に限ったものではなく，どのような夫婦でも染色体異常の子を妊娠する可能性があります（表1）．

常染色体・X染色体の数的異常

常染色体の異数性をきたす染色体異常は，比較的小さい（含有する遺伝子数が少ない）染色体（第1章-**1**-①）で生じた場合のみ出生に至ります．すなわち，13トリソミー，18トリソミー，21トリソミー（Down症候群）の3種のみです．

表1 母年齢によるトリソミー出生頻度（概数）

母年齢（出産時）	13トリソミー	18トリソミー	21トリソミー
20歳	1/14,000	1/10,000	1/1,500
25歳	1/12,000	1/8,000	1/1,300
30歳	1/11,000	1/7,000	1/1,000
35歳	1/5,000	1/3,500	1/300
40歳	1/1,400	1/700	1/100
45歳	—	—	1/30
全頻度	1/10,000	1/6,000	1/1,000

常染色体の染色体異常症の多くは，発育障害，発達遅滞，多発奇形を伴い，特有の顔貌や身体の特徴を示します．同じ染色体にみられる異数性でも，合併症の併発率や重症度には個人差があります．X染色体の染色体異常症は，先天異常や不妊症を示すものから正常表現型まで幅があります．

受精卵で生じた21トリソミーの約80％は流産となり，残りの20％が出生します．18トリソミーでは約95％が流産となり，5％が出生します．

性染色体の異数性では，Xトリソミー（トリプルX）は流産になりません．一方，Xモノソミーは98％が流産となり，これは全流産に認められる染色体異常の約15％を占めます．

染色体不分離（nondisjunction）

染色体異常③
片親性ダイソミー（UPD）

一対（2本）の相同染色体は1本が父由来，1本が母由来であるのが通常ですが，2本ともに片親のみから由来する片親性ダイソミー現象があります．

片親性ダイソミー（UPD）

片親性ダイソミー（UPD） は，一対（2本）の相同染色体が2本とも片方の親由来であり，他方の親からは受け継がない状態を指します．相同染色体が父由来（paternal：pat）か母由来（maternal：mat）かにより，pat UPDとmat UPDといいます．片親性ダイソミーには，片親の一対（2本）の染色体をそのまま受け継ぐ**ヘテロダイソミー**と，片親の1本の染色体が二倍化し2本の染色体が同じ配列となる**アイソダイソミー**があります（図1）．

片親性ダイソミーの発症機序

片親性ダイソミーは，配偶子形成時の減数分裂で染色体不分離が起きた際，その修復のために生じた，①トリソミーレスキュー，②配偶子補填，③モノソミーレスキューの3つのメカニズムにより成立します（図2）．

片親性ダイソミーの臨床的意義

片親性ダイソミーでは，片親からのゲノム情報を欠きますが，遺伝子の数だけでいえば正常な状態です．他の要因と合併すると遺伝性疾患を発症します．

第一に，**ゲノム刷り込み**（ゲノムインプリンティング）です．ゲノムインプリンティングでは，片親由来の染色体が選択的に不活性化されます．したがって，インプリンティングを受ける方の染色体（領域）（第2章-3）が片親性ダイソミーになると，その領域の遺伝子は機能しないため，種々の臨床症状を生じます．

片親性ダイソミーで発症する刷り込み遺伝子が関与する疾患のなかで特によく知られるものとして，プラダー・ウィリー症候群（PWS）とアンジェルマン症候群（AS）があります．PWSの約30％は15番染色体がmat UPD〔母由来遺伝子の刷り込み＋mat UPD＝母親由来アレル（全アレル）の不活性化〕で，ASの5％は15番染色体がpat UPD〔父由来遺伝子の刷り込み＋pat UPD＝父親由来アレル（全アレル）の不活性化〕で発症します．なお両疾患は，同じ表現型でも片親性ダイソミー以外の原因もあり，その機序により再発率が異なります（第2章-3）．

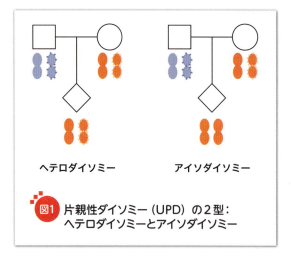

図1 片親性ダイソミー（UPD）の2型：ヘテロダイソミーとアイソダイソミー

片親性ダイソミー（uniparental disomy）　**ヘテロダイソミー**（heterodisomy）　**アイソダイソミー**（isodisomy）　**ゲノム刷り込み**（genome imprinting）　**劣性遺伝形式**（recessive inheritance）

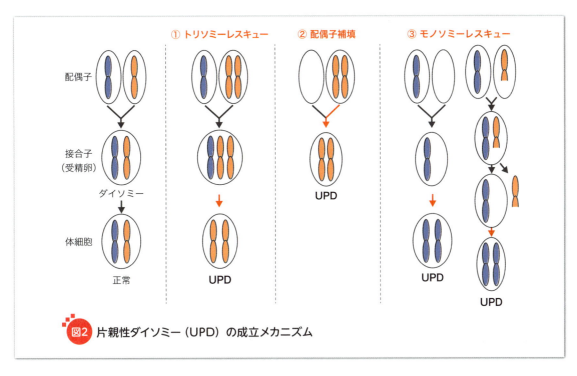

図2 片親性ダイソミー（UPD）の成立メカニズム

劣性遺伝形式をとる単一遺伝子病（第2章-2-③）では，片親のみが保因者であれば，次世代に罹患者がでることはありません（AAとAaの子にaaは生まれません）．しかし，保因者側の親の変異アレルを有する染色体がアイソダイソミーになる子は，変異アレルのホモ接合をきたし発症します．この場合，次子（罹患者の同胞）の発症リスクはありません．片親性ダイソミーによる劣性遺伝病の発症は，メンデルの法則の分離の法則（第2章-2-①）の例外ではありますが，エピゲノム異常（メチル化）とも関係ありません．

片親性ダイソミーを同定するには

片親性ダイソミーは，Gバンド分析による染色体検査（第3章-2-①）だけでは決定できません．罹患者本人と両親でDNA多型部位の配列を比較し，罹患者に片親由来のホモ接合体がみられる領域があるかないかやマイクロアレイ検査でヘテロ領域がないかを調べることで同定できます（第3章-2-②）．

第2章-5

染色体異常④
構造異常

　染色体の構造異常は，染色体が切断され再結合することで生じ，転座，欠失，挿入，逆位などの様式があります．構造異常があっても必ずしも症状は出現しません．

構造異常

　染色体**構造異常**では，変化をきたした染色体の形態は通常の染色体と異なりますが，多くの場合で総染色体数は変わらず46本です．構造異常は一対の染色体の片方に起きるため，2本の相同染色体の形状が異なることを手がかりに，核型分析（第3章-**2**-①）による検出が可能です．構造異常は親から受け継ぐ場合と，親にはない異常が突然生じる（新生突然変異）場合とがあります．

染色体構造異常の分類と遺伝子量の変化：均衡型・不均衡型

　染色体構造異常には，転座，欠失，挿入，逆位，環状染色体，同腕染色体などがあります．また，異常による遺伝子量の変化に注目した分類として，遺伝子量に過不足を伴わない**均衡型異常**と，過不足を伴う**不均衡型異常**があります．

　均衡型異常では，染色体の形態は変わりますが**遺伝子量**は染色体2本分で増減はなく，表現型は正常で，これまでもこれからも症状は出現しません（非発症転座保因者）．均衡型異常は成人約200人に1人，なかでも均衡型転座（後述）は成人400人に1人（200組の夫婦のうち1組）に認められます．

　不均衡型異常は，ある染色体の一部分に増減が生じ（部分モノソミー，部分トリソミー），症状の出現につながります．不均衡型構造異常により出現する症状は，構造異常のある染色体の位置，増減する染色体（領域）の大きさにより異なります．自然流産を2回以上くり返す反復流産を経験した夫婦の5%（1/20）で，どちらかが均衡型染色体構造異常をもっていることが知られています．

転座

　複数の異なる染色体で切断が起きたとき，断片を交換する形で再結合された構造異常を**転座**といいます．転座には**相互転座**と**ロバートソン型転座**という2つのタイプがあります．

1）相互転座

　相互転座（図1）は，染色体間でその一部が入れ替わるもので，核型としてはt(5;18)(p15.1;q21.2)（5番染色体と18番染色体が短腕の15.1部位と長腕の21.2部位で入れ替わっているの意）のように表記します．

　相互転座には，**均衡型転座**と，一部の染色体量に変化（部分トリソミー，部分モノソミー）をきたす**不均衡型転座**があります．均衡型転座をもつ人は非発症転座保因者ですので，無症状の親から受け継ぐこともあり，その過程で染色体量に変化が生じなければ本人は症状をきたしません（第2章-**1**）．しかし，不均衡型構造異常をきたし症状が出現する可能性があります．不均衡型転座では不均衡となる染色体量に応じて症状の程度は異なります．一方，羊水検査（第3章-**5**-⑤）で胎児に均衡型相互転座が発見されますが，両親には転座がない（正常核型）ことがあります．この場合，胎児は遺伝子レベルでの

構造異常（structural abnormality）　均衡型異常（balanced abnormality）　不均衡型異常（unbalanced abnormality）　遺伝子量（gene dosage）　転座（translocation）　相互転座（reciprocal translocation）　ロバートソン型転座（Robertsonian translocation）　均衡型転座（balanced translocation）　不均衡型転座（unbalanced translocation）

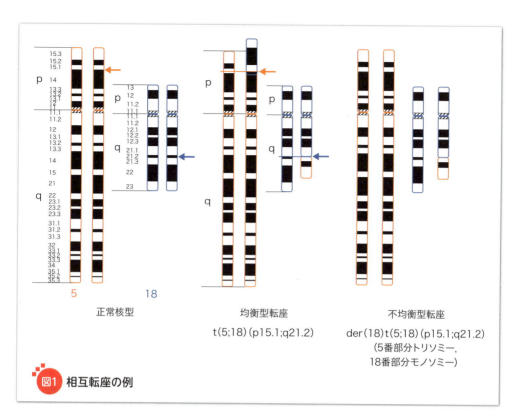

図1 相互転座の例

正常核型

均衡型転座
t(5;18)(p15.1;q21.2)

不均衡型転座
der(18)t(5;18)(p15.1;q21.2)
(5番部分トリソミー，
18番部分モノソミー)

量の変化をきたす可能性があり，6〜7％の確率で表現型に異常（症状）をもつといわれています．

2) ロバートソン型転座

ロバートソン型転座（図2）は，**端部着糸型染色体**（第1章-**1**-①）であるD群（13〜15）・G群（21，22）間のうち2本が短腕を失い，長腕同士が結合して1本の異常染色体を形成するものです．ロバートソン型転座では全染色体数が45本になりますが，欠失した端部着糸型染色体の短腕には重要な遺伝子がないため，表現型には影響しない均衡型転座です．しかし，細胞遺伝学的には不均衡であり，核型記載の際にder（derivative：派生）をつけます．der（13;14）（13番染色体と14番染色体の長腕が結合の意）がロバートソン型転座全体の3/4を占め，次いでder（14;21），der（21;21）が多くみられます．

欠失

欠失は，染色体の一部が切断され，末端部や中間部がそのまま消失してしまったものです（図3）．消失した部分の遺伝子が不足するため，症状を生じます．del（14）（q12q24.3）（14番染色体の長腕12〜24.3の領域で欠失の意）のように核型を記載します．

逆位

同一染色体内の2カ所に切断が起こり，断片が逆転して再結合すると**逆位**となります（図4）．逆位には，同一の腕内（短腕内あるいは長腕内）で生じる腕内逆位と，動原体をはさんだ短腕・長腕間で起こる腕間逆位があります．逆位を起こした領域では染色体の形は変わりますが，ほとんどは遺伝子の増減

端部着糸型染色体（acrocentric chromosome） 欠失（deletion） 逆位（inversion）

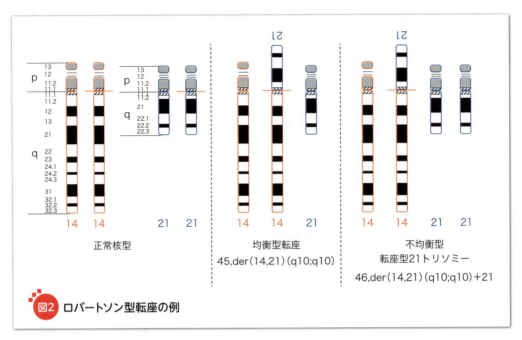

図2 ロバートソン型転座の例

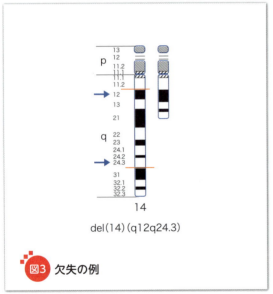

図3 欠失の例

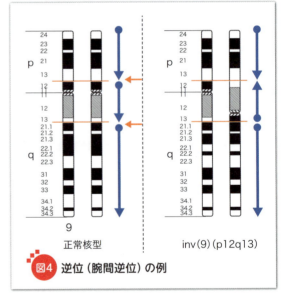

図4 逆位（腕間逆位）の例

はなく症状を生じません．腕間逆位の保因者では動原体の位置がずれるため，ときに減数分裂に異常をきたし，配偶子に不均衡を生ずることがあります．核型はinv(9)(p12q13)（9番染色体の短腕12から長腕13にわたる領域が逆位の意）のように記載します．この逆位は正常異変（後述）です．

環状染色体

長腕，短腕にそれぞれ切断が起こり，末端部の断片が消失し，動原体を含む断片の断端どうしが再結合すると，**環状染色体**になります．環状染色体では，消失した末端部の遺伝子が不足します．

同腕染色体

同腕染色体は，動原体を中心に長腕あるいは短腕のいずれかの構造が対称にくり返されます．動原体近傍で切断が起き，動原体をもたない部分は消失し，動原体をもつ部分が複製して生じると考えられます．くり返された腕では部分トリソミー，もう一方の腕では部分モノソミーが同時に生じることになります．

染色体異常症の再発と構造異常

染色体構造異常は世代間で受け継がれ，親が症状のない均衡型であっても，配偶子形成時の染色体分配のエラーにより，症状を有する不均衡型の子が発生する可能性があります．不均衡型により生じる表現型は，異常が起きた部位や領域の大きさにより幅があり，ときに習慣流産の原因となります．習慣流産の夫婦いずれか5〜10％には染色体異常がみつかります．

相互転座を有する2種類の染色体間には一部相同の部位があるため，第一減数分裂の際に対合してしまう可能性があります．つまり，均衡型転座保因者の配偶子形成時には，転座染色体を含む2組の相同染色体（計4本）がそれぞれ相同な部位で対合し，**四価染色体**を形成することがあります（図5）．四価染色体の分離は，転座をきたしている染色体・切断点により異なり，交互分離のほか，隣接Ⅰ型，隣接Ⅱ型，3：1分離などをきたします．交互分離で生じた配偶子は正常核型や均衡型とみなせる染色体構成になりますが，隣接分離で生じた配偶子は一部重複（部分トリソミー）・欠失（部分モノソミー）のある不均衡な染色体を生じます（図5）．3：1分離の場合

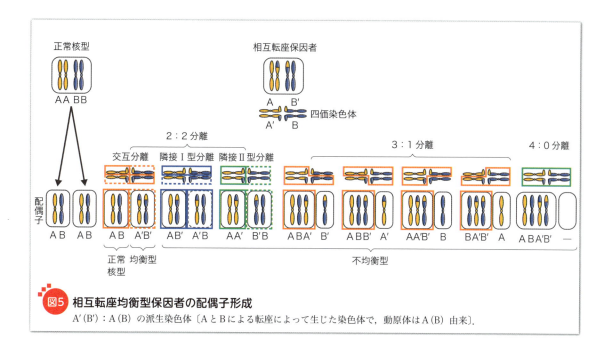

図5 相互転座均衡型保因者の配偶子形成
A′(B′)：A(B) の派生染色体〔A と B による転座によって生じた染色体で，動原体は A(B) 由来〕．

環状染色体（ring chromosome）　**同腕染色体**（isochromosome）　**四価染色体**（tetravalent chromosome）

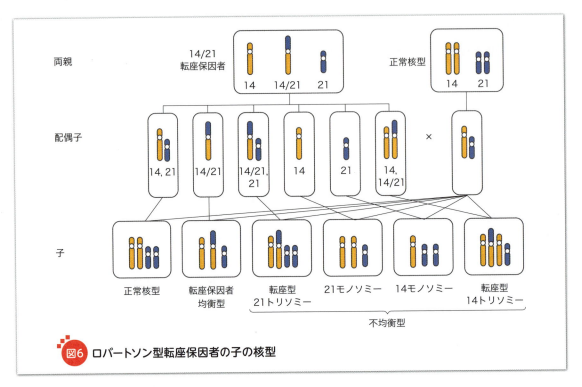

図6 ロバートソン型転座保因者の子の核型

は異数性を生じることになります．

この不均衡な相互転座均衡型保因者由来の配偶子が，正常核型由来の配偶子と受精すると，部分トリソミー，部分モノソミー，あるいは両者の合併など，さまざまな不均衡型構造異常を生じます．

均衡型のロバートソン型転座保因者では，配偶子形成過程において2：1分離が行われるため，配偶子の染色体構成は6通りが考えられます（図6）．受精後の染色体は均衡型になる場合と不均衡型になる場合があります．

正常変異

染色体構造異常のうち，保有者に症状がないだけでなく，染色体不分離や生殖にも影響がない核型を**正常変異**（異形）といいます．最も頻繁に見つかる正常変異は，9番染色体腕間逆位〔inv(9)(p12q13)〕であり，40人に1人の頻度で存在します．正常変異は，染色体の形態が相同染色体2本間で異なるため（図4）染色体異常に属しますが，正常として扱い，検査結果の説明時にも保有者が不安をきたさないよう配慮が必要です．

正常変異（chromosomal variant）

第2章-6 多因子病

多因子病は複数の遺伝子（遺伝要因）と環境要因とが複合的に相互作用して発症する疾患です．

遺伝要因と環境要因

遺伝性疾患の原因には大きく分けて**遺伝要因**と**環境要因**とがあります（図1）．多くの遺伝性疾患において、遺伝要因と環境要因の両者の組合わせが関与していることが明らかになっています．遺伝要因と環境要因のかかわりの程度は疾患ごとに異なり、単一遺伝子病は遺伝要因が単独で大きく影響する疾患と分類することができます．

多因子病

多因子病は、遺伝要因だけでなく生活習慣などのさまざまな環境要因がかかわり発症する疾患です．有病率の高い**ありふれた疾患**のほとんどは、多因子病（複合疾患ともよばれます）に属します．生活習慣病はその代表例です．すなわち、事故を除いては、疾患のなりやすさ（＝**易罹患性**）には大なり小なり遺伝要因がかかわることになります．

多因子病は家族集積する傾向（家族集積性）があり、同一家系内で再発することが多くなります（第5章-1-①）．これは、家系内では易罹患性にかかわる遺伝要因（**易罹患性遺伝子・感受性遺伝子**ともよばれます）だけでなく、疾患発症にかかわる環境要因も共有されるからです．

易罹患性遺伝子内のバリアント（遺伝子多型に代表される配列の違い）が多因子病のなりやすさにかかわります．1つの多因子病に関連するバリアントは数十〜数百個にもおよび、集団におけるアレル頻度が高いという特徴をもつ反面、1つ1つが疾患におよぼす影響力はとても小さくなります（第2章-7）．これらは、**ありふれたバリアント**とよばれています．

多因子病の易罹患性は、正規分布する量的形質（第1章-7-③）の総和により規定され、易罹患性＋環境因子の影響が何らかの境界（閾値）を超えたときに疾患が発症します．前述のとおり、ありふれたバリアントの影響は小さいため、易罹患性遺伝

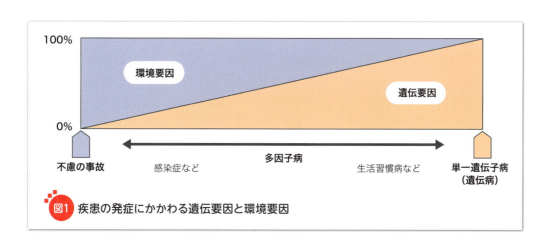

図1 疾患の発症にかかわる遺伝要因と環境要因

遺伝要因 (genetic factor)　環境要因 (environmental factor)　多因子病 (multifactorial disorder)　ありふれた疾患 (common disease)　易罹患性 (susceptibility)　易罹患性遺伝子/感受性遺伝子 (susceptibility gene)　ありふれたバリアント (common variant)

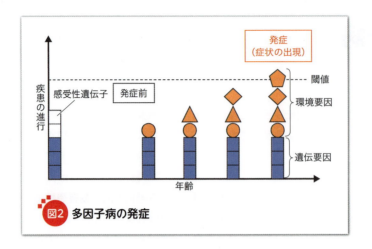

図2 多因子病の発症

子を多く有していてもそれだけで閾値を超える（発症する）とは限りません．生活習慣などの環境要因をコントロールすることにより，発症を予防できる可能性があります（図2；第6章-3も参照）．

第2章-7 CDCV仮説とCDRV仮説

多因子病の発症にかかわるバリアントの特徴についてはいくつかの仮説があり，研究が進められています．

CDCV仮説

多因子病（第2章-6）のうち「有病率の高いありふれた疾患で，かつ遺伝要因の関与が明らかな場合，その原因は家系が異なっても多くは共通するはずだ」とする仮説が，「ありふれた疾患-共通バリアント仮説（**common disease-common variant 仮説：CDCV仮説**）」です．

ある集団で多くの家系にありふれた疾患（common disease）であれば，その原因遺伝子は共通の祖先で生じたバリアント（common variant）に由来するだろうと考えると，多因子病に関連する複数のバリアント（例えばSNP）を有するハプロタイプは，罹患者の間で連鎖不平衡に保持されていると推定できます．この仮説に基づくと，原因遺伝子の同定には，その近傍に存在し罹患者に特徴的なバリアントを探し出せばいいことになります．すなわち，患者集団と健常集団でハプロタイプの頻度を調べれば（**ハプロタイプ解析**），原因遺伝子があるはずの座位周辺に，患者集団と健常集団間で頻度が大きく異なるハプロタイプ（例えばSNP）が存在すると予測されます．

このような研究は，ゲノム全体に存在する頻度の高い（1％以上）SNPやマイクロサテライトを対象とした相関解析によって行われ，その代表的なものがゲノムワイド関連解析（GWAS）です（第6章-1-⑤）．GWASの結果として，患者集団でのみ頻度の高いハプロタイプが見出されれば，そのなかに疾患感受性遺伝子があると考えられます．しかし，GWASによって見出された多くの疾患感受性遺伝子は，それぞれが発症に与える影響力は小さく，現状では病態機序の全貌を理解できるまでには至っていません．

遺伝率（遺伝力）

多因子病に対する遺伝要因の影響，すなわち遺伝性の強さをあらわす指標の1つに**遺伝率**（あるいは**遺伝力**）があります．ある集団（個人ではなく）の特定の表現型のばらつきについて，遺伝要因が影響する部分を遺伝的分散，環境要因が影響する部分を環境分散といいますが，遺伝率は，すべてのばらつき（全分散＝遺伝的分散＋環境分散）のうちに占める遺伝的分散の割合です．表現型が家系内で遺伝する（継承される）確率である再発率（リスク；第5章-1-①）とは異なります．

遺伝率の算出は，一卵性双生児（ゲノム情報を100％共有）と二卵性双生児（平均50％を共有）の表現型の一致率の差から推定する方法が最もよく用いられます．具体的には，一卵性双生児の間でみられる特定の表現型の相関と，二卵性双生児間の相関とでは，ゲノム情報50％分の遺伝的分散の差になっていることから，（一卵性双生児間の相関－二卵性双生児間の相関）÷50％＝遺伝率として求められます．遺伝率は0～1の値で示され，表現型がすべて遺伝的分散で規定されると遺伝率は1となり，一卵性双生児間の表現型は一致します．一方，表現型がすべて環境分散で規定されると遺伝率は0となり，一卵性双生児間の表現型の一致率は二卵性双生児と

CDCV仮説（common disease-common variant hypothesis） **ハプロタイプ解析**（haplotype analysis） **遺伝率/遺伝力**（heritability）

表1 多因子病において，これまでに同定された疾患関連領域で説明できる遺伝率の割合

多因子病		遺伝率	同定されたゲノム上の疾患関連領域	
			数	遺伝率のうち説明できる割合(%)
精神・神経疾患	統合失調症	0.81	4	0.39
	双極性障害	0.77	5	2.77
	アルツハイマー病	0.79	4	23.22
がん	乳がん	0.53	13	12.52
	前立腺がん	0.50	27	31.16
自己免疫疾患	クローン病	0.55	32	13.43
	全身性エリテマトーデス	0.66	23	13.20
生活習慣病	1型糖尿病	0.80	45	13.63
	2型糖尿病	0.42	25	27.93
	冠動脈疾患（心筋梗塞含む）	0.49	12	25.15

So HC, et al：Genet Epidemiol, 35：310-317（2011）より作成

ほぼ同じになります．

しかしながら，求められた遺伝率に対して，これまで同定された数多くのゲノム上の疾患関連遺伝子で信頼性の高いものすべてを合わせても，その一部しか説明することができません．これは**失われた遺伝率**として問題提起がなされています．遺伝率をどの程度まで実際のゲノム情報で説明できるかは疾患によっても大きく異なりますが，最も大きいものでも3割程度にとどまります（**表1**）．

失われた遺伝率の原因として，数百〜数千という想定よりも過剰なバリアントの関与，中等度の効果をもつが頻度は稀なバリアント（rare variant）の関与，これまで検出されてこなかったゲノムの構造多型（転座，逆位，CNVなど）の関与，エピゲノム因子（メチル化など）の影響，遺伝子間の相互作用，遺伝子と環境の相互作用などが示唆されています．

CDRV仮説（表2，図1）

ここまで述べてきたように，CDCV仮説に基づいてGWASにより同定された比較的頻度の高い遺伝子

表2 集団におけるアレル頻度によるバリアントの分類：疾患との関連

関連疾患（有病率）	バリアント					解析方法
		種類	アレル頻度	個数（存在部位）	個々のバリアントの疾患への影響力	
多因子病（高）	多型	ありふれた（Common）	1%≦	数十〜数百（遺伝子外）	小	網羅的（GWAS）
多因子病（中）	多型	稀な（Rare）	0.1%〜1%	数個〜数十（遺伝子外，上）	中	網羅的（NGS，家系解析）
単一遺伝子病（低）	変異	極端に稀な（Private）	<0.1%	単一（エキソン上）	大	特定の遺伝子

失われた遺伝率（missing heritability）

多型では，疾患の発症が十分には予測できません．そこで，一部のありふれた疾患はさらに稀な（アレル頻度0.1〜1％と低い）バリアント（rare variant）に由来すると考える**common disease-rare variant仮説（CDRV仮説）**が提唱されています．本仮説では，「原因遺伝子は多数の祖先の変異に由来する」という考えに基づくので，連鎖不平衡を利用した解析では検出が難しくなります．rare variantはアレル頻度が少ないため，十分な検出力を得るためには大規模な検体数を必要とします．また，GWASで用いられるDNAチップ上にはrare variantのアレルは搭載されていません．罹患者が集積する家系の解析や，次世代シークエンサー（NGS；第3章–1–⑦）による全ゲノム配列といった，さらに詳細なゲノム配列解析が求められています．

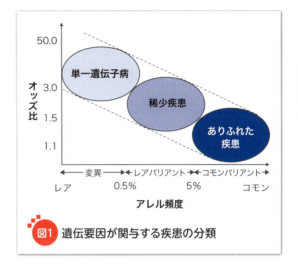

図1 遺伝要因が関与する疾患の分類

CDRV仮説（common disease-rare variant hypothesis）

第2章-8 先天性疾患

　生まれつき体の形や機能に変化をきたす「先天性疾患」という疾患群が知られています．生まれつき＝遺伝性と思われがちですが，環境要因の寄与する割合も少なくありません．

先天性疾患

　1個の受精卵から複雑な体を形づくっていく発生の過程には，数多くの関門（第1章-5）があります．そのどこかに変化をきたすことで，出生児の3〜5％は**先天性疾患（先天異常）**をもって生まれてくるのが現実です（表1）．

　先天性疾患は，身体（形態），機能，代謝などの異常により多様な症状を呈します．先天性疾患の原因はさまざまありますが，染色体異常症，単一遺伝子病，多因子病，環境・催奇形因子の4つに大別できます（図1）．先天性疾患の50％は多因子病であり，先天性であっても遺伝要因だけでなく環境の影響を受ける形質は多くなります．すなわち，「先天性」とは「遺伝的」を意味するとは限りません．

　さらに先天性疾患は，発生時期，発生メカニズムから次のように分類されます．

1）単一遺伝子病・配偶子病

　両親から受け継いだ生殖細胞系列遺伝子変異や，配偶子形成時の染色体異常により受精卵ですでに変化を認めています．

2）胎芽病

　胎芽期に生じるものです．胎芽期は形態異常の発生しやすい妊娠時期（臨界期）で，主要な器官形成が起きる受精後3〜8週（妊娠5〜10週）に一致します（第1章-5）．その前後の妊娠時期には先天性

表1 先天性疾患（先天異常）

	疾患名	概数（出生1,000人あたり）
顔面	口唇口蓋裂/口唇裂	1.8
中枢神経系	水頭症 二分脊椎	0.7 0.5
先天性心疾患	心室中隔欠損 心房中隔欠損 動脈管開存	1.7　（先天性心疾患 0.6　　は全体で10） 0.6
腎・泌尿器	尿道下裂 嚢胞性腎奇形	0.4 0.4
消化管	十二指腸・小腸閉鎖 横隔膜ヘルニア 鎖肛 臍帯ヘルニア	0.6 0.5 0.5 0.4
整形外科	多指症 合指症 多趾症	1 0.5 0.5
耳鼻科	非症候性難聴	1
染色体異常	21トリソミー	1

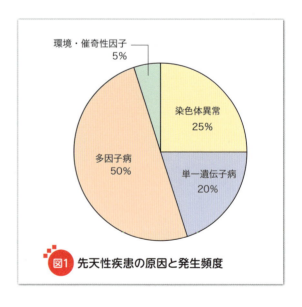

図1　先天性疾患の原因と発生頻度

先天性疾患／先天異常（congenital disorder）　　**単一遺伝子病**（single gene disorder）　　**配偶子病**（gametopathy）　　**胎芽病**（embryopathy）

疾患の発症は減少します．

3）胎児病

器官原基の分化が完了した後である胎児期に生じるものです．感染症（梅毒など），胎児アルコール症候群などがあります．形態異常より機能異常が主となります．

先天奇形

身体（形態）の変化をきたす先天性疾患を，**先天奇形**といいます．「先天奇形，変形および染色体異常」は，新生児（生後4週間未満）や乳児（生後1年未満）の死因の上位を占めています．

先天奇形は発生メカニズムにより，①発生過程の異常（遺伝子の異常など）によって器官形成期に生じる，器官，またはより大きな領域の異常（狭義の**奇形**），②ある組織内での細胞の**構成異常**とその結果による**異形成**，③正常に形成された構造物の**破壊**，④機械的な力によって生じる**変形**に分類されます（図2）．

複数の奇形を生じる多発奇形は，症状との相互関係から①症状が相互に関連する**連鎖**と，②症状が相互に関連しない**症候群**に分けられます．

先天奇形症候群とは，複数種の特定の奇形（形態異常）が共通することで識別される先天性疾患の総称です．近年の検査手法の進歩で正確な診断が可能となり，年齢に合わせた臨床経過（自然歴や予後）の情報が集積した症候群も増えています．先天奇形症候群の多くは小奇形の組合わせで定義されます．

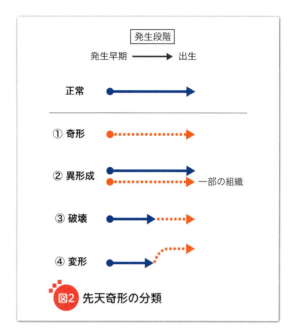

図2 先天奇形の分類

診断では，小奇形，大奇形の系統的検索や特徴的な顔貌の有無といった身体所見に加えて，問診〔妊娠・分娩歴，家族歴（家系図の作成：第2章－**1**）〕などを組合わせ，書籍や診断支援ソフトウェアを用いて疾患を絞り込んでいきます．特定の症候群では，遺伝学的検査が診断に有用な場合もあります．

先天奇形症候群には分類不能のものがありましたが，従来の染色体検査（G分染法；第3章－**2**－①）では検出できない微細な構造異常のうち，染色体末端の異常はサブテロメア検査で，ゲノム中間部も含めた染色体全体の異常はマイクロアレイ染色体検査（第3章－**2**－②）で検出可能となり，注目されています．

胎児病（fetopathy） 先天奇形（congenital anomaly） 奇形（malformation） 構成異常（disorganization） 異形成（dysplasia） 破壊（disruption） 変形（deformation） 連鎖（sequence） 症候群（syndrome） 先天奇形症候群（congenital anomaly syndrome）

第2章-9 がん①
がん関連遺伝子

これまでの研究により，がんは遺伝子の変化により起きる疾患であることがわかってきました．つまり，がんは遺伝性疾患（遺伝子病）なのです．

がんは遺伝子の疾患：多くは体細胞変異

現在，日本人は一生のうち2人に1人ががんを罹患します（表1）．がんは遺伝子の疾患といわれるように，大部分のがんは年齢を重ねるにつれて後天的に生じたDNAの変化（**体細胞変異**）が積み重なり生じます．したがって，がんは遺伝子の疾患ですが，大部分の原因は親から子に継承（遺伝）されません．

多段階発がん：複数の遺伝子がかかわる

がんの発生と進展は，きわめて複雑です．多くのがんでは複数の遺伝子異常がかかわり，それらの蓄積によって段階的にがんとしての性質を獲得します．これは，**多段階発がん**とよばれる機構です．

例えば大腸がんの発生では，まず*APC*遺伝子の不活性化によってポリープが生じ，続いて*KRAS*遺伝子の変異で早期がんができます．そこに*TP53*遺伝子の変異が加われば進行がんとなり，さらに数個の遺伝子変異も加わることで転移能を獲得します（図1）．

がん関連遺伝子

がん関連遺伝子は，がんの発生に関係する遺伝子の総称です．がん関連遺伝子は，遺伝子産物の活性過剰か不足により発がんに関連するもので，原がん遺伝子，がん抑制遺伝子，DNA修復遺伝子の3種類に分けられます（表2）．がん関連遺伝子の機能を車の部品に例えると，原がん遺伝子はアクセル，がん抑制遺伝子はブレーキ，DNA修復遺伝子はメンテナンスです．それぞれに異常をきたすと，車の暴走，つまりがん化が起きます．

がんの遺伝子異常を検討する際には，本物の遺伝子異常，変異とそれに付随するだけの異常を区別する必要があります．前者はドライバー遺伝子（変異），後者はパッセンジャー遺伝子（変異）とよばれます．今一度車に例えれば，前者は車を運転して方向を決めるもの，後者はただの同乗者です．がんの発生・進展において直接的な役割を果たす遺伝子はドライバー遺伝子であり，これには原がん遺伝子／がん遺伝子・がん抑制遺伝子が該当します．

表1 生涯がん罹患リスク（2012年）

がんの種類	頻度（何人に1人か）	
	男性	女性
食道がん	45人	228人
胃がん	9人	18人
大腸がん	10人	13人
肝臓がん	28人	49人
膵臓がん	43人	43人
肺がん	10人	21人
乳がん	−	11人
子宮がん	−	33人
卵巣がん	−	87人
前立腺がん	11人	−
全がん	2人	2人

国立がん研究センターがん対策情報センターウェブサイト「最新がん統計」より作成（2017年3月1日閲覧）．

体細胞変異（somatic mutation）　多段階発がん（multistage carcinogenesis）　がん関連遺伝子（cancer-critical gene）

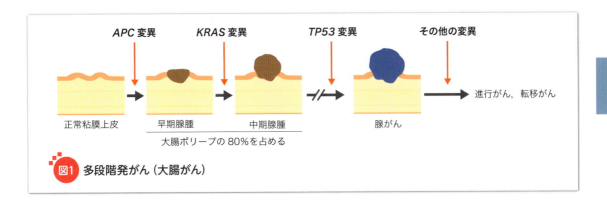

図1 多段階発がん（大腸がん）

表2 がん関連遺伝子の比較

がん関連遺伝子	イメージ	変異アレル	変異による機能変化	関連用語
原がん遺伝子	アクセル	1回	機能獲得（活性化）→がん遺伝子	ドライバー遺伝子，ゲートキーパー遺伝子
がん抑制遺伝子	ブレーキ	2回	機能喪失	
DNA修復遺伝子	メンテナンス	2回	機能喪失	ケアテイカー遺伝子

原がん遺伝子／がん遺伝子

原がん遺伝子は，変異を起こして機能獲得（活性化）し，**がん遺伝子**となります．がん遺伝子が発現する細胞は，細胞を増殖させるアクセルが踏まれたままの状態になり，がん化します．

原がん遺伝子の多くは正常のヒトの生存にも必須な，細胞の増殖や分化にかかわる遺伝子であることがわかってきています．タンパク質の機能から，原がん遺伝子は大きく①チロシンキナーゼ群，②Ras遺伝子群（Gタンパク質群），③セリン／スレオニンキナーゼ群，④転写因子群の4つのグループに分けられます．前述のKRASもがん遺伝子の1つです．原がん遺伝子からがん遺伝子への変異は基本的に機能獲得型（第2章-2-⑤）であるため，がん遺伝子は優性で，一対（2個）のうち1個の変異（1ヒット）により細胞のがん化がもたらされます．

原がん遺伝子の活性化は，①遺伝子内の点変異（遺伝子産物の酵素活性の上昇），②遺伝子増幅（発現量の増加），③染色体異常の3つにより生じます．多くの原がん遺伝子の変化は後天的であり，次世代への継承はありません．

原がん遺伝子の活性化は染色体異常によっても起こります．その特徴的な現象として，融合遺伝子（キメラ遺伝子）の再構成があります．相互転座や逆位（第2章-5-④）により，原がん遺伝子の一部が切断され，他の遺伝子の一部と置き換わることにより生じます．融合遺伝子からは2つの遺伝子の特徴が混ざった異常かつ強力なタンパク質が合成されるよう

原がん遺伝子（proto-oncogene） **がん遺伝子**（oncogene）

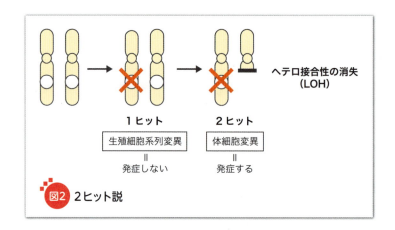

表3 融合遺伝子を形成する体細胞系列の染色体異常例

がん種	染色体異常	融合遺伝子
慢性骨髄性白血病	t(9;22)(q34;q11) フィラデルフィア染色体	BCR-ABL1
急性骨髄性白血病（M3）	t(15;17)(q22;q21)	PML-RARA
Burkittリンパ腫	t(8;14)(q24;q32)	MYC-IGH
非小細胞肺がん	inv(2)(p21;p23)	EML4-ALK
Ewing肉腫	t(11;22)(q24;q12)	EWS-FLI1

図2 2ヒット説

になり，特徴的ながんの発生につながります（表3）．

近年，これらの変異・融合タンパク質をターゲットにした分子標的薬（第4章-5）が開発され，がん治療の新しい選択肢になっています．遺伝子情報に基づく個別化医療の拡大が期待されています．

がん抑制遺伝子

がんの発生を抑制する機能をもつ一群の遺伝子が知られ，**がん抑制遺伝子**とよばれています．前述のAPCやTP53もがん抑制遺伝子です．ほとんどのがんは，がん抑制遺伝子が何らかの原因（変異や欠失）により機能を失うことで進行します．がん抑制遺伝子は両方のアレルの機能が欠損（2ヒット）してはじめて機能を失い，がん化を誘発します（**2ヒット説**；図2，第2章-2-⑤）．

遺伝性のがん（**遺伝性腫瘍**）では，がん抑制遺伝子の1つ目の変異（1番目のヒット）は片親から継承します（生殖細胞系列変異）．2番目のヒットは体細胞で生じる，比較的大規模な染色体欠損による**ヘテロ接合性の消失（LOH）**（第3章-2-②）である場合が多くなっています．逆にいえば，がん細胞においてLOHをきたした染色体部位にはがん抑制遺伝子が存在すると考えられるので，LOHの検出はがん抑制遺伝子の位置推定に役立ちます．

DNA修復遺伝子

細胞内は損傷したDNAを修復する機構を幾重にも保持しており，それぞれの機構が正確に働くことで

がん抑制遺伝子（tumor suppressor gene）　　**2ヒット説**（two-hit hypothesis）　　**遺伝性腫瘍**（hereditary tumor）　　**ヘテロ接合性の消失**（loss of heterozygosity）

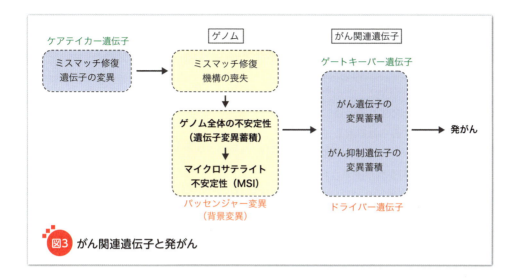

図3 がん関連遺伝子と発がん

ゲノムの恒常性が維持されます（第1章-**3**-④）．**DNA修復遺伝子**はDNAを修復する酵素群をコードする遺伝子です（第1章-**3**-④）．

DNA修復遺伝子のうち**ミスマッチ修復酵素遺伝子**が働かないと，DNAの複製の際に生じる塩基配列の間違い（ミスマッチ）を修復する機能が低下し，ゲノム全体が不安定に（変異を生じやすく）なります．がん遺伝子やがん抑制遺伝子に変異が生じ，そのまま修復されずに蓄積すると，発がんにつながります．また，マイクロサテライト反復配列（第1章-**6**-②）が腫瘍組織において非腫瘍（正常）組織と異なる反復回数を示す現象である，**マイクロサテライト不安定性**（MSI）をきたします（図3）．

ゲノム不安定性は，がんの発生には無関係な遺伝子（パッセンジャー遺伝子）にもランダムな変異を引き起こします．これがパッセンジャー変異（背景変異）です．

がん関連遺伝子は，このようにミスマッチ修復遺伝子のようにゲノム不安定性や遺伝子変異の蓄積を介して間接的にがん化を促進するケアテイカー遺伝子（管理人）と，がん抑制遺伝子のように細胞の増殖異常を直接引き起こすゲートキーパー遺伝子（門番）に分類されることもあります（表2，図3）．

DNA修復遺伝子（DNA repair gene）　**ミスマッチ修復酵素遺伝子**（mismatch repair gene）　**マイクロサテライト不安定性**（microsatellite instability）

第2章-9 がん②
家族性腫瘍・遺伝性腫瘍

　がんは体細胞変異によって生じると述べましたが，特定のがん患者が集中してみられる家系（家族集積，家系内集積）があります．そうしたがんを家族性腫瘍，特に世代を超えて原因変異が継承されるものを遺伝性腫瘍とよび，適切なサーベイランスが必要になります．

家族性腫瘍

　家族集積，家系内集積があるがん（腫瘍）を**家族性腫瘍**とよんでいます．家族性腫瘍は，同種の腫瘍に限る場合や，いくつかの特定部位のがん（腫瘍）の組合わせである場合もあります．家族集積性を示すがんの頻度は5～10％と想定され，ほとんどすべてのがん種でみられます．家族性腫瘍には，遺伝子が原因のものと，類似の環境曝露によって家族内にがん患者が多発しているものがあります．

遺伝性腫瘍

　家族性腫瘍の大部分は，原因となる遺伝子の生殖細胞系列変異が精子あるいは卵子を経由して継承され，受精卵の時点から存在しているため，**遺伝性腫瘍**といわれます．遺伝性腫瘍では，全身のすべての細胞ががん（腫瘍）に特有の変異を有していることになります．遺伝性腫瘍の臨床的特徴として，①家系内集積性，②若年発症，③多重がん，④両側性がん，があります（表1）．

表1 遺伝性腫瘍の特徴

1.	家系内集積性	家系内，特に第一度近親（親・子・同胞）に関連腫瘍患者がいる．
2.	若年発症	一般のがんよりも若くしてがんになりやすい．
3.	多重がん	同一個体で1つの臓器にいくつもがんが生じる，いくつかの臓器に別々にがんが発生する．
4.	両側性がん	両側に1つずつある臓器（例えば，乳腺，卵巣，腎臓，副腎など）では両方ががんになってしまう．

がんと遺伝性腫瘍の遺伝子変異：体細胞変異と生殖細胞系列変異

　多くのがんでみられる遺伝子変化は，体細胞における後天的な変異（2ヒット）であることは前述のとおりです（第2章-**2**-⑤）．加齢により変異の蓄積割合が増加することで，がんの発症頻度は増加します．この場合，そうした**体細胞変異**はあくまでがん細胞に限局して生じた変異であり，がん組織に含まれる正常な細胞や，他の組織の体細胞（例えば採血で得られる白血球）にはみられません．患者の配偶子に受け継がれることもありません．

　遺伝性腫瘍の発症においても，がん抑制遺伝子の遺伝子変異は2ヒットを要します．遺伝性腫瘍で異なるのは，がん抑制遺伝子の一方のアレルに生まれながらにして変異があり（**生殖細胞系列変異**），多くは常染色体優性遺伝を示すことです（図1）．もう片方の正常アレルに後天的な変異（多くはLOH）が起こるだけで，がんを発症します．つまり遺伝性腫瘍では，出生後の新たな変異は1回起こればよいため

家族性腫瘍（familial tumor）　**遺伝性腫瘍**（hereditary tumor）　**体細胞変異**（somatic mutation）　**生殖細胞系列変異**（germline mutation）

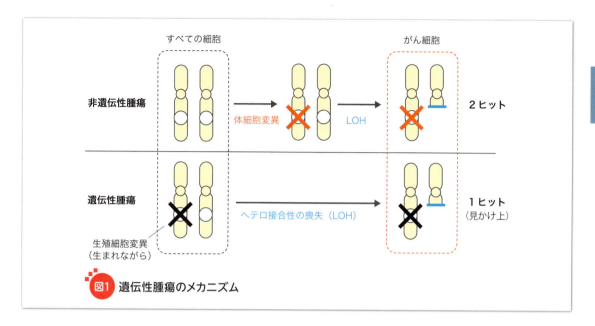

図1 遺伝性腫瘍のメカニズム

（見かけ上1ヒットで発症），若年でがんを発症する傾向が高くなります．

一方で，遺伝性腫瘍であっても2ヒット目が生じなければ，関連するがんを生涯発症しない場合もあります（第2章-2-⑥）．

遺伝性腫瘍の特徴として複数臓器での発症（多重がん）をあげましたが，それぞれの遺伝性腫瘍で発症しやすいがん種や臓器には違いがあります（表2）．また，発症臓器と特定の遺伝性腫瘍に1：1の関係はありません．遺伝性腫瘍を疑う際の家族歴聴取（第2章-1）では家系内集積を検討するために，家系内でみられるがんの種類（特定の遺伝性腫瘍を疑うか，多重がんはないか）や発症年齢（若年発症ではないか）の聴取が重要となります．また，罹患者本人が発症リスクに気づいていないこともあり，診断基準に基づく拾い上げも有用となります．

遺伝性腫瘍のサーベイランス

遺伝性腫瘍を発症しても，多くの場合で（遺伝性でない場合）と同じく手術によりがんを切除でき，治療法に違いはありません．一方，遺伝性腫瘍では若年から複数の特定臓器へのがんが生じやすくなるため，その管理においては通常（遺伝性でない場合）と異なる方針が求められます．

遺伝性腫瘍の罹患者にとって，がんを発症しやすい臓器を年齢に応じて**サーベイランス**（定期検診）することは，新たながんの早期発見，予防，早期治療に役立ちます．また，がんを発症しやすい臓器の予防的切除により，リスクを低減できることがあります．一部の遺伝性腫瘍では，年齢ごと，発症しやすい臓器ごとの対応方針が提案されています．

遺伝性腫瘍の家系では，がんを発症していない（未発症の）家族に向けた健康管理も有用です．未発症の時期から，遺伝学的検査によるリスク判定，サーベイランス，予防的切除といった選択肢も検討されます．

サーベイランス（surveillance）

表2 代表的な遺伝性腫瘍

疾患名	主たる腫瘍部位	原因遺伝子	遺伝形式
遺伝性乳がん卵巣がん症候群（HBOC）	乳がん，卵巣がん，前立腺がん，膵臓がん	BRCA1, BRCA2	AD
Li-Fraumeni症候群	骨軟部肉腫，乳がん，白血病，脳腫瘍，副腎皮質腫瘍	TP53	AD
Lynch症候群（遺伝性非ポリポーシス大腸がん：HNPCC）	大腸がん，胃がん，小腸がん，子宮体がん，卵巣がん，腎盂・尿管がん	MSH2, MSH6, MLH1, PMS2	AD
家族性大腸ポリポーシス／家族性大腸腺腫症（FAP）	大腸がん，胃がん，十二指腸がん，デスモイド腫瘍	APC	AD
MYH関連ポリポーシス	大腸がん	MYH (MUTYH)	AR
Peutz-Jeghers症候群	消化管ポリポーシス，消化管がん，卵巣がん，子宮がん	STK11	AD
PTEN-多発性過誤腫症候群	消化管ポリポーシス，乳がん，甲状腺上皮がん，子宮内膜がん	PTEN	AD
von Hippel-Lindau症候群（VHL）	脳腫瘍，網膜血管腫，小脳・脊髄の血管芽細胞腫，腎・膵・肝・副腎などの囊胞・腫瘍	VHL	AD
多発性内分泌腫瘍症1型（MEN1）	内分泌系腫瘍（下垂体・膵・副甲状腺腫瘍または過形成）	MEN1	AD
多発性内分泌腫瘍症2型（MEN2）	内分泌系腫瘍（甲状腺髄様がん，副甲状腺機能亢進症，褐色細胞腫）	RET	AD
家族性甲状腺髄様がん（FMTC）	甲状腺髄様がん	RET, NTRK1	AD
遺伝性パラガングリオーマ・褐色細胞腫症候群	神経内分泌組織腫瘍，褐色細胞腫	SDHD, SDHAF2, SDHC, SDHB	AD
網膜芽細胞腫	眼腫瘍，骨肉腫，肉腫	RB1	AD
結節性硬化症	過誤腫	TSC1, TSC2	AD
Wilms腫瘍（腎芽腫）	泌尿器がん	WT1	AD
神経線維腫症2型	両側聴神経腫瘍，神経系腫瘍	NF2	AD

AD：常染色体優性遺伝，AR：常染色体劣性遺伝．

第3章 「ヒトのゲノム」で診断する —遺伝子関連検査・染色体検査

概論

ゲノム情報を得るための解析手法—解析する大きさと検体の選択

　ゲノム情報を医療情報として活用できる時代になってきました．ゲノム情報は，得られる大きさ（ゲノム内の単位）としては一塩基レベル，構造遺伝子レベルから染色体レベルまでがあり，それぞれの精密さは異なります．それらの精密さは目的地を探す際の地図の規模に例えられます（第1章-概論）．すなわち，「構造遺伝子レベル」は市区町村（例えば東京都文京区）を探す詳細な地図から，「染色体レベル」は国（例えば日本）を探す世界地図からといったように，目的地のスケールにあわせて地図の種類を選択するのと似ています．世界地図では市区町村を探せないように，ゲノムを用いた検査を実施する際には，どの精密さで解析を行うかを適切に選択することが重要です（図1）．

　ゲノム解析での精密さの違いにより，扱う検体・解析手法も異なります．染色体レベルの解析（染色体検査）では検体は「細胞」単位で評価されます．一方，一塩基レベル，構造遺伝子レベルの解析では「核酸」を検体として扱い，それらの解析は**遺伝子関連検査**とも称されています．

　細胞を扱う染色体解析は，①適切な状態の細胞を得る条件決定（培養の有無），②解析したい目的部位を明らかにする染色（分染法，FISH），③解析結果の評価，という3つのステップからなります．

　遺伝子関連検査で扱う核酸には，ゲノムDNA，RNA，cDNAがあります．核酸を扱う解析は，①核酸の特徴を活かし核酸を取り出す核酸抽出，②解析したい目的遺伝子領域を増幅（PCR法，組換えDNA技術など）する核酸増幅，③増幅産物を電気泳動や標識した蛍光を測定することにより検出する増幅産物の検出，④解析結果の評価，という4つのステップからなります．

　2018年12月に施行された医療法等の改正では，精度管理の基準を法律上に位置づけるとともに，医療技術の進歩にあわせ検査分類が見直され，検体検査の一次分類のなかに「遺伝子関連・染色体検査」が新設されました．

遺伝子関連検査

　染色体レベルでの細胞の解析では，もっぱら内在性（ヒト由来）の検体を扱いますが，核酸を検体とする遺伝子関連検査は解析する内容により外来性検査（非ヒト由来）と内在性検査（ヒト由来）に分かれます（図2）．

　外来性検査は，ヒトに疾患を引き起こす病原体の核酸を解析・検出する**病原体遺伝子（核酸）**

遺伝子関連検査（gene related testing）　**病原体遺伝子検査**（pathogen genetic testing）

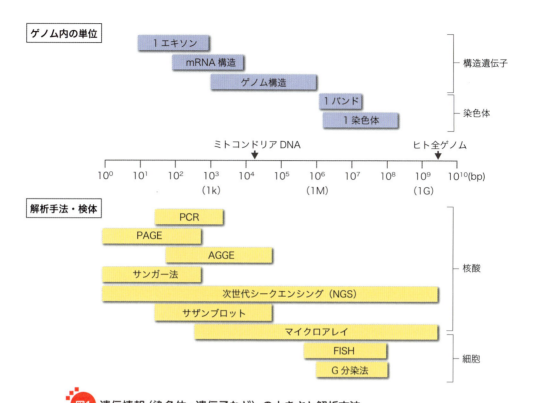

図1 遺伝情報(染色体・遺伝子など)の大きさと解析方法
PAGE:(ポリアクリルアミドゲル電気泳動),AGGE:(アガロースゲル電気泳動).

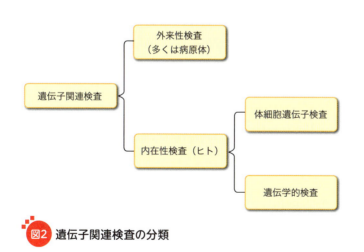

図2 遺伝子関連検査の分類

検査です．内在性（ヒト由来）検査は，病気の発症に関連する病的変異を同定するための検査で，**体細胞遺伝子検査**と**遺伝学的検査**に分けられます．

病的変異の扱い：体細胞遺伝子検査と遺伝学的検査

　検査により得られる病的変異は，体細胞遺伝子検査では体細胞変異で，遺伝学的検査では生殖細胞系列変異（遺伝学的情報）です．

　体細胞変異は受精後もしくは出生後に体細胞において後天的に獲得される遺伝子変異であり，主としてがん細胞にみられ，原則として次世代に受け継がれることはありません．体細胞変異を明らかにするためには，直接，その腫瘍化した細胞，もしくは組織を用いて検査することが必要です．

　後者の生殖細胞系列変異は個体を形成するすべての細胞に共通して存在し，遺伝情報として子孫に伝えられうる変異です．生殖細胞系列変異を明らかにするためには，末梢血，皮膚線維芽細胞，毛髪，爪，口腔粘膜など，人体を構成するどの細胞を用いても検査することが可能となります．がん細胞などで後天的に起こった次世代に受け継がれることのない遺伝子変異・遺伝子発現の差異・染色体異常を明らかにするための検査においても，生殖細胞系列の遺伝情報が関係する可能性があります

遺伝学的（生殖細胞系列）検査で扱うさまざまな遺伝学的情報

　ヒト遺伝学的検査で得られる生殖細胞系列の情報は，本人における「不変性」，家系内における「共有性（継承性・遺伝性）」，将来の健康上の問題の「予見性」という3つの特性をもつ**遺伝学的情報**です．生殖細胞系列の遺伝学的情報が漏えいなどで不適切に扱われた場合には，検査を受ける人およびその血縁者に社会的不利益がもたらされる可能性があります．

　また同じ生殖細胞系列の遺伝学的情報でも，疾患の原因が単一であるか，複数（多因子）であるかにより，検査を受ける人本人や家系内への影響は異なります（表1）．

原因が単一である遺伝性疾患への遺伝学的検査

　原因が単一である遺伝性疾患（例えば単一遺伝子病や染色体異常）に対するヒト遺伝学的検査は，対象者の発症状況により分類されます．また，すでに発病した患者を対象とした病気の原因を確定する確定診断だけでなく，患者の血縁者で症状のない方を対象とした将来の発症の可能性を検査する発症前診断，胎児の罹患可能性を調べる出生前診断，変化を有するが発症しない者の診断（保因者診断）も可能となります．家系内で情報がわかっているかにより解析部位が異なります．検査の実施にあたっては，本人だけでなく家系内の血縁者に対する配慮，また倫理的・法的・社会的課題（ELSI）や検査精度に対する配慮も必要となります．これらは，医療体系としては「遺伝診療」にあたります．

体細胞遺伝子検査（somatic cell genetic testing）　　**遺伝学的検査**（genetic testing）　　**遺伝学的情報**（genetic information）

表1 遺伝学的（生殖細胞系列）検査におけるさまざまな遺伝学的情報

	単一遺伝子病	多因子病		血液型
原因	1つの遺伝子	多因子 （複数の遺伝要因・環境要因）		
医療体系	遺伝診療	個別化医療, テーラーメイド医療		血液型
検査・種類	確定診断, 発症前診断, 出生前診断, 保因者診断	易罹患性検査	薬剤反応性検査	
対象疾患	単一遺伝子病, 染色体異常	（疾患感受性）	（薬剤反応性）	
解析部位	さまざま	特定部位	さまざま	輸血療法
検査を受ける人の利益	＋	＋（予防）		＋（治療）
検査を受ける人の不利益	時に＋	時に＋	小	小
家系内への影響	＋	？	小	小
ガイドライン	厚労省, 日本医学会 （前10学会）	なし	日本医学会 （前10学会）, PGxの運用指針	なし

原因が複数ある多因子病への遺伝学的検査

　原因が複数ある疾患（多因子病）を対象とした遺伝学的検査には，易罹患性検査，薬剤反応性（ファーマコゲノミクス）検査があります．解析対象は，特定部位がほとんどです．原因が複数（多因子）である遺伝性疾患においても，遺伝学的情報の特性は単一遺伝子病と同じです．しかし，原因が多因子であり本人の発症への影響度や家系への影響度は少なく，その扱いは原因が単一である遺伝性疾患とは異なり，むしろ血液型の扱いに近くなります．これらは医療体系としては「個別化医療（テーラーメイド医療）」とよばれる枠組みに分類されます．

　本章では，ゲノム情報を扱う検査である遺伝子関連検査・染色体検査について説明します．前述したように核酸を扱う遺伝子関連検査は，解析内容により内在性（ヒト由来）である体細胞遺伝子検査と遺伝学的検査に加え，外来性（病原体）検査の3つに分類されます．ヒト由来の検査結果で得られるゲノム情報は必ずしも家系内で共有されないため，体細胞変異か生殖細胞系列の遺伝情報（遺伝学的情報）かどうかにより対応が異なります．生殖細胞系列の検査もすべて同等ではなく，対象者や用途により分類されます．本章の前半では主に遺伝子（核酸）関連検査・染色体検査の基本知識について，後半ではそれぞれの遺伝子関連解析の実際や課題・ガイドラインについて解説します．

第3章-1

核酸検査①
検体となる核酸の種類：ゲノムDNA・RNA

遺伝子関連検査を行うためには，核酸であるゲノムDNAあるいはRNAを検体として解析します．

ゲノムDNA

遺伝子関連検査では通常，細胞の核にある**ゲノムDNA**を検体として利用しています．

生殖細胞系列変異の同定を目的とする遺伝学的検査では，変異は個体を形成するすべての細胞に共通して存在するため，末梢血（白血球），皮膚線維芽細胞，毛髪，爪，口腔粘膜など，人体を構成するどの細胞から抽出したゲノムDNAでも同じ結果が出ます（表1）．

体細胞変異は，受精後（特に出生後）の体細胞に後天的に獲得された遺伝子変異であり，次世代に受け継がれません．主としてがんなどにみられる変異です．体細胞変異を同定するためには，直接，がん化した細胞，もしくはがん組織を検体として抽出したゲノムDNAを用います．

RNA（mRNA）

mRNAを検体として診断するには，疾患の場である（解析遺伝子が発現する）細胞や臓器の一部のみが検体として扱えます（表1）．RNAはヒトや病原体の細胞に存在するRNA分解酵素（RNase）によって分解されるため，DNAと比べて非常に不安定であり解析には適しません．そこで通常は，RNAから逆転写酵素を用いた逆転写反応により，安定性が高い二本鎖DNAである**相補的DNA（cDNA）**が合成され解析されます．

表1 ゲノムDNAとmRNAの比較

	ゲノムDNA	mRNA
概念	遺伝情報の基本	ゲノムDNAからタンパク質へ発現される際の中間産物（転写産物）
構造と一般的な解析法	エキソンは，イントロンで分断 ⇒エキソンごとの多数のPCR反応 ⇒PCRプライマーが多数必要	エキソンのみがつながる ⇒全翻訳領域を一塊で増幅可能 ⇒PCR反応が少なくてよい ⇒逆転写反応したcDNAで解析
解析目的	変異解析のみ	変異解析，発現解析
対象細胞	すべての細胞で同じ情報 （末梢血白血球でよい．ただし体細胞変異の同定では対象は限定される）	発現している細胞が必要
解析領域	発現しない領域の解析が可能 （プロモーター，イントロンも解析可能）	発現している領域のみ解析可能
解析に必要な遺伝子情報	エキソン-イントロン境界までの情報	mRNAの情報のみ
正常vs変異	正常アレルと変異アレル量は等価	変異アレル転写量の低下・不安定化の可能性も（特にナンセンス変異） ⇒変異を見落とすことも

ゲノムDNA（genomic DNA）　　**相補的DNA/cDNA**（complementary DNA）

第3章-1

核酸検査②
核酸抽出

　核酸（ゲノムDNA，RNA）を利用するには，まず生物試料から核酸を抽出します．

核酸抽出

　細胞や組織などの生物試料から核酸を抽出するには，細胞を溶解し，目的となる核酸の分離・精製を行います．まずゲノムDNAの抽出では，界面活性剤で細胞を溶解します．次に，ゲノムDNAはタンパク質と複合体（クロマチン構造）を形成し凝集しています（第1章-1-①）ので，そうした溶液内の不純物（特にタンパク質）を除去するために，タンパク質を不溶化するフェノール・クロロホルム，高塩濃度（塩析）やpHの変化が用いられます．RNAの場合も基本的には同様です．なお，核酸の分離・精製には，ゲル濾過と遠心分離を組合わせたスピンカラム法が主流になっています．

　ゲノムDNAはサイズが大きく，物理的な力に弱いため，激しい撹拌や先端の細いピペットの使用はできる限り避けます．RNA抽出においては，細胞に含まれるRNaseとよばれる酵素が幅広い条件下で強力なRNA分解活性を発揮するため，最も重要な要因は迅速なRNaseの不活性化です．最初の細胞溶解により細胞に内在するRNaseが放出されるので，細胞を溶解すると同時にRNaseを不活性化する必要があります．検体がRNAの場合，検体採取から測定までの管理を厳格に行うべきで，検体保存と搬送にとりわけ注意が求められます．

抽出する検体による注意点

　血液（白血球）を核酸抽出の検体として扱う際には，抗凝固剤（EDTA-2Na入り．ヘパリンはPCR反応を阻害するため不可）を用いて採血し，赤血球を溶血して得た残りの白血球から抽出します．

　病理組織標本からも核酸を抽出することができます．病理組織標本は，通常組織ごとにホルマリンで固定しパラフィンで包埋され（**FFPE**），ブロック化されます．腫瘍組織標本では健常細胞および悪性細胞を区別してサンプルを得ることができます．FFPE標本では，ホルマリン固定による変性などによりDNAの断片化を生じるため，ときに解析手法が限定されます．

循環DNA/セルフリーDNA（cfDNA, ccfDNA）

　DNAは通常細胞内にありますが，細胞内ではなく，細胞が壊れるなどの理由で流出したDNA断片が細胞外の体液（血漿，尿など）に循環する，**循環DNA/セルフリーDNA（cfDNA, ccfDNA）** が注目されています．循環DNAは断片化され，濃度も低いですが，検出技術が開発され測定できるようになってきました．検体は採血といった低侵襲の手技で採取できます．がんや胎児の評価もできることから，それぞれ**循環腫瘍DNA（ctDNA）**，**循環セルフリー胎児DNA（ccffDNA）** と特記されています．cfDNA解析は，低侵襲のバイオマーカーとして，がんの早期発見のモニタリング，予後評価，薬剤耐性などの薬効評価および分子標的治療のためのスクリーニング（第4章-5）に，また母体血を通して解析すれば胎児染色体異常の検出にも応用可能です（第3章-5-⑤）．

FFPE（formalin-fixed paraffin embedded）　**循環DNA/セルフリーDNA**（circulating cell-free DNA）　**循環腫瘍DNA**（circulating tumor DNA）　**循環セルフリー胎児DNA**（circulating cell-free fetal DNA）

核酸検査③
核酸の特性を活用した解析

検体となる核酸にはいくつかの特性があり（表1），それらは保存や解析に活用されます．

表1　核酸の特性

核酸は酸である
核酸はエタノールで溶解しない →エタノール沈殿
核酸は紫外線を吸収する　　　→濃度測定（吸光度）
核酸はマイナスに荷電する　　→核酸の長さの評価（電気泳動）
DNAの二本鎖は一本鎖になる →ハイブリダイゼーション

核酸は酸である

核酸はリン酸基を含むため，水溶液中では酸性となり次第に加水分解を受けます．ゲノムDNAを調製する際は，EDTAを加えた緩衝液であるTE溶液〔10 mM Tris-HCl（pH 7.5）＋1 mM EDTA〕への溶解が基本です．これは，EDTAにはDNaseといった核酸分解酵素（ヌクレアーゼ）が活性化されないようにする働きがあるからです．

核酸はエタノールで溶解しない：エタノール沈殿

核酸はエタノールへの溶解度が低いため，核酸溶液にエタノールを加えると沈殿を生じます（エタノール沈殿）．**エタノール沈殿**は，核酸の濃縮，または塩やフェノールなどを除去する目的で行います．沈殿を得やすくするため，NaCl溶液，酢酸Na緩衝液，酢酸アンモニウム緩衝液などを核酸溶液に加え，核酸の電荷を中和した後，エタノール沈殿を行います．エタノール沈殿を増強するために，エタノール・核酸混合液の冷却（－20～－80℃）やグリコーゲンなどの共沈剤の添加が行われます．

核酸は紫外線を吸収する：濃度測定

核酸は波長260 nm付近の紫外線光を特異的に吸収し（吸収極大），230 nm付近に吸収極小をもちます（図1）．核酸の濃度により紫外線を吸収する程度（**吸光度**）が異なり，DNAはA_{260}（260 nmの吸光度）1.0が50 μg/mL（RNAは40 μg/mL）に相当し，DNA濃度＝吸光度×50 μg/mL×希釈率により核酸濃度を算出できます．

吸光度を測定する分光光度計では，核酸の濃度だけでなく，核酸以外（特にタンパク質）の混入も調べられます．260 nmで極大吸収を示す核酸に対して，タンパク質は280 nmで極大吸収を示すため，A_{280}（280 nmの吸光度）が高ければ，タンパク質

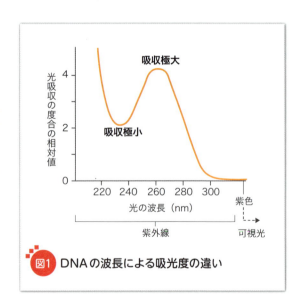

図1　DNAの波長による吸光度の違い

エタノール沈殿（ethanol precipitation）　**吸光度**（absorbance）

の混入が疑われます．核酸の純度の指標は，A_{260}/A_{280}比により求められ，DNAでは$A_{260}/A_{280} \geq 1.8$，RNAでは$A_{260}/A_{280} \geq 2.0$であれば，純度が高いと判断します．

また，吸光度により一本鎖DNAの濃度を測定する際は注意を要します．二本鎖DNAは，相補する塩基が対をなし整然と接近しますが，一本鎖DNAでは塩基が不規則に配列するため光を吸収する力は強くなり，吸光度は増加します（濃色効果）．例えば，$A_{260} = 1.00$である二本鎖DNAと同濃度の一本鎖DNAは，$A_{260} = 1.37$となります．

核酸はマイナスに荷電する：核酸の長さの評価（電気泳動）

核酸は，リン酸基によりマイナス（負）に荷電しています．核酸の長さはその性質を利用した**電気泳動**により評価されます（図2）．電気泳動では，アガロースやポリアクリルアミドなどを材料とした「ゲル」を緩衝液の入った槽に入れ，目的の核酸試料を注入した後，ゲル内に電気を流すと，核酸は一定方向（陰極→陽極）に泳動されます．

ゲル担体としてアガロースやポリアクリルアミドを用いると，核酸はゲル分子の網目に遮られ，長さ（分子量の大きさ）に応じてふるい（篩）効果が働き，短い核酸は網目をすばやく移動し，長い核酸は移動に時間がかかります．評価したい核酸の長さに合わせて，ゲル濃度は変えます（表2）．例えば，長い核酸の分離には，アガロースゲル濃度を低くし，網目サイズを大きくします．一方，短い核酸の分離には，アガロースゲル濃度を高くし，網目を細かくします．

表2 アガロースゲル濃度と分離できるDNAの長さ

ゲル濃度（％）	分離できるDNAの長さ(bp)
0.6	1,000〜20,000
0.7	800〜10,000
1.0	500〜7,000
1.2	400〜6,000
1.5	200〜3,000
2.0	100〜2,000

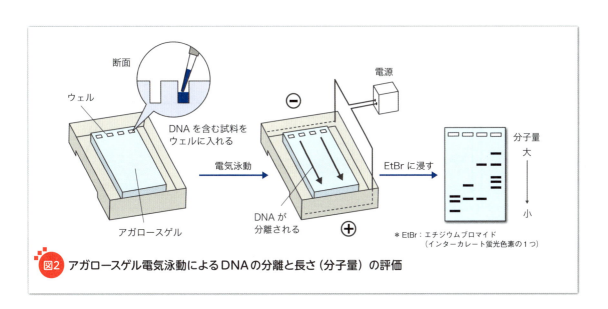

図2 アガロースゲル電気泳動によるDNAの分離と長さ（分子量）の評価

電気泳動（electrophoresis）

直鎖状のDNA断片を電気泳動すると，移動距離はそれぞれの核酸のもつ長さ（分子量）に比例します．一方，環状DNAは，同じ分子量でもゲル内の抵抗の大きさが直鎖状DNAと異なるため，開いた環状（オープンサーキュラー）DNA，直鎖状（リニアー）DNA，超らせんを形成する環状（スーパーコイルド）DNAの順に陰極から陽極側に観測され，分子量を反映しません．

　核酸の長さは，電気泳動後，目的の核酸がゲル上のどの位置まで移動したかにより評価されますが，ゲル上の核酸の位置は目視では判断できません．ゲルを二本鎖DNAの隙間に入り込む（インターカレートする）EtBrなどの蛍光色素により染色後，紫外線などの励起光を照射することで，核酸の位置を蛍光として検出できます．核酸の長さは，分子量がすでに判明しているサイズマーカーを同時に泳動することで，未知試料の核酸の長さも正確に判定することができます．核酸の長さの単位は，二本鎖の場合bp（base pair：塩基対），一本鎖の場合nt（nucleotide：塩基，ヌクレオチド）と記載します．

DNAの二本鎖は一本鎖になる：ハイブリダイゼーション（図3）

　DNAの二重らせんを構成する塩基対を相補的に結びつける水素結合は，不安定なため，100℃やアルカリで完全に一本鎖に離れます（DNAの**変性**）．水素結合数はA/T対は2で，G/C対では3（第1章–**1**–②）とG/C対はA/T対より安定であり，G/C含量の多いDNAほど変性しづらくなります．熱変性によりDNAのうち50％が一本鎖になる温度は**融解温度（Tm）**と記されます．Tm値は，A/T含量が高くなると低くなり，G/C含量が高いほど高くなります．Tm値は，一価の陽イオン濃度が低い場合や，水素結合を遊離させやすい尿素やホルムアミドなどが存在すると下がります．

　DNAの変性は可逆性であり，緩やかに冷却するとポリヌクレオチドは相補性部位に水素結合を生じ再び二本鎖を形成（**アニーリング**）します．アニーリングは，一本鎖が同じ二本鎖に由来しなくても，塩基配列の相補性がほぼ同じであれば起こります．

　このアニーリングの性質を利用して，由来の異なる一本鎖の試料（**プローブ**）を混ぜて再結合DNAを形成させる手法を**ハイブリダイゼーション**といいま

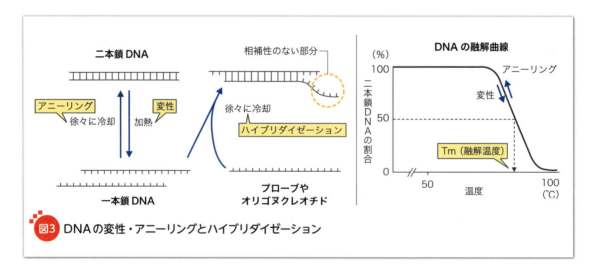

図3　DNAの変性・アニーリングとハイブリダイゼーション

変性（denaturation）　　**融解温度/Tm**（melting temperature）　　**アニーリング**（annealing）　　**プローブ**（probe）　　**ハイブリダイゼーション**（hybridization）

表3 ハイブリダイゼーションを応用した核酸検出法

解析手法	核酸検体	媒体
サザンブロット	制限酵素消化したゲノムDNA	電気泳動後，ゲル情報を転写した膜（ドットブロットはゲルを介さない）
ドットブロット	ゲノムDNA	
ノーザンブロット	RNA	
in situ ハイブリダイゼーション	染色体あるいは細胞	染色体や細胞を展開したプレパラート
TaqMan	ゲノムDNA，cDNA (RNA)	PCR反応液
マイクロアレイ	ゲノムDNA，RNA	プローブを搭載したプレパラート

す．ハイブリダイゼーションは，Tmよりも低い温度条件下で，変性一本鎖DNAが相補的な鎖と二本鎖を形成する性質を利用します．ハイブリダイゼーション反応は，温度，プローブの長さ，プローブと目的遺伝子との相同性の程度などに影響されます．ハイブリダイゼーション温度が低すぎれば，検出感度は上がるものの特異度が低くなり，非特異的なバックグラウンドが出現しやすくなります．逆にハイブリダイゼーション温度を高くしTm値に近づけると，特異度が上がる一方で感度が下がります．

目的遺伝子を，相補的な配列をもつプローブで検出する，ハイブリダイゼーションを応用した各種技術が開発されています（表3）．*in situ* ハイブリダイゼーションは，*in situ*（生体内の本来の場所での，すなわち細胞内・組織内）でハイブリダイゼーションにより検出する手法です．サザンブロットやノーザンブロットとは異なり，核酸を抽出せずに，ハイブリダイゼーションを行います．本法を染色体検査に応用したFISH法については，第3章-**2**-②で解説します．PCR法については第3章-**1**-④で，TaqMan法については，第3章-**1**-⑤で，ゲノムDNAを対象としたマイクロアレイについては，第3章-**2**-②で解説します．

第3章-1

核酸検査④
DNAの増幅法：PCR法

採取した組織に含まれる核酸には解析目的の遺伝子は少量しか存在しないため，遺伝子や遺伝型を調べるためには，まずDNAの増幅を行います．

PCR法

PCR法は，（ゲノム）DNA内のある特定領域を増幅する方法です．PCR法により，DNAを1つのチューブ内で少ない量から短時間で大量に，かつ容易に増幅でき，今日では分子生物学に欠かすことのできない技術となっています．

PCRという言葉は，"ポリメラーゼ連鎖反応"の頭文字をとったものですが，文字通りDNAポリメラーゼによる反応を温度変化でコントロールしながら連鎖的に行い，DNAを増幅します．通常，3段階の連鎖する温度変化が1サイクルとなります（図1）．

第一段階（94～96℃）では，高温により**鋳型**DNAの二本鎖がほどけ一本鎖になります（**熱変性**）．第二段階（55～60℃）では，一本鎖DNAが二本鎖に戻る際に，増幅する領域の両端の配列に一致する大量の**プライマー**（20塩基ほどの一本鎖合成オリゴヌクレオチド）がそれぞれの鎖上の相補的部位に優先的に結合します（**アニーリング**）．第三段階（72～74℃）では，アニーリングしたプライマーの結合部位を起点として耐熱性DNAポリメラーゼと4種類の塩基（dNTPs）により，それぞれの新しいDNA鎖が合成されます（**伸長反応**）．

この第一から第三段階まで温度を上下するサイクルをくり返すことにより，短時間（2～3時間）でプライマーで挟まれた領域の遺伝子増幅が可能となります．理論上，1サイクルで標的DNA領域は2倍

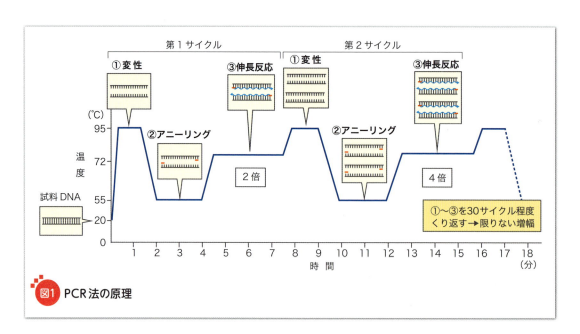

図1 PCR法の原理

PCR法（polymerase chain reaction）　**鋳型**（template）　**熱変性**（denaturation）　**プライマー**（primer）　**アニーリング**（annealing）　**伸長反応**（extension）

になり，nサイクル後には2^n倍になるので，25〜30回のサイクルで100万倍以上になるはずですが，実際にはサイクル数が進むと反応が定常状態に達するので，増幅は数十万倍程度になります．

以上の反応を手作業で行うのは大変困難なため，現在では通常，1本のチューブ内に鋳型DNA，緩衝液，dNTPs，1組のプライマー，ポリメラーゼを入れ，サーマルサイクラーとよばれる各ステップの温度を自動的に制御する機器にセットします．

PCR法を行うには，少なくともプライマーが鋳型にアニーリングする部分の塩基配列情報がわかっていることが必要です．プライマーは，目的領域の上流のアンチセンス鎖に相補的な配列をもつものと，下流のセンス鎖に相補的な配列をもつものの2つが1セットで，18〜25 nt程度の長さの合成オリゴヌクレオチドです．適切な条件でプライマーを設定することがPCR成功の鍵になります（表1）．アニーリング温度もPCR反応の至適化に重要な因子で，プライマーの配列（第3章-**1**-①で述べたA/T，G/C含量など）に依存します．設定温度が高いとアニーリングが不十分になり増幅効率は低下し，温度を低くしすぎると非特異的な増幅が生じます．二本鎖DNAの50%が解離して一本鎖となる温度（Tm値）は，プライマーを構成する塩基配列から近似値を算出できます．アニーリング温度はTm値±5℃の範囲で設定します．PCR法で用いるDNAポリメラーゼは高温でも活性が維持される酵素が求められます．高温の温泉などに生息するバクテリア（好熱菌 *Thermus aquaticus*）に，72℃が至適温度の耐熱性DNAポリメラーゼ（*Taq*ポリメラーゼ）が発見され，PCRに使用可能となりました．

PCR法を応用した解析法

1980年代後半に開発されて以来，PCR法はさまざまな分野に応用されています．

また，PCR増幅産物を蛍光で標識することで検出感度を上昇させる手法として**リアルタイムPCR**が，さらに複数の遺伝子を一度に増幅できる**マルチプレックスPCR**が開発されています．

リアルタイムPCRでは，サイクルごとのPCR増幅産物量をリアルタイムに追跡・測定し簡便かつ迅速な遺伝子の定量が可能となります．PCR反応に，二本鎖であるPCRの増幅産物に入り込んで蛍光を発するSYBR Green Iや部位特異的にハイブリダイズするTaqManなどのプローブを加え，サーマルサイクラーと蛍光測定器が一体化した専用の装置を用いて検出を行います（第3章-**1**-⑤）．ただしリアルタイムPCRは，サンプル間の相対値で定量を行うため，遺伝子ごとのPCR増幅効率の差の影響を受けます．絶対定量ができる方法としては，デジタルPCRが期待されています．

マルチプレックスPCRは，1回の反応で複数のPCR増幅産物を検出します．1つの反応チューブに2組以上のプライマー対を加えることで，一度の反応で複数のPCR産物の検出が可能です．通常，マルチプレックスPCRでは，それぞれの増幅産物の長さが電気泳動で区別できるようにプライマーが設計されます．

表1　適切なプライマー設計のための条件

①18〜25塩基の長さである（短いと特異性が十分でない可能性がある）
②GC含有率が40〜60%の間である
③プライマーどうしのTm値がそろっている
④4つの塩基がまんべんなく配列されている
⑤各プライマーの3'末端同士が相補的でなく，自己相補的な配列を含まない（プライマーダイマーを防ぐ）
⑥プライマー配列内に二次構造を含まない
⑦（RT-PCRでは）プライマーがエキソンとエキソンとの境界をまたぐ（ゲノムDNAは増幅できない）
⑧類似性のある領域がゲノム上に他にない

リアルタイムPCR（real-time PCR）　　**マルチプレックスPCR**（multiplex PCR）

核酸検査⑤
特定部位の検出手法

ゲノムDNAの特定部位のみの解析により，疾患や個体差の有無を同定することが可能な場合があります．

特定部位の検出が有用である場合

ゲノムDNAの特定部位のみの検出が有用である場合には，単一遺伝子病，個別化医療があります（表1）．

単一遺伝子病において，すでに罹患者に病的変異が検出された家系では，同一家系内で同じ変異があるかどうかを調べる検査が可能となります．解析にあたっては，家系内で検出された変異（部位・遺伝型）は必須の情報です．また，遺伝子変異が特定の部位（**ホットスポット**）に集中する単一遺伝子病では，最初にホットスポット部位を解析する変異スクリーニングが行えます．

個別化医療では，病態（薬剤感受性や疾患）に関連する特定の遺伝子変化部位を解析します．

表1 特定部位の検出が有効な場合

1. 単一遺伝子病	・家系内ですでに同定されている変異部位の検出 ・疾患に特異的なホットスポット部位の検出
2. 個別化医療	・病態に関連する特定の遺伝子変化部位の検出

特定部位の検出手法

特定部位の変異を検出する手法として，PCRの後，制限酵素を利用する方法（PCR-RFLP法），アレル特異的オリゴヌクレオチドプローブ（ASO）を利用する方法（PCR-ASO法），変異部位に特徴的な蛍光プローブを利用してPCRで検出する方法（TaqMan法），PCRのプライマーを変異部位に合わせて工夫して検出する方法（アレル特異的PCR法）などがあります．

1）PCR-RFLP法

塩基配列の違いにより制限酵素部位（第3章-**1**-⑧）が発生あるいは消失する場合，その部位を挟んで増幅したPCR産物を特定の制限酵素で消化します．続けて，電気泳動により断片長を比較すると，切断された断片長と切断されない断片長の違いにより塩基配列の違いの有無を検出できます（図1）．

2）PCR-ASO法

完全に塩基配列が一致するオリゴヌクレオチドプローブは，標的DNAと安定にハイブリッドを形成します．標的DNAに1塩基でもミスマッチがあるアレルでは，完全一致よりも低い温度でオリゴヌクレオチドが解離しやすい性質があることを利用して検出する方法です（図2）．

3）TaqMan法

PCR増幅産物の内部配列（PCRプライマーが結合する領域以外の増幅領域）に結合する蛍光プローブ（TaqManプローブ）を用いて，増幅産物をリアルタイムにモニタリングする手法です（図3）．TaqManプローブは，ポリメラーゼによる伸長反応に取り込まれると蛍光を発するように設計されています．正常型と変異型をそれぞれ認識する異なる蛍光色素の2色プローブ法（A：野生型，B：変異型）により，AAホモ，AB（ヘテロ），BBホモの判定を行います．

ホットスポット（hotspot）

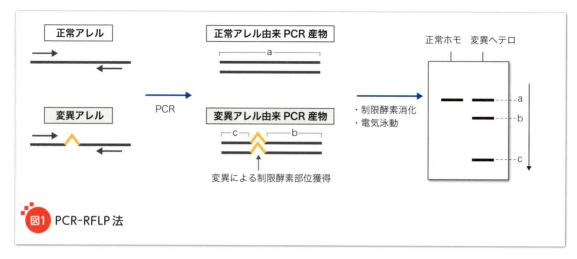

図1 PCR-RFLP法

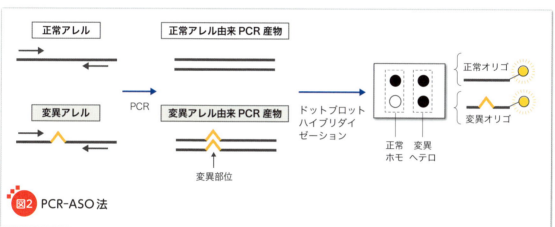

図2 PCR-ASO法

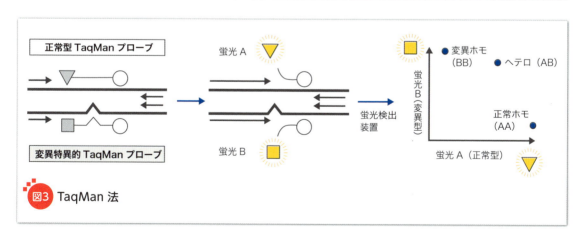

図3 TaqMan法

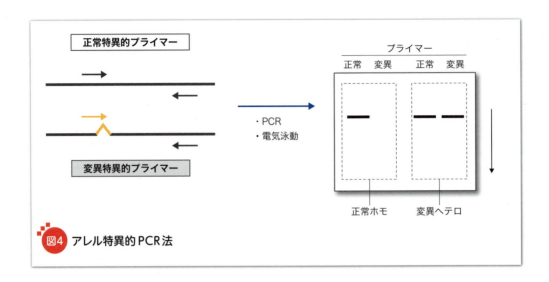

図4 アレル特異的PCR法

4) アレル特異的PCR法

プライマー部位にミスマッチがあると，PCRのプライマーのアニーリングがうまくいかず，PCR法の増幅ができなくなることを利用する方法です（図4）．片方のプライマー配列の3′末端（あるいはその近傍）に配列変化部位がくるように設計します．

検出限界（感度）

特定部位の検出では，手法により検出限界（感度）が異なります（表2）．単一遺伝子病や多因子病における生殖細胞系列の**バリアント**（第1章-6-②）を検出する遺伝子解析では，ヘテロ（50％）が検出できればよいですが，体細胞変異の検出を目的とする際には，正常細胞の混入などにより変異DNAの割合が異なるため検出限界（感度）を考慮した検査法を選択します．

表2 特定部位の検出法と検出限界

手法	検出限界（感度）（％変異DNA）
直接塩基配列決定（PCR-ダイレクトシークエンス）	10〜25
PCR-SSCP	10
TaqMan PCR	10
PCR-RFLP	5
Scorpion ARMS	1
dHPLC	1
アレル特異的PCR	1

バリアント（variant）

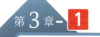

核酸検査⑥
塩基配列決定法

　DNAを構成するヌクレオチドの結合順序，すなわち塩基配列の決定は，遺伝子解析における基本的な作業の1つです．塩基配列の変化では1塩基置換が多いため最終的に塩基配列決定法で塩基配列の変化を確定しています．

ジデオキシ法とサイクルシークエンス法

　塩基配列の決定方法は，Sangerらが1977年に発明した**ジデオキシ法（サンガー法）**が基盤になっています（図1）．

　ジデオキシ法では，鋳型DNAを変性し一本鎖にした後，塩基配列を決定したい部位に相補的なオリゴ

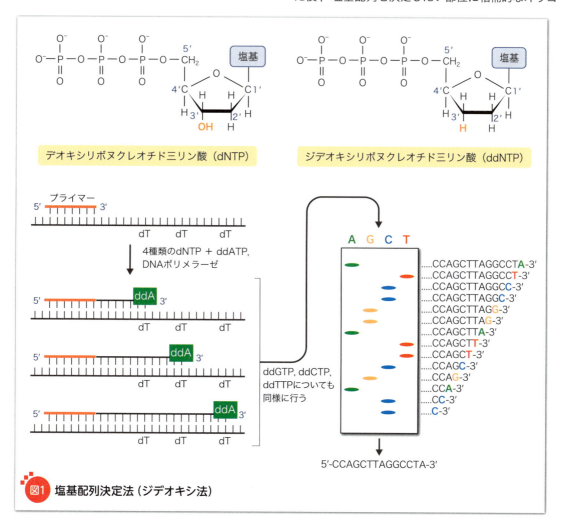

図1 塩基配列決定法（ジデオキシ法）

ジデオキシ法（dideoxy chain termination method）　　**サンガー法**（Sanger method）

ヌクレオチド（プライマー）をアニーリングした後，**DNAポリメラーゼ**を用い相補的な鎖を合成します．このDNA合成反応で，基質となるdNTP（dATP，dGTP，dCTP，dTTP）に一定の割合で3′末端にOH基がなく，DNA合成が止まる**ジデオキシリボヌクレオチド三リン酸（ddNTP；ddATP，ddGTP，ddCTP，ddTTP）**を混ぜます．例えば，4種類のdNTPとddATPを混ぜた反応生成物では，Aがくると一部の反応が終止し，さまざまな長さの反応物が合成されます．同じ反応をddGTPやddCTP，ddTTPでそれぞれ別々に行います．合成されたそれぞれの長さの反応物は微量なため，検出感度を高めるために各dNTPは放射性同位体標識したものが用いられます．そして，ポリアクリルアミドゲル電気泳動により断片長に応じ分離され，X線フィルムに感光させ（オートラジオグラフィー）検出すると，はしご状となった結果を順番に読み解くことで配列が判明します．

サンガー法は，PCR法（第3章-**1**-④）などの開発によりさらに利便性の高い**サイクルシークエンス法**へと改良されました．サイクルシークエンス法では，ddNTPである4種類の塩基（A，G，T，C）それぞれを4色の蛍光色素で標識します．新たに合成されddNTPで伸長が止まった先端（ターミネーター）はそれぞれの蛍光色素で標識されます．このように，さまざまな長さで伸長反応が止まり，末端が塩基に応じて4色に標識された産物を，ポリマー充填された細い管（キャピラリー）の中で電気泳動

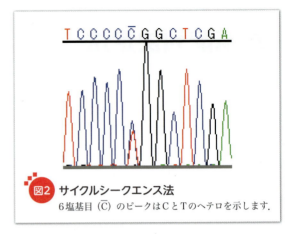

図2 サイクルシークエンス法
6塩基目（C̄）のピークはCとTのヘテロを示します．

し（キャピラリー電気泳動），途中レーザーの照射により蛍光を検出し，コンピューターで自動解析されます（図2）．

医療機関や研究機関での日常的な塩基配列決定の多くは，このサイクルシークエンス法を原理とした，キャピラリー型シークエンサーにより行われています．

パイロシークエンス法

ジデオキシ法やサイクルシークエンス法で決定された塩基は定量化できません．**パイロシークエンス法（リアルタイムシークエンシング）**法は酵素と基質試薬を使用して，ポリメラーゼ塩基伸長反応によるルシフェラーゼ発光反応を検出し塩基配列を解読します．伸長反応の際に生成されるピロリン酸と発光強度は完全に比例関係にあり，アレルやメチル化の高精度な定量解析を行うことができます．

DNAポリメラーゼ（DNA polymerase）　**ジデオキシリボヌクレオチド三リン酸**（dideoxyribonucleotide triphosphate）
サイクルシークエンス法（cycle sequencing）　**パイロシークエンス法**（pyrosequencing）

第3章-1

核酸検査⑦
次世代シークエンサー（NGS）

近年，従来遺伝子解析の主流であったキャピラリー型シークエンサーの出力をはるかに凌駕する次世代シークエンサーが登場しました．

次世代シークエンサー（NGS）

遺伝子解析技術の発展により，シークエンサーによる塩基解読のスピードは2000年からわずか5年間で100倍（$10^6 → 10^8$ 塩基/日）となり，大量の出力データ量を短時間で手に入れることができるようになりました（図1）．2000年頃より，1台で従来型（第一世代キャピラリー型）の200～1,000台分の能力を有する**次世代シークエンサー（NGS）**が登場し，遺伝子解析研究に多大なる影響を与えています．配列決定のコスト低減も大きな目標の1つとなり，「1,000ドルゲノム」すなわち，ヒト全ゲノム解読が1,000ドルで行える時代も夢ではありません．

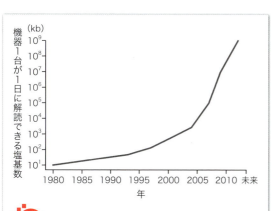

図1 塩基配列解析速度の進歩
Stratton MR, et al：Nature, 458：719-724 (2009) より引用．

次世代シークエンサーは目的のDNAを断片化して解析します．断片のリード長は短いですが，リード数（いくつの断片を検出するか）や，ある塩基が何回シークエンスされたかという回数，すなわちカバレッジ数を柔軟に設定することができます．NGSでは確率的なエラーが生じますので，カバレッジが高いほど信頼できる結果が得られますが，理想的なカバレッジ数は，何を検出したいかにより異なります．生殖細胞系列情報である変異や多型といったバリアントの探索では，ヘテロ（50％）を検出できればよく，低いカバレッジで解析が可能です．体細胞変異では，がん組織への正常細胞の混入もあり，低頻度（数％）の変異を検出するためには読みとり深度（カバレッジ数，デプス）を深くするディープシークエンスを行う必要性があります．解析領域が狭ければ，ディープシークエンスは容易になります．

NGSを用いたゲノム解析手法

次世代シークエンサーを用いたゲノム解析は，対象とする領域により全ゲノム解析，エキソーム解析，ターゲット解析の3種類に分けられます（表1）．

1）全ゲノム解析

全ゲノム解析では，全ゲノムを包括的に解析します．しかし，全ゲノムを解析するためには，まだまだ時間もお金もかかるというのが現状です．

2）エキソーム解析

エキソーム解析は，構造遺伝子のエキソン領域のみを濃縮して網羅的に解析し，エキソン上の変異を検出する手法です．エキソン全体は全ゲノムの1～2％程度ですが，タンパク質合成に関与する重要な

次世代シークエンサー/NGS（next-generation sequencer）　**全ゲノム解析**（whole genome sequencing）　**エキソーム解析**（exome sequencing）

表1 次世代シークエンサー（NGS）解析の各手法の比較

	全ゲノム解析	エキソーム解析	ターゲット解析
解析部位	・全ゲノムを包括的に解析	・全エキソン近傍の塩基置換やインデル（挿入・欠失）を検出	・特定の遺伝子群（パネル）を検出
利点	・全タイプの変異を検出可能 ・疾患に関する予備知識を必要としない	・解析領域はゲノムのわずか1〜2％のみ （全ゲノム解析の約半分以下のコスト，データセットが小さく解析が容易） ・疾患に関する予備知識を必要としない ・ディープシークエンスにより低頻度変異の高感度な検出が可能	・費用効率が高い ・結果の解析が容易 ・超ディープシークエンスにより低頻度変異の超高感度な検出が可能
欠点	・高価 ・膨大なデータセットの解析が困難 ・深度の低いシークエンスとなることが多く，ターゲット解析よりも低感度	・エキソーム領域に存在しない変異の見落とし ・融合遺伝子を見落とす可能性 ・短い断片，高いエラー率による変異同定の精度が低い	・パネルにない別の遺伝子の変異の見落とし ・対象とする遺伝子の予備知識が必要
	・偶発的所見発見の危険性 ・意義不明バリアント（VUS）の発見の可能性		

部分の配列情報を含んでいます．単一遺伝子病の病的変異（第3章-**5**-①）の約80％はエキソン部分にあり，エキソーム解析により稀な単一遺伝子病の原因遺伝子が同定され，次々と報告されています．エキソーム解析は全ゲノム解析に比べコストと解析時間が大幅に削減される効率的な方法です．診断がつかない未診断疾患の罹患者に対して，診断の確定を目指すIRUD（アイラッド；未診断疾患イニシアチブ）研究としても行われています．

3）ターゲット解析

ターゲット解析は，対象疾患に関連する遺伝子群に焦点をあてて解析します．ターゲット解析では，エキソン数が多い遺伝子やがんパネル（既知の主要ながん関連遺伝子群をまとめて解析する），類似疾患群パネルなど，関連する多数の遺伝子を一度に短時間で解析可能です．

RNA-seq

次世代シークエンサーによる解析はゲノムだけでなく，RNAレベルでも活用されています．**RNA-seq**は，細胞内に含まれるmRNA分子を網羅的かつ定量的に解析します．転写産物のリード数から遺伝子発現量を定量化し，同時に配列情報から新たな情報となる新規転写産物や選択的スプライシング（第1章-**3**-②），融合遺伝子の検出ができます．

次世代シークエンサーにおける倫理的課題

次世代シークエンサーを用いた全ゲノム解析やエキソーム解析のような網羅的解析では，研究当初に意図した目的の範囲を超えた別の疾患の発症リスクを示す変異を検出する**偶発的所見・二次的所見（IF）**の増加が予測されます（第6章-**1**-⑥）．また，病的変異としての判定が難しい**意義不明バリアント**（VUS；第3章-**5**-①）が発見されることも考えられます．

ターゲット解析（target sequencing） **RNA-seq**（RNA sequencing） **偶発的所見／二次的所見**（incidental findings／secondary findings） **意義不明バリアント**（variant of uncertain significance）

核酸検査⑧ 組換えDNA技術

組換えDNA技術は，特定のDNA断片を切り，つなぎ，DNAを細胞の中に入れ，目的とするDNA配列を合成する方法です．

酵素

組換えDNA技術には，さまざまな機能をもった**酵素**が必要不可欠です．二重らせんが発見された1953年から1970年代初頭までに，DNAを特定の位置で切断する**制限酵素**，DNA断片をつなぎ合わせる**DNAリガーゼ**，DNAを合成する**DNAポリメラーゼ**が発見されました．

制限酵素は，特定の塩基配列を特異的に認識・結合し，その塩基配列内あるいは近傍で二本鎖DNAを切断する，微生物由来の切断酵素です（表1）．制限酵素が認識する配列の多くは，**パリンドローム**とよばれる回文配列です．最もよく使われる6塩基認識制限酵素は，ゲノムDNAの塩基配列に偏りがないと仮定すると4（塩基の種類）の6乗すなわち$4^6=4,096$塩基に1カ所の頻度でDNAを切断します．

ベクター

DNAのなかから特定の配列を単離し，大量に増やす操作を**遺伝子クローニング**とよびます．目的の遺伝子を大量に増やすためにはPCR法も用いられますが，他にも，その配列を**ベクター**とよばれる核酸分子に組込み，大腸菌のような扱いやすい生物種の中で増やす方法も一般的です（図1）．

ベクターの代表であるプラスミドDNAは，環状で短い構造をもっています．制限酵素により特定の部位を切断したプラスミドDNAに，目的のDNA断片をDNAリガーゼでつなぐと再び環状になります（組換え体）．作製した組換え体を細菌の中に戻す（形質転換）と，細菌の増殖に伴いプラスミドDNAも複製されます．プラスミドDNAは，それを取り込んだ細菌が抗生物質を含んだ培地中でも増殖できる工夫が施されているので，抗生物質を含んだ培地で培養することで，形質転換に成功した細菌のみを選別することができます．こうして増やした細菌からプラスミドDNAのみを抽出することで，プラスミドDNA

表1 制限酵素の例

制限酵素	由来微生物の学名	認識部位と切断様式
BamHI	Bacillus amyloliquefaciens	5′…G↓GATCC…3′ 3′…CCTAG↑G…5′
EcoRI	Escherichia coli	5′…G↓AATTC…3′ 3′…CTTAA↑G…5′
PstI	Providencia stuartii	5′…CTGCA↓G…3′ 3′…G↑ACGTC…5′
SalI	Streptomyces albus	5′…G↓TCGAC…3′ 3′…CAGCT↑G…5′
SmaI	Serrana mauceceus	5′…CCC↓GGG…3′ 3′…GGG↑CCC…5′

酵素（enzyme） 制限酵素（restriction enzyme） DNAリガーゼ（DNA ligase） DNAポリメラーゼ（DNA polymerase）
パリンドローム（palindrome） 遺伝子クローニング（gene cloning） ベクター（vector）

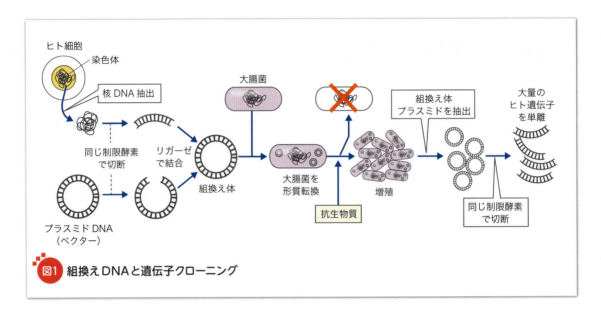

図1 組換えDNAと遺伝子クローニング

を大量に得ることができます．このような遺伝子クローニングを目的としたベクターは，クローニングベクターとよばれます．

それに対して，ベクターにタンパク質をコードするcDNA（第3章-1-①）を組込み，上流にプロモーターなどの遺伝子発現にかかわる配列をもたせると，遺伝子導入後の細胞で遺伝子からRNAやタンパク質がつくられる発現ベクターとなります．発現ベクターを細菌や培養細胞に導入することで，導入した細胞内で新たなタンパク質を合成することが可能となります．タンパク質製剤（インスリン，エリスロポエチンや酵素など；第4章-2）の生産，除草剤耐性などの性質を与えた遺伝子組換え作物の作出，目的の遺伝子のみを大量発現あるいは欠失した研究用マウス（トランスジェニックマウス，ノックアウトマウス）の樹立，また遺伝子治療研究（第4章-3）などさまざまな分野において応用技術が開発されています．

一方，組換えDNA技術により改変された生物のうち，生物多様性と持続可能な利用に悪影響を及ぼすものへの規制措置として「遺伝子組換え生物等の使用等の規制による生物の多様性の確保に関する法律（カルタヘナ法）」が2004年に施行されています．

第3章-2

染色体検査①
分染法

染色体を解析する手法として，分染法が広く用いられています．

染色体解析の概要

染色体構造（第1章-1-①）の観察は，細胞周期の一時期である分裂中期の細胞で行います．まずは細胞を培養し分裂開始後に細胞分裂阻害剤を添加し細胞分裂を中期で止めます．次に，細胞を低張液により膨化し，固定を行い，スライドガラス上に染色体標本を作製（展開）します．続いて，標本の染色，顕微鏡観察の後，解析（写真分析，画像解析）します．

末梢血から染色体解析をする場合，抗凝固剤入り採血管で採血します．抗凝固剤としてはヘパリンを用います．同じ抗凝固剤でも，Caキレート作用をもつEDTAは細胞分裂の抑制作用があるため，染色体解析のための採血には不適です．

分染法

染色体標本は染色されないと評価できません．染色体は，**分染法**により，濃淡のある縞模様（バンドとよばれます）として染色されます．代表的な**G分染法**（表1）のほか，目的に応じてQ分染法，R分染法，C分染法，DAPI分染法などが用いられます．

G分染法は**ギムザ液**で染色する分染法で，バンドが鮮明で分析技術も安定しています．Q分染法は，**キナクリンマスタード**という蛍光色素でY染色体の長腕先端部が特に強く染色されます．R分染法はGおよびQ分染法の**逆バンド**に染色され，特に染色体の末端部分における異常の同定に有利な分染法です．C分染法は，動原体部にある**構成性ヘテロクロマチン**のみが染色されます．G分染法の結果をふまえて，必要に応じて異なる分染法やFISH法（第3章-2-①）を併用し，総合的に細胞学的診断（核型の判断）を行います．

G分染法から得られた染色体の形態やバンドにより，染色体上の位置を住所（番地）のように表現することが可能となります（図1）．まず，各染色体について，セントロメアから両側に伸びる長い腕（長腕）をq，短い腕（短腕）をpとします（第1章-1-①も参照）．次に，セントロメアからテロメアに向かって順に数字を振ります．例えば1番染色体の短腕（p）の領域3の6番目のバンドは，「1p36」のように記し，「イチ，ピー，サン，ロク」と読み，イチピーサンジュウロクとは読みません．

分染法で得られた各染色体に特徴的なバンドを分析すれば，染色体異常の有無を知ることができます．しかし，分染法で観察できるバンド数は，ハプロイド（半数体）あたり300〜550程度にすぎません．つまり，1つのバンドは約300万〜500万塩基対（3〜5メガベース（Mb））のゲノムDNAに相当します．染色体による検査結果で，異常部位のバンドが特徴的でない場合や，欠失や重複などの異常が1

表1 G分染法の染色部位

	淡く染まる領域	濃く染まる領域
GC含量	高い	低い
遺伝子	ハウスキーピング遺伝子	組織特異的遺伝子
DNA複製時期	S期前半	S期後半

分染法（chromosome banding）　**G分染法**（G-banding）　**ギムザ液**（Giemsa stain solution）　**キナクリンマスタード**（quinacrine mustard）　**逆バンド**（reverse bands）　**構成性ヘテロクロマチン**（constitutive heterochromatin）

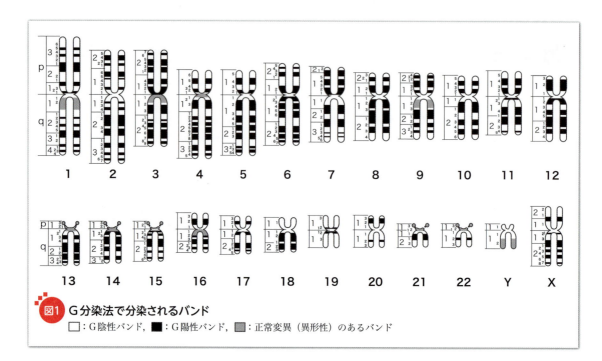

図1 G分染法で分染されるバンド
☐：G陰性バンド，■：G陽性バンド，▨：正常変異（異形性）のあるバンド

つのバンドよりも小さい場合，検出，判定は困難となります．分染法は，細胞単位のすべての染色体情報を網羅的に観察するため，予期しなかった染色体異常（第2章-**5**-①）を偶然発見してしまうこと（偶発的所見；第6章-**1**-⑥）があります．

染色体核型記載法

染色体の核型記載は世界共通で，国際規約 "An International System for Human Cytogenetic Nomenclature (ISCN)" に準拠しています．核型記載は，染色体本数，性染色体の内訳を記載します（図2）．数的異常（第2章-**5**-②）では，染色体本数，性染色体に続いて，数的異常をきたした染色体番号を記載します．染色体の前に＋をつければその染色体の付加を，－をつければ減少を表します．性染色体の数的異常では，総染色体数の次に性染色体

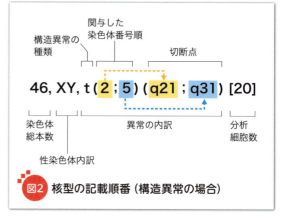

図2 核型の記載順番（構造異常の場合）

をすべて書きます．構造異常（第2章-**5**-④）では，染色体本数，性染色体に引き続き構造異常の種類（略号），異常染色体の番号，切断点は（　）内に，長腕（q），短腕（p）の区別，それ以降の数字は染色体上の位置を示します（表2）．

表2 核型記載とその意味づけ

種類		略号	核型の例	解釈
正常核型	正常核型女性		46,XX	—
	正常核型男性		46,XY	—
数的異常	高倍数体		69,XXX	3倍体
	トリソミー		47,XX,+21	トリソミー21
			47,XXX	X染色体のトリソミー
	モノソミー		45,X	X染色体のモノソミー（XOとは書きません）
	過剰染色体		47,XXY	—
構造異常	転座	t	46,XY,t(5;18)(p15.1;q21.2)	5番染色体のp15.1と18番染色体のq21.2との相互転座（保因者）；変化がある染色体は2本（均衡型）
			46,XY,der(18)t(5;18)(p15.1;q21.2)	5 p15.1と18 q21.2の相互転座から派生（der）した不均衡な18番由来の染色体（原則セントロメアをもつ染色体がderとなります）（18 q21.2に5 p15.1から末端が結合）；変化がある染色体は1本．18 q21.2から先がモノソミー，5 p15.1から先がトリソミー
			t(2;7;5)	3染色体が関与する転座（番号の低い染色体を最初に，その染色体断片を受け入れる（転座する）染色体を次に書きます）；変化がある染色体は3本（均衡型）
	由来不明の付加断片	add	46,XY,add(19)(p13)	19p13からp末端にいたる欠失（部分モノソミー）と由来不明の断片の付加（部分トリソミー）
	欠失	del	46,XX,del(14)(q12q24.3)	14番染色体q12からq24.3までの欠失
	派生染色体	der	45,XY,der(14;21)(q10;q10)	14番と21番染色体の長腕どうしが結合した派生染色体（derでなくrobと記載することも）；染色体総数は減るが保因者（ロバートソン転座）
			46,XY,der(14;21)(q10;q10),+21	14番と21番染色体のロバートソン転座による派生染色体に加えて21番染色体が2本ある；染色体総数は46本だが，転座型トリソミー21をきたす
	同腕染色体	i	46,XX,i(X)(q10)	X染色体長腕の同腕染色体
	環状（リング）染色体	r	46,XX,r(21)(p12q22)	21番染色体p12とq22で切断・再結合した環状染色体
	逆位	inv	46,XY,inv(9)(p12q13)	9番染色体p12とq13間の腕間逆位
	マーカー染色体	mar	47,XX,+mar	同定不能の構造異常染色体．（染色体と認識されるので本数は増えますので）必ず+を付ける．同定できれば派生染色体になる
その他	モザイク	mos	mos 47,XXY[10]/46,XY[20]	XXY（10細胞）と正常核型（46,XY）（20細胞）の細胞が混在（正常核型は後に記載します．mosはつかないこともあります）
	片親性ダイソミー	upd	46,XY,upd(15)mat	15番染色体が母側(mat)片親性ダイソミー(upd)

染色体検査②
FISH法・マイクロアレイ染色体検査

染色体レベルの解析には，分染法以外に，FISH法，マイクロアレイ染色体検査があります．

FISH法

蛍光 *in situ* ハイブリダイゼーション（FISH）はDNAハイブリダイゼーション（第3章-1-③）の概念を染色体解析に応用した手法です（図1）．蛍光色素で標識したプローブ（標的部位の配列を含むDNA断片）を用いて染色体を展開したプレパラート内でハイブリダイゼーション（第3章-1-③）を行い，蛍光顕微鏡下で観察し，シグナルの有無により染色体中のDNAの特定領域の局在を検出します．FISHでは，特定の遺伝子領域の転座や増幅・欠失を感度よく検出できますが，その特定の標的遺伝子の情報しか得ることはできません．一方，分裂していない間期核，すなわち染色体が観察できない時期の核でも検出可能となります（間期核FISH）．間期核FISHは細胞培養を必要とせず，分析結果が出るまでの時間が短く，低頻度のモザイクも検出可能です．

FISHの応用展開として **M-FISH** や **SKY** があります（図2）．M-FISH，SKYは，分裂中期細胞を用い蛍光色素によってヒトでは24種類の各染色体を異なった色調で検出する染色体解析法です．M-FISH，SKYは，分染法で検出できなかった小さな転座や，由来不明の染色体断片（マーカー染色体）も同定できます．一方，染色体単位の染め分けなので同一染色体内の変化（重複，欠失，逆位）は検出できません．分裂中期細胞を用いるため，分染法と同じく分裂像が得られない場合は検査できません．

マイクロアレイ染色体検査

マイクロアレイ染色体検査は，細胞ではなく核酸であるゲノムDNAを試料として染色体全体の解析を行います．マイクロアレイは，染色体全体を広くカバーした配列既知のクローン化DNAやオリゴヌクレオチドDNAといったプローブをプレパラートなどの基板上にプリントしています．マイクロアレイ染色体検査では，ゲノムDNA試料を，マイクロアレイ上

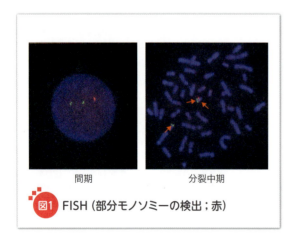

図1 FISH（部分モノソミーの検出；赤）
間期　　　　　　　分裂中期

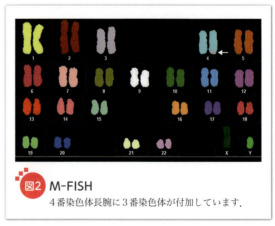

図2 M-FISH
4番染色体長腕に3番染色体が付加しています．

蛍光 *in situ* ハイブリダイゼーション/FISH (fluorescent *in situ* hybridization)　　M-FISH (multicolor-FISH)　　SKY (spectral karyotyping)　　マイクロアレイ (microarray)

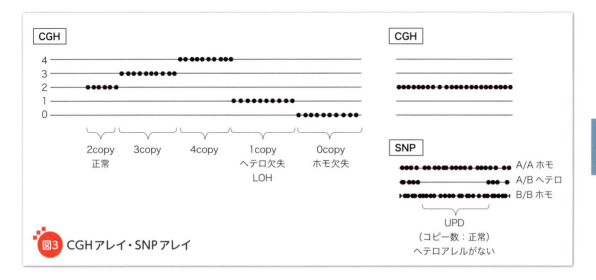

図3 CGHアレイ・SNPアレイ

のDNAとハイブリダイゼーションし，コピー数変化を検出します．コントロールと比べコピー数が少なければ欠失，多ければ重複を示します（CGHアレイ；図3）．マイクロアレイに配置されたプローブ間距離は，染色体分染法により得られるバンドよりも細かく設定され，分染法では検出できない微細な異常も検出できます．例えば，精神発達遅滞における染色体異常検出率は，分染法では3％足らずですが，マイクロアレイでは10％と3倍以上の検出率となり，原因不明の先天多発奇形／精神発達遅滞の診断もマイクロアレイ染色体検査は有用です．近年は，プローブにSNP領域のホモ，ヘテロの確認を追加する（SNPアレイ；図3）ことで，アレル特異的なコピー数も検出できるようになってきており，片親性ダイソミー（第2章-5-③）の診断にも用いられています．

一方，均衡型相互転座，逆位などの均衡型染色体異常（第2章-5-④）はコピー数が変化しないため染色体マイクロアレイでは検出できません．均衡型染色体異常の検出や細胞ごとの分析には，染色体分析による解析（分染法，FISH；第3章-2-①）を行います．

網羅的解析：オミクス解析

ヒトゲノム解読をきっかけに，今までの医学研究とは大きく異なる包括的な研究手法が可能になってきています．

オミクス

これまでの医学研究は，分子・細胞レベルあるいは個体レベルといった両端のアプローチのいずれかで，その間を埋める研究はできませんでした．また，ヒトの遺伝子の機能はあまりに複雑で，その全貌の解析は困難と考えられていました．ヒトゲノムの配列が決定されたポストゲノムの時代となり，全体を鳥瞰した包括的視点からの研究がはじまっています．**オミクス**は，多量の情報を系統的・包括的に扱う生物学の研究体系を示します（表1）．

ゲノム

遺伝子の包括的（全体）情報を示す**ゲノム**は，遺伝子を示す「gene」と，全体を示す接尾辞「–ome（オーム）」を組み合わせた言葉です．**ゲノミクス**は，ゲノムを対象とした包括的（全体）研究体系です．

エピゲノム

エピゲノムとは，DNAの塩基配列以外で維持・伝達される遺伝情報，すなわちエピジェネティクス（第1章-4）の全体像を示し，がんや多因子病にかかわっています．エピゲノム解析（エピゲノミクス）では，バイサルファイト処理（第1章-4）により非メチル化シトシンが塩基置換されたDNAや，抗メチル化シトシン抗体により濃縮されたDNA，抗ヒストン抗体で免疫沈降を行うクロマチン免疫沈降法（ChIP法）により共沈降して回収したDNAを，マイクロアレイや次世代シークエンサーにより解析することで，DNAメチル化やヒストン修飾を同定することができます．

トランスクリプトーム

トランスクリプトームは，転写により生成し，細胞内に蓄積したmRNAの総体です．マイクロアレイ

表1 さまざまな生命情報の包括的解析（オミクス解析）

対象		包括的（全体）情報		包括的（全体）研究体系	
		–オーム	–ome	–ミクス	–omics
遺伝子 (DNA)	Gene	ゲノム	Genome	ゲノミクス	Genomics
エピジェネティクス	Epigenetics	エピゲノム	Epigenome	エピゲノミクス	Epigenomics
転写産物 (RNA)	Transcript	トランスクリプトーム	Transcriptome	トランスクリプトミクス	Transcriptomics
タンパク質	Protein	プロテオーム	Proteome	プロテオミクス	Proteomics
タンパク質間相互作用	Interaction	インタラクトーム	Interactiome	インタラクトミクス	Interactiomics
代謝物	Metabolite	メタボローム	Metabolome	メタボロミクス	Metabolomics
表現型	Phenotype	フェノーム	Phenome	フェノミクス	Phenomics

オミクス（omics） **ゲノム**（genome） **ゲノミクス**（genomics） **エピゲノム**（epigenome） **トランスクリプトーム**（transcriptome）

解析技術やRNA-seqを用いた網羅的遺伝子発現解析（トランスクリプトーム解析）は，疾患関連遺伝子の探索法や新しい診断法として期待されています．従来ひとまとめにされていた疾患を，遺伝子発現の違いから分子生物学的に細分類することを可能にしました．特にがん細胞のトランスクリプトーム解析（遺伝子発現解析；第3章-6）では，遺伝子発現とがんの再発率・重症度や治療効果の関連づけが行われ，臨床に活用されつつあります．同じ鋳型（ゲノムDNA）から選択的スプライシングにより生成される複数のmRNA（スプライシングバリアント）も，マイクロアレイ解析やRNA-seqで解析が可能です．

プロテオーム

　プロテオームは，細胞内で発現している（発現する可能性をもつ）全タンパク質のことを指しています．タンパク質は合成後，さまざまな翻訳後修飾や他のタンパク質との相互作用を受け，本来の機能を獲得します．プロテオーム解析（プロテオミクス）ではタンパク質の動態，すなわち発現時期，発現部位，発現量といった発現プロファイリングや，翻訳後修飾，タンパク質や他の生体分子との相互作用（インタラクトーム）を解析します．解析手法には，多種類のタンパク質が分離精製される二次元電気泳動や，精製されたタンパク質をゲル中でトリプシンのようなプロテアーゼで断片化して得たペプチドを解析する**質量分析**などがあります．

メタボローム

　メタボロームは，細胞内の酵素タンパク質が産生するアミノ酸，有機酸，脂肪酸といった低分子，すなわち代謝産物（メタボライト）のすべてを指しています．メタボローム解析では，生体内に存在する全代謝産物が網羅的に解析されます．解析手法には，質量分析や核磁気共鳴分光法（NMR）などがあります．

バイオマーカー

　バイオマーカーは，生体における生理状態，疾患の進行や治療による効果に対する反応を客観的に把握するための指標です．近年発展したオミクス解析により，尿や血液に含まれる生体由来物質が有効なバイオマーカーとして同定されています．現在，それらのオミクス情報に加え，PET，心電図や骨密度などの画像といったさまざまな指標が検討され，病期の判定に活用されています．

プロテオーム（proteome）　　**質量分析**（mass spectrometry）　　**メタボローム**（metabolome）　　**バイオマーカー**（biomarker）

遺伝子関連検査

医療現場では，遺伝子解析技術を利用したさまざまな**遺伝子関連検査**が行われています．

遺伝子関連検査

遺伝子関連検査は，測定対象とする検体や対象により，以下の3つに分類されます（表1）．

1) 病原体遺伝子検査（病原体核酸検査）

感染症に関連する病原体（ウイルス，細菌などの微生物）に由来した外来性の核酸（DNAあるいはRNA）を検出・解析する検査です．

2) ヒト体細胞遺伝子検査

一部の細胞に認める遺伝子異常を検出・解析する検査です．解析対象とする部位は疾患（特にがん）病変部・組織に限局し，得られる情報は病状とともに変化しうるのが特徴です．

3) ヒト遺伝学的検査（生殖細胞系列）

ゲノムおよびミトコンドリア内の，生涯変化しない生殖細胞系列の遺伝学的情報を検出・解析する検査です．単一遺伝子病，多因子病，薬物応答性の個人差（ファーマコゲノミクス；第4章-4），個人識別といった用途があります．

このうち，倫理的配慮は，3番目のヒト遺伝学的検査のみ必要となります．

遺伝学的検査で得られる遺伝学的情報の特性

遺伝学的検査の実施に際しては，対象者と目的により留意点が異なります．

原因が単一である遺伝性疾患（例えば単一遺伝子病や染色体異常）に対するヒト遺伝学的検査は，対象者の発症状況により分類され，家系内で情報がわかっているか（発端者か血縁者かで）により解析部位が異なります（表2）．具体的には，すでに発病した患者に対して病気の原因を確定する確定診断，将来の発症の可能性を検査する発症前診断，胎児の罹患可能性を調べる出生前診断に分類されます．確定診断と発症前診断では，発症の有無により，有する倫理的課題やサポートが異なります（第3章-5-②，④）．

表2 原因が単一である遺伝性疾患に対する遺伝学検査の分類

分類	検査対象者の症状	解析部位
確定診断	あり	発端者では網羅的，血縁者では特定部位
発症前診断	なし（未発症期）	特定部位
出生前診断	さまざま	特定部位

表1 遺伝子関連検査の分類

検査	測定対象（由来）	例	遺伝子変化
病原体遺伝子検査	外来性	病原体	一時的
ヒト体細胞遺伝子検査	部位を限局したヒト細胞	特にがん（疾患病変部・組織）	一時的
ヒト遺伝学的検査	部位を限局しないヒト細胞	単一遺伝子病，多因子病，薬物応答の個人差，個人識別	生涯変化しない

遺伝子関連検査（gene related testing） **病原体遺伝子検査**（pathogen genetic testing） **病原体核酸検査**（pathogen nucleic acid testing） **ヒト体細胞遺伝子検査**（somatic cell genetic testing） **ヒト遺伝学的検査**（genetic testing）

遺伝学的検査①
病的変異とは

遺伝子解析により同定されたゲノム配列の変化（バリアント）は，疾患病因につながる「病的変異」であることがあります．

病的変異

ゲノム配列の変化（バリアント）には，疾患の原因につながる変化と疾患と関連しない変化があります．疾患の原因となるゲノム配列の変化を，疾患と関連のない多型や関連がわかっていない変化と区別して**病的変異**とよびます（第1章-6-②）．

病的変異は，**塩基置換**や塩基の**欠失・挿入**が構造遺伝子のタンパク質をコードする領域に生じることで起こります（表1）．置換によりコドンが変化しても，アミノ酸配列（第1章-3-③）に変化を生じないと**サイレント変異（同義置換）**となります．アミノ酸配列に変化（**非同義置換，ミスセンス変異**）を生じると，タンパク質機能の低下や機能欠如，異常タンパク質の出現などにつながる場合もあります．置換のうち，終止コドンになるものを**ナンセンス変異**といいます．

タンパク質をコードする領域において，1塩基の欠失あるいは付加（挿入）はそれ以降のDNAやRNA上でコドンの読み枠（すなわちアミノ酸）が変更する**フレームシフト変異**を起こします．塩基の欠失あ

 表1　病的変異の分類

タンパク質の機能変化からみた変異の分類	
機能の欠失	機能欠失型変異 (loss of function)
機能の獲得	機能獲得型変異 (gain of function)

名称		変化部位	アミノ酸・タンパク質への影響	例（第1章-3-③も参照）				
	野生型		−	UUU Phe	ACA Thr	UCC Ser	GGU Gly	GAA Glu
塩基置換	サイレント変異（同義置換）	翻訳領域	アミノ酸配列は変化しない	UUC Phe	ACA Thr	UCC Ser	GGU Gly	GAA Glu
	ミスセンス変異（非同義置換）		アミノ酸配列が変化する	UGU Cys	ACA Thr	UCC Ser	GGU Gly	GAA Glu
	ナンセンス変異		終止コドンが出現する	UUU Phe	ACA Thr	UCC Ser	GGU Gly	UAA Stop
	スプライス部位変異	スプライシング	−	−				
欠失・挿入（インデル）	インフレーム変異	翻訳領域	フレームシフトは生じない	UUU Phe	UCC Ser	GGU Gly	GAA Glu	CAG Gln
	フレームシフト変異		フレームシフトが生じる（変異部位以降のアミノ酸配列の変化）	UUU Phe	AUC Ile	CGG Arg	UGA Stop	AUG

病的変異（pathogenic mutation/deleterious mutation）　　**塩基置換**（point mutation）　　**欠失・挿入**（in-del）　　**サイレント変異**（silent mutation）　　**同義置換**（synonymous substitution）　　**非同義置換**（nonsynonymous substitution）　　**ミスセンス変異**（missense mutation）　　**ナンセンス変異**（nonsense mutation）　　**フレームシフト変異**（frameshift mutation）

るいは付加（挿入）が3の倍数である場合は，欠失部位以降でもコドンの読み枠（すなわちアミノ酸）には変更がない**インフレーム変異**となります．

スプライス部位変異は，イントロンの開始・終了のコンセンサス配列であるGT・AG（スプライス受容・供与部位）（第1章-3-②）を中心とした部位の塩基変化により生じます．スプライス部位変異により，周辺にある別のコンセンサス配列に似た部位がスプライシングに使われたり，本来のエキソンをとばす**エキソンスキッピング**が生じたりしスプライシング異常（第1章-3-②）をきたし，フレームシフトやアミノ酸配列の欠失・挿入などを生じます．逆に，イントロン内の塩基置換により**潜在的スプライス部位**（本来スプライシングが起こらない場所にあるスプライス部位）を生じ，新たなスプライシング異常をきたすことがあります．

単一遺伝子病の病的変異では，その約65％が塩基置換，約32％が欠失・挿入とされています（**表2**）．

病的変異の判定

ゲノム配列の変化（第1章-6-②）を認めた際には，病的変異か否かの判定が重要です（**表3**）．そのためにはまず，その変化がSNP（一塩基多型）としてすでに報告があるか，また変異としての報告があるかを，文献や各種データベースを用いて確認します．さらに，保存的なアミノ酸置換かどうかのほか，その変化がタンパク質機能に影響しうるか，スプライス部位に変化を生じうるかなどが，遺伝子変異データベースや各種の予測プログラムを用いて推定され，それらの結果を踏まえて判定されます（第6章-1-⑦）．遺伝子変異データベースとしては，Human Gene Mutation Database（HGMD）や疾患・遺伝子ごとのデータベースが知られています（第6章-1-⑧）．

検査結果報告時に病的変異として判定が難しい配列変化は，**意義不明バリアント（VUS）**と分類されます．変異情報の集積により，近年，意義不明バリアントの数は減少する傾向があります．

タンパク質をコードしない領域における病的変異

病的変異はタンパク質コード領域周辺に起こると述べましたが，最近ではプロモーターやエンハンサー，非コードRNA（ncRNA）領域などに起こる変異も知られてきています．その意義の判定はタンパク質コード領域のものよりも困難であり，研究の進展が待たれています．

表2 単一遺伝子病での病的変異の頻度（HGMD Professional 2013.2）

種類		n	%
塩基置換			(64.6)
	ミスセンス変異	62,368	44.2
	ナンセンス変異	15,781	11.2
	スプライス部位変異	13,030	9.2
欠失・挿入			(32.2)
	欠失（小） ≦20bp	21,681	15.4
	挿入（小） ≦20 bp	8,994	6.4
	欠失・挿入（小） ≦20 bp	2,083	1.5
	欠失（大） ＞20 bp	10,267	7.3
	欠失・挿入（大） ＞20 bp	2,376	1.6
その他		4,581	(3.2)
合計		141,161	100

Stenson, PD et al：Hum Genet, 133：1-9（2014）より作成．

インフレーム変異（in-frame mutation）　スプライス部位変異（splice mutation）　エキソンスキッピング（exon skipping）
潜在的スプライス部位（cryptic splice site）　意義不明バリアント（variant of uncertain significance）

表3 バリアントを「病的変異」と確定するには

塩基変化部位・形態	確認項目と注意事項
すべての部位	☐ **SNPデータベースにより，既知のSNP（一塩基多型）かどうかを確認する** ・十分な数の健常者の解析により評価する ・一般（健常者）集団では低頻度で認めるが，患者集団で有意に多いと報告されるバリアントがある ・解析対象となった集団により変異か多型かの解釈が異なる場合がある
コード領域	<u>アミノ酸変化がある塩基変化（ミスセンス変異）</u> ☐ **遺伝子変異データベースにより，既知（報告）の変異か否かを確認する** ☐ **アミノ酸変化が（生物種間で進化的に）保存されているかを確認する** ☐ **変異予測プログラムにより，変化がタンパク質機能に影響するかを確認する** ・一般的に，進化的に保存されている部位の変化は病因である場合が多い＝特に機能ドメインでのアミノ酸変化は病因になりやすい ・機能解析を実施できれば，最終的に評価ができる ・罹患者とその両親（トリオ）や罹患者・非罹患者の両方を含む家系構成員の解析が有用な場合もある ・病因となる変異なのか，判断が難しいこともある（VUS） <u>アミノ酸変化がない塩基変化（サイレント変異）</u> ・そもそも病因でない場合が多い ・ただし，異常なスプライシングが起こる場合がある <u>欠失・挿入によりフレームシフトをきたす塩基変化</u> ☐ **終止コドン部位を確認する**〔トランケーション変異（短小化型変異）〕 ・ときに，潜在的なスプライス部位形成をきたす
イントロン領域	・スプライス受容・供与サイトの塩基変化はスプライシング異常を生じる可能性が高い ☐ **スプライス部位予測プログラムにより，スプライシング異常を予測する** ☐ **cDNA(mRNA)の配列決定により，スプライシング異常を確認する** ・スプライシング異常はイントロンの中央部やエキソン内の変異でも起こりうる ・スプライシング異常をきたしているかはcDNAを調べないと確認できない＝発現組織のRNAが必要

遺伝学的検査②
確定診断

確定診断は，すでに発症している患者を対象とし，診断の確定を目的に実施される遺伝学的検査です．

遺伝学的検査の確定診断：遺伝学的情報の特性への配慮

臨床的有用性（第3章-9-①）が確立した遺伝学的検査を確定診断として実施し得られた情報は，主治医であるすべての診療科の医師にとって活用できる標準的医療の一部になりつつある一方で，遺伝学的情報の特性（第6章-1-①）に十分配慮した対応が求められます．

確定診断の変異同定方法：家系内で変異情報がわかっているか

遺伝学的検査を行うには，最低限，疾患の原因遺伝子が明らかになっており，ゲノムDNAの構造と標準の塩基配列が解明されていることが前提となります．

単一遺伝子病において，同定される病的変異情報（部位や配列）は患者・家系ごとに異なり，異なる家系で変異部位が特定あるいは同一である場合は稀です．同一疾患であっても，病的変異（第3章-5-①）部位（遺伝型）により，臨床像（自然歴），予後，治療効果といった表現型が異なり（第2章-2-②），**遺伝型に相関した表現型**情報も診療上有用となります．

家系内で最初の検査を受ける人（発端者）は家系内での変異部位が判明していないので，原因遺伝子（群）のすべての領域，すなわち翻訳領域全体およびイントロン/エキソン境界域の塩基配列を**塩基配列決定法**（第3章-1-⑥）により決定します．原因遺伝子により解析する領域の大きい場合やエキソン数が多い場合は多大な労力を要します．その一方で近年，変異の存在する領域を推定する遺伝子変異スクリーニングのさまざまな方法が開発され，次世代シークエンサーによる迅速な解析が可能となりました．遺伝子変異スクリーニングでは変異推定領域を特定した後，当該領域の塩基配列の決定により変異部位を同定します．遺伝子変異スクリーニングは，手法により検出感度と検出特異度が異なるため，結果の評価や報告時にはそれらの考慮が必要です．

また，すでに変異部位が判明した家系内の血縁者の検査は，同定された変異部位のみの解析で十分となります．

塩基配列決定法と遺伝子変異スクリーニング法のいずれも，微小な欠失・挿入や点変異は検出できますが，大きな欠失や重複・**ゲノム再構成**はほとんど検出できません．ゲノム上の大きい構造変化を検出する手法としては，**サザンブロット法**，**蛍光 in situ ハイブリダイゼーション**（第3章-2-②），MLPA法，アレイCGHがあります．

このような遺伝子解析の検出感度と原因遺伝子が複数ある疾患を考慮すると，臨床症状が合致しても解析する遺伝子数や部位により遺伝子変異が見出されないことがあります．しかし，臨床的に診断が確定していれば，本人の臨床診断には影響しません．

遺伝学的検査におけるインフォームド・コンセント

遺伝学的検査を実施する際のガイドラインとして，

確定診断 (definitive diagnosis)　**遺伝型に相関した表現型** (genotype phenotype correlation)　**塩基配列決定法** (nucleotide sequencing)　**ゲノム再構成** (genomic rearrangement)　**サザンブロット法** (Southern blot)　**蛍光 in situ ハイブリダイゼーション法** (fluorescent in situ hybridization)

表1 遺伝学的検査を行う際に検討・説明する内容－「対象としている疾患」について

①疾患名	遺伝学的検査の目的となる疾患名・病態名
②疫学的事項	有病率，罹患率，性比，人種差など
③疾患説明	症状，発症年齢，合併症，生命予後などの正確な自然歴
④病態生理	既知もしくは推測される分子遺伝学的発症機序，不明であればその旨の説明
⑤遺伝学的事項	・遺伝形式：確定もしくは推定される遺伝形式 ・浸透率，新規突然変異率，性腺モザイクなどにより生じる確率 ・再発（確）率：同胞ならびに子の再発（確）率（理論的確率と経験的確率） ・遺伝学的影響：血縁者が罹患する可能性，もしくは非発症保因者である可能性の有無
⑥治療法	治療法・予防法・早期診断治療法（サーベイランス法）の有無，効果，限界，副作用など
⑦社会資源に関する情報	医療費補助制度，社会福祉制度，患者支援団体情報など

日本医学会「医療における遺伝学的検査・診断に関するガイドライン」より許可を得て転載．

表2 遺伝学的検査を行う際に検討・説明する内容－検査によりわかること，わからないこと

- 目的（発症者における遺伝学検査の意義），検査の対象となる遺伝子の名称や性質など
- 方法：検体の採取法，遺伝子解析技術など
- 診断が確定する確率：検査精度や検査法による検出率の差など
- さらに詳しくわかること：遺伝型と表現型の関係
- 開示法：結果開示の方法やその対象者
- 発症者の遺伝学検査の情報に基づいた，血縁者の非発症保因者診断，発症前診断，出生前診断の可能性，その概要と意義

日本医学会「医療における遺伝学的検査・診断に関するガイドライン」より許可を得て転載．

日本医学会「医療における遺伝学的検査・診断に関するガイドライン」があります（第3章-9-②）．同ガイドラインでは，遺伝学的検査は，検査を受ける人（確定診断の場合は患者）が内容について実施前からわかりやすく十分な説明を受けたうえで，理解し，自由意思に基づく同意（インフォームド・コンセント，インフォームド・チョイス（第6章-1-①）のもとに実施されるべきとしています．

インフォームド・コンセント時には，対象となる疾患（表1），実施する遺伝学的検査によりわかること，わからないこと（表2）の情報が提供されます．

また，遺伝学的検査で得られる情報（遺伝学的情報）は血縁者と共有することの特性も，検査前から十分説明し理解を得ることも重要です．必要に応じ遺伝カウンセリング（第6章-2-①）を提供します．説明を受けた後，検査を受ける人が取りうる選択肢や選択肢ごとのメリット・デメリットを理解したうえで，検査を受けること，受けないこと，あるいは検査の中断を申し出ることは，検査を受ける人の自由意思・自発性によります．ときに"知る権利"だけでなく，"知らないでいる権利"といった検査を受ける人の権利を保持することも重要です．

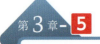

遺伝学的検査③
結果をどのように伝えるか

　遺伝子学検査を実施した後には，結果を報告するステップがありますが，これは通常の病名告知と異なる配慮が求められます．

「検査結果の報告」が与える影響

　確定診断が「陽性」の場合には，単に結果を報告するだけで終わらず検査結果説明後の患者の健康管理に有効に活用できるよう対応します．当該疾患の経過や予後，治療法，療養，社会資源（公的サービス，患者支援団体など；第6章-2-②）に関する十分な情報を提供するとともに，フォローアップ体制を説明します．得られた罹患者の遺伝学的情報は，それを共有する血縁者のためにも有用となります．

　確定診断のための遺伝学的検査では，たとえ臨床症状から「陽性」である可能性が高く予測される状況だとしても，「陰性」を期待して検査を受けている場合もあります．検査結果はときに検査を受けた人にとって悪い知らせとなり，将来を悲観的にとらえるなど心理的な影響を与えます．一方，結果の受け止め方は一人ひとり異なり，医療者が考える悪い知らせが患者にとって悪い知らせとは必ずしもなりません．検査結果が悪い知らせだとしても，結果を有効に活用することを患者が考える機会につながれば今後の生活に生かせます．結果開示の方法，すなわちどのように伝えてほしいかは，検査実施前から，結果時を想定して検査を受ける人と医療者間で決めておくことも有用です．先天性疾患や未成年者を対象とした確定診断では，将来の良好な親子関係，家族関係のために，説明は両親に対して同時に行い，子に関する情報は両親が等しくもつことが望ましいとされています．

　医療者からの最初の説明が患者・家族に与える影響力はきわめて大きく，不適切な一言が，その後の医師・患者関係ならびに患者・家族の疾患への向き合い方に影響することは稀でなく，遺伝性疾患においても多く見受けます．わが国では，「遺伝」という現象自体を否定的にとらえる影響や，知識（リテラシー）の偏りや認識のゆがみ（第6章-4）が存在

表1 「染色体起因しょうがいじの親の会」染色体検査告知に関しての医療関係者への提言（2003.10.11）

1. 染色体検査が必要だと判断したときは，親にその理由をきちんと説明し，同意のもとで行ってください．
2. 染色体検査を行う場合，結果のいかんにかかわらず，告知方法・フォローまで責任をもってください．
3. 染色体の検査結果の伝え方については，あらかじめ親と相談してください．
4. 親に説明する際には，難しい医学用語を避けて，わかりやすい言葉を使い，説明内容をまとめたメモや資料等を渡してください．
5. 説明の後，親に質問の機会を作ってください．
6. 検査結果の告知の際，専門医療機関や専門医，療育機関，カウンセラー，親の会などの情報も提供してください．
7. 子どもの治療だけでなく，親のこころのケアも大切にしてください．
8. 同じ言葉でも，そのときの状態や，親の性格等によって，受け取る印象は全然違ってくるということを頭に入れていてください．
9. 子どものプライバシー保護について配慮してください．
10. どんなに重い障害を抱えていようとも，生まれてきた命，あるいは生まれてこようとする命を祝福してください．

「染色体起因しょうがいじの親の会」ウェブサイト（http://www.eve.ne.jp/FLC/）より引用．

し，それは患者本人によるものだけでなく，家族内からの影響を受けることもあります．説明時には，「遺伝性」，「先天性」，「障害」といった言葉を不用意に用いるべきではありません（表1）．

遺伝カウンセリングの重要性

遺伝性疾患では複数の診療科を受診することも多く，医療者から患者・家族への対応に一貫性をもたせるために，医療チーム内の情報交換や意思統一も重要です．状況に応じて専門家による**遺伝カウンセリング**（第6章-**2**-①）を受けられるような配慮も要します．

確定診断を目的とした遺伝学的検査は主治医により行われることが多くなりましたが，事前説明と，検査結果の説明も遺伝カウンセリングの1つであると考えられます．かかりつけ医を含めたすべての医師が遺伝カウンセリングに関する基礎知識・技能について習得しておくことが望ましいとされています．

未成年者や同意能力がない方を対象とする遺伝学的検査

未成年者や同意能力がない方を対象とする遺伝学的検査を実施する際には，特別な配慮が必要です．すでに発症している疾患の診断を目的とした確定診断，および未成年期に好発し早期診断により予防や早期治療が可能となる疾患の発症前診断では，未成年者でも遺伝学的検査を検討します．

一方，非発症保因者診断や成年期以降に発症する疾患の発症前診断では，検査を受ける本人が未成年のうちに遺伝学的検査を実施しないことにより健康管理上のデメリットを被らない場合は，本人が成人し自立的に判断できるようになるまで実施を延期すべきです．

遺伝カウンセリング（genetic counseling）

第3章-5 遺伝学的検査④ 発症前診断

　同一家系内における罹患者の遺伝学的情報を用いた発症前診断により，発症する前に将来の発症を予測することができます．

発症前診断

　遺伝学的検査の結果をもとに，将来の発症リスクを予測する**発症前診断**が実施可能となっています．対象は，成人期に発症する遺伝性疾患（ほとんどが常染色体優性遺伝病（第2章-2-③））である遺伝性腫瘍（第2章-9-②）や神経変性疾患（第2章-2-⑥）のなかで，遺伝子変異が同定されているものについて，その患者の同一家系内で，**変異を受け継いでいる可能性がある**（"at risk"）未発症者です．

　一方，発症前診断の陽性結果の意味付けには限界があります．検査結果が陽性であった場合，将来の発症の可能性が高くなることは予測できても，正確な発症年齢や病状の重症度は予測できず，疾患や遺伝子によっては必ずしも発症しません（第2章-2-⑥）．検査実施前に検査を希望する本人が検査の対象疾患の遺伝形式，臨床症状，予後，遺伝子診断の意味などの特徴を十分理解できていることが求められます．

　発症前診断の実施は，周囲からいかなる強制もなく，被検者の自己決定によりますが，実施後の心理的反応はさまざまです．したがって，発症前診断では，**遺伝カウンセリング**（第6章-2-①）が必須です．遺伝カウンセリングでは，検査を行った場合，あるいは検査を行わなかった場合それぞれのメリット，デメリット，および検査を行う時期の適切性を，複数の（診療科の）医療者や心理専門職による遺伝医療チームにおいて複数回の外来を通じて確認することが重要です．状況に応じて，検査を行う医療機関の倫理委員会での審査も行われます．発症前診断の実施時には家系内の罹患者の遺伝学的情報が必須であり，検査を希望する本人にとどまらず家系内の対応が求められます．

　発症前診断の結果報告にあたっては，陽性か陰性かの報告だけでは不十分です．陽性であれば疾患の予防法（サーベイランスや予防的手術）や発症後の治療法に関する情報や，検査後の長期間の健康管理計画やフォローアップに活用できる情報の伝達が必要です（第2章-9-②）．

心理的サポート

　神経変性疾患に代表される，発症前の予防法や発症後の治療法が現在のところ確立されていない疾患の発症前診断では，検査を希望する人の検査前後の心理面への配慮および支援は必須です．検査結果が陽性だった場合のことはもちろんのこと，陰性だった場合も含めて，その結果をどう受け止め，どのように対処するのかを事前に十分考えておくように促す**予備的ガイダンス**が検査前から遺伝カウンセリングでなされます．

　結果が陰性としても，自分だけ健康で申し訳ないというサバイバーズギルトも想定され，診断結果報告後に臨床心理的，社会的支援が利用できることの確認も重要な項目です．

発症前診断 (presymptomatic testing)　**変異を受け継いでいる可能性がある** (at risk)　**遺伝カウンセリング** (genetic counseling)　**予備的ガイダンス** (anticipatory guidance)

遺伝学的検査⑤ 出生前診断

出生前に行われる胎児診断（出生前診断）は，胎児の先天異常の有無の診断だけでなく，胎児の健康評価としても行われています．

出生前検査（診断）

出生前検査（診断）では，遺伝性疾患や先天性疾患の有無を診断します．出生前検査は，流産リスクのない非侵襲的検査と侵襲的検査に分けられ，侵襲的検査は流産リスクを伴います（表1）．また，確定的検査と非確定的検査とも分けられます．確定的検査とは，検査の実施により診断がほとんど確定する検査を意味します．非侵襲的検査には超音波検査，NIPT（ccfDNA），母体血清マーカー検査などの非確定的検査が，侵襲的検査には絨毛採取，羊水穿刺といった確定的検査があります．検査法により，判明する疾患は異なります．胎児期の診断は，胎児期からの管理・治療，分娩方法の決定や出生に向けての準備だけでなく，妊娠継続をするかどうかの選択としても行われ，倫理的課題も内包しています．

非侵襲的検査

1) 超音波検査（US）

超音波検査は，妊娠が正常な妊娠かどうかの診断や胎児の異常の発見といった胎児の健康管理を目的に，すなわち妊婦健診として胎児の成長に合わせて定期的（初期，中期，後期）に行われています．超音波検査により，ときに先天性疾患が疑われる所見を得ることがあります．

妊娠初期の超音波検査は経腟で行われ，胎嚢が子宮内にあるか（子宮外妊娠ではないか），胎児の心拍が確認できるか，胎児数，妊娠週数の確認・修正，胎児に形態異常はないか，子宮に異常はないかなどが主な検査内容です．妊娠10〜14週（最適なのは11〜12週）の胎児では後頸部に存在する低エコー域である**胎児項部透過像（NT）**を観察することがあります（図1）．NTは，すべての胎児に認められますが，通常の胎児に比べて厚くなるときは，染色体異常や心奇形の可能性が上昇します．

中・後期の超音波検査は経腹で行われ，妊娠週数

表1 出生前診断の種類

侵襲の有無	検査方法	検査時期	検査対象	特記事項
非侵襲的（非確定的）	超音波検査	随時	胎児	—
	母体血胎児染色体検査 ccfDNA検査（セルフリーDNA検査）	10週〜	母体血漿中の胎児DNA	—
	母体血清マーカー検査	15〜21週	母体血清中のタンパク質	検査結果は確率
侵襲的（確定的）	絨毛検査	9〜12週	絨毛細胞	流産リスク1%
	羊水検査	15〜17週	羊水中の胎児細胞	流産リスク0.3%
	臍帯血検査	—	胎児血液	—
他	着床前診断	着床前（妊娠前）	受精卵（8細胞のうち1つ）	体外受精が必要

出生前検査/出生前診断（prenatal diagnosis）　超音波検査（ultrasonography）　胎児項部透過像/NT（nuchal translucency）

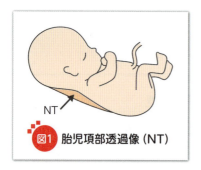

図1 胎児項部透過像（NT）

に合わせ胎児が順調に発育しているかどうかを胎児の大きさ（推定体重）により判断し，他に胎盤の位置や羊水の量や胎児の内臓の大きさや位置，構造などを観察します．

2）母体血中循環胎児由来セルフリーDNA・母体血胎児染色体検査

母体血中循環胎児由来セルフリーDNA検査は，母体血漿を検体として，胎盤を通過し母体血中を循環する胎児由来のDNA断片（**セルフリーDNA，ccfDNA**；第3章-**1**-②）を測定します．この検査は，母体血胎児染色体検査，**無侵襲的出生前遺伝学的検査（NIPT）**ともいわれています（図2）．2016年12月現在，日本においてNIPTの対象となる染色体異常は21トリソミー，18トリソミー，13トリソミーのみであり，転座などの構造異常や他の染色体の数的異常は対象ではなく，羊水検査でわかる全染色体異常の2/3程度しか該当しません．また，母体血胎児染色体検査は確定診断ではなく，結果が陰性でもトリソミー児が出生する（偽陰性）ことや結果が陽性でもトリソミーがない（偽陽性）ことが稀にあります．陰性適中率（第5章-**3**-②）は一定（99.9％）で示されますが，陽性適中率はトリソミーの発生率，すなわちトリソミーの種類や被検妊婦の年齢で異なります．

本検査は，その高度な専門性と結果から導き出される社会的影響を考慮すると，検査前後における専門家による十分な遺伝カウンセリング（第6章-**2**-①）により検査を受ける妊婦やその家族などに検査の意義や限界などについて正確に理解していただくことが必要です．2017年3月現在，本検査は日本医学会で臨床研究として認定・登録されている施設で実施されています．

3）母体血清マーカー検査

母体血清マーカー検査は，胎児の21トリソミー，18トリソミー，神経管欠損（開放性）などを対象に母体血清中のマーカー物質を測定します．検査結果は，マーカーとしてαフェトプロテイン（AFP），ヒト絨毛性ゴナドトロピン（hCG），非抱合型エストリオール（uE3）といった3種類（トリプルマーカー），あるいはインヒビンAを加えた4種類（クワ

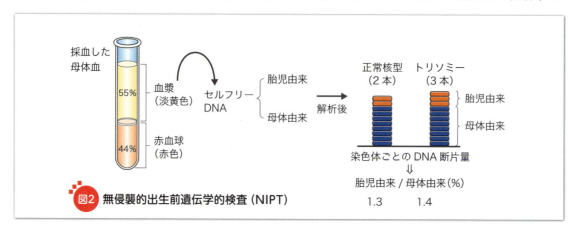

図2 無侵襲的出生前遺伝学的検査（NIPT）

セルフリーDNA（circulating cell-free DNA）　**無侵襲的出生前遺伝学的検査**（non-invasive prenatal test）　**母体血清マーカー検査**（maternal serum screening）

トロマーカー）を測定し算出されます．母体血清マーカー検査の多くは妊娠15～21週の間に行われます．結果は，陰性・陽性ではなく，疾患の罹患確率であらわされます．トリソミーの確率が低いとしても患児が生まれることもあり，また確率が高いとされてもほとんどの子は健常です．検査を希望する夫婦には検査前から疾患の確定診断ではない検査と理解したうえでの受検が求められます．理解がないままに検査を受けると，妊婦が検査結果の解釈を巡り誤解したり不安を感じたりする場合があります．

侵襲的検査

侵襲的検査では，胎児由来の細胞を採取することを目的にし，絨毛採取と羊水穿刺が知られています．**絨毛採取（CVS）**は妊娠9～12週に絨毛組織の一部を採取し，**羊水穿刺**は妊娠15～17週に胎児由来細胞が浮遊している羊水細胞を採取します（羊水検査；図3）．採取した細胞から得た染色体やDNAを解析し確定診断となります．合併症として，絨毛採取では約1％の頻度で，羊水穿刺では約0.3％の頻度で流産リスクを伴います．侵襲的検査には，他に胎児血や胎児組織などを採取して検査する手法もあります．その代表的なものに，臍帯血検査があげられます．

着床前診断

着床前診断（受精卵診断）は，妊娠（着床）前に体外受精した8細胞後の時期の受精卵を対象として，すでに判明している特定の遺伝子や染色体の変化部位の有無を検出する技術で，変化を認めない受精卵を子宮に戻します．日本では，着床前診断は重篤な単一遺伝子病（第2章-**2**-②）の子を出産する可能性のある遺伝子変異ならびに習慣流産（反復流産を含む）を起こしうる染色体転座（第2章-**5**-④）を

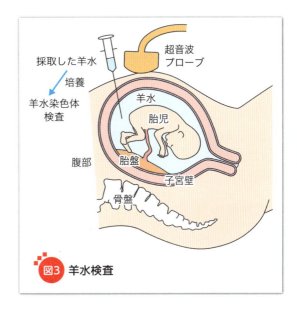

図3 羊水検査

保因する場合に限り適用され，臨床研究として行われています．最近，着床前期の診断は**PGT**と用語が統一されました．従来のPGDはPGT-M（単一遺伝子病を対象）とPGT-SR（転座（構造異常）を対象）に分けられ，加えて従来の着床前スクリーニング（PGS）はPGT-A（染色体異数性を対象）とされています．

出生前検査（診断）の留意点

出生前検査の結果によっては妊娠を途中で中断するという選択につながる場合があります．すべての先天性疾患（第2章-**8**）を診断できる出生前検査はありません．限られた時間内で，実施する予定の検査によりどこまでわかるか，検査の意味，利点や欠点について，夫婦が十分理解したうえで自由意思で検査を選択するというプロセスが重要です．夫婦間で理解度や考えが異なる場合もあり，正確な情報提供と夫婦間の考えを整理し意思決定を支援する場として遺伝カウンセリング（第6章-**2**-①）が有用となります．

絨毛採取 (chorionic villus sampling)　羊水穿刺 (amniocentesis)　着床前診断／受精卵診断／PGT (preimplantation genetic testing)　PGT-M (PGT for monogenic/single gene defects)　PGT-SR (PGT for chromosomal structural rearrangements)　着床前スクリーニング／PGS (preimplantation genetic screening)　PGT-A (PGT for aneuploidies)

遺伝学的検査⑥ 易罹患性検査

多因子病の遺伝要因の解明が進められ，多因子病の罹りやすさを計る遺伝学的検査（易罹患性検査）は疾患の発症予防をはじめとした臨床応用への発展が期待されています．

易罹患性検査

易罹患性検査（疾患感受性検査，素因検査，体質検査）とは，多因子病（心臓病，糖尿病など；第2章-6）において「その疾患に罹りやすいかどうか」といった予測を行う遺伝学的検査を指します．対象である多因子病の発症では，単一遺伝子病に比べ，浸透率あるいは個々の遺伝子が表現型に及ぼす効果がそれほど高くなく，環境因子も関与します（図1）．したがって，易罹患性検査の結果は確率（相対危険率）に近く，結果が陽性でも罹患するとは限らず，陰性でも罹患しないとは言い切れません．

易罹患性検査の臨床応用ができるためには，検査法が確立し，再現性の高い結果が得られるだけの適切な精度管理が行われていることを示す分析的妥当性（第3章-9-①）とともに，感度，特異度（第5章-3-①），陽性適中率，陰性適中率（第5章-3-②）といった臨床的妥当性が十分なレベルであることが必要です．遺伝型による有用な追加情報（遺伝型別の適切な介入（予防や治療）方法があるか，その介入が容易か）があるかといった臨床的有用性の視点も重要です．

易罹患性遺伝学的検査とビジネスとの関連

易罹患性遺伝学的検査は，予防医療・先制医療につながる大きな期待がある一方で，同じ対象が民間企業で医療機関を介さずに販売するDTC（ダイレクト・トゥー・コンシューマー＝消費者直接販売型）検査（第3章-8）が遺伝子検査ビジネスとして実施され問題点が指摘されています．DTC検査の分析的妥当性（精度の高さ）や臨床的妥当性（結果の意味付け・解釈）は検査会社によって大きく異なり，あくまでも確率に基づき疾病罹患の可能性を予測する検査であり，医療で診断のために行う遺伝学的検査とは異なります．

- 疾患発症には遺伝要因のみならず，環境要因の関与もありうる
- 遺伝要因や環境要因の寄与度は疾患により多様である

↓

- 得られる結果は，疾患発症にかかわるリスク（なりやすさ，確率）である
- リスク遺伝型に基づく表現型の予測力が必ずしも高くない
- リスク遺伝型が見出されなくても発症する可能性が否定できない

図1 易罹患性検査の特徴

易罹患性検査（susceptibility testing）

体細胞遺伝子検査

体細胞遺伝子検査は，体細胞変異の検出と遺伝子発現解析の2つに分かれます．

体細胞変異の検出を目的とする検査

病変部位の細胞（特にがん細胞）にのみ認める変異である**体細胞変異**が検出できると，病型が確定されるだけでなく，悪性度の判定や治療後の**微小残存病変（MRD）**の追跡による再発の早期検出などが可能となります．体細胞変異を有するのは病変部位の細胞（がん細胞）のみであり，次世代に受け継がれることはありません（表1）．

がんにおける体細胞変異の解析では，検体中に変異を有するがん細胞の割合はさまざまです．解析手法により，変異検出限界（感度）が異なるため（第3章-1-⑤），目的にあった手法を選択しなければなりません．目的領域をPCRで増幅した産物をクローニングせずそのまま解析する直接塩基配列決定（PCR-ダイレクトシークエンス）法は，未知の遺伝子変異も検出できる利点がある一方，その検出限界は10～25％と他の手法と比べると低くなります（第3章-1-⑤）．よって，ダイレクトシークエンス法により体細胞変異を解析する際は，腫瘍細胞の割合ができるだけ高くなるように腫瘍領域をマーキングし，その後マーキング部分の組織を用手的に採取する方法（マニュアルダイセクション）などの併用が求められます．

また，体細胞変異解析を行ううえでは，既知の変異に関する情報が重要となります．がんにおける体細胞変異は，がんゲノムアトラス（TCGA），国際がんゲノムコンソーシアム（ICGC）およびがんにおける体細胞突然変異カタログ（COSMIC）などの国際コンソーシアムにより，これまでに類をみない包括的なデータにまとめられています．

一方，体細胞変異解析の検体であるがん細胞のゲノムDNAにおいても，すべての細胞が有している生殖細胞系列の遺伝学的情報が含まれるため，それが検出され二次的所見として遺伝性腫瘍の情報を得る可能性があります．

表1 遺伝学的検査と体細胞遺伝子検査

	遺伝学的検査	体細胞遺伝子検査	
	生殖細胞系列の多様性（遺伝子多型：SNP）の検出	体細胞変異の検出	遺伝子発現解析
遺伝子変化細胞	すべての細胞	一部，病変部の細胞（がん細胞）	
解析対象（ヒト検体）	血液（白血球）で可能	がん細胞	
解析対象（核酸）	ゲノムDNA	ゲノムDNA	RNA
変化持続期間	一生変化しない	変化する	
次世代との情報共有	共有する	共有しない	
対象遺伝子変化	質（変異・多型）	質（変異）・量	量

体細胞遺伝子検査（somatic cell genetic testing）　**体細胞変異**（somatic mutation）　**微小残存病変**（minimal residual disease）

遺伝子発現解析

　正常細胞ががん化する過程において，本来は正常細胞では観察されない異常な遺伝子発現（上昇あるいは低下）がみられる特定の遺伝子が判明しています．がん診断やそのリスク評価における遺伝子発現解析の有効性が検証されつつあります．がんの発症や進行において，発現が変化する遺伝子は1つではなく，それぞれの遺伝子の発現は互いに影響し合いながら変化しています．さらに，がん細胞における遺伝子群の発現パターンから重症度や再発リスクといったがんリスクのクラス分類がなされはじめています．したがって，がんリスクの評価を行う遺伝子発現解析検査では，複数の遺伝子の発現状態や変化を総合的に判定します（第3章−3）．

病原体遺伝子検査

核酸増幅法を用いた病原体の検出による，感染症の迅速診断技術が急速な進歩をとげています．

病原体遺伝子検査（病原体核酸検査）

病原体検査の方法はいくつかありますが，その1つが遺伝子検査です．ウイルスや細菌などの病原体も生物なので，固有の特徴的な塩基配列をもっています．**病原体遺伝子検査（病原体核酸検査）**では，ヒトの遺伝子ではなく外来性である病原体の遺伝子を検出します（表1）．

細菌では培養操作を経ることなく，微量な病原体の遺伝子を直接増幅し，迅速かつ高感度に，定量的に検出することが可能です．そのほか，感染症の活動度の評価や治療効果の経時的な観測などにも，感染初期から活用されています．

培養が困難なウイルス感染の検出には，一定の量がないと検出ができない時期（ウインドウピリオド）があります．核酸増幅検査は抗体検査よりもウインドウピリオドが短く，輸血製剤のウイルス検出も容易とし輸血後の感染リスクを軽減させることができています．

表1 病原体遺伝子検査の特徴

①迅速	・培養操作を必要としない ・治療内容（抗菌剤）の影響を受けない
②高感度	・微量な病原体を，感染の初期から検出
③定量	・感染症の活動度，経時的な治療効果判定への活用
④配列の違いも検出	・変異株を特異的に検出

病原体遺伝子検査は，各病原体の遺伝情報の特徴的な部分を検出することで，病原体を特定します．同じ病原体でも，塩基配列の異なる変異株の同定や薬剤耐性遺伝子の検出にも威力を発揮しています．

病原体遺伝子検査は，細胞成分だけでなく体液，便，喀痰など感染部位から採取した材料も検体となりえます．病原体遺伝子検査では，検体の質（保存温度や時間など）が対象病原体核酸の分解・劣化につながり，測定感度に影響するため，保存や運搬などにおける検体の取り扱い，品質管理の均一化が重要となります．

病原体遺伝子検査（pathogen genetic testing）　**病原体核酸検査**（pathogen nucleic acid testing）

第3章-8 消費者直結型（DTC）遺伝子検査

遺伝子関連検査のなかには，医療機関を介さずに消費者と事業者がインターネットなどで直接検査キットおよび検査結果をやり取りする，いわゆる消費者直結型（DTC）遺伝子検査が出てきました．

遺伝子検査ビジネス

近年，唾液や口腔粘膜などの試料を用いて遺伝子を解析し，解析結果から病気のなりやすさ，個人の体質・能力や血縁関係などを判定・評価する「**遺伝子検査ビジネス**」が急速に発展し，国内にもさまざまな形態の事業者が存在してきています．現状では，体質遺伝子検査とよばれている遺伝子検査の多くは，体質あるいは発症のリスクを確率で示しているにすぎず，個人がある疾患を確実に発症するかどうかの明確な答えは得られません．また，事業者により検査する遺伝子数，項目数や評価法は異なるため，同じ人が同じ対象（体質あるいは疾患）の検査を受けても，結果が必ずしも同じとは限りません．

近年，こうした遺伝子検査サービスのなかで増加しているものの１つとして，消費者（検査を受ける人）が検査キットの購入・入手や検査結果を医療機関を介さず事業者とインターネットなどを用いて直接やり取りする，**消費者直結型（DTC）遺伝子検査**があります．

DTC遺伝子検査の課題

DTC遺伝子検査には，遺伝子解析の質の担保，検査の科学的根拠の提示，消費者への情報提供方法の整備，検査結果だけでなく使用後における個人情報・個人遺伝学的情報の適切な取り扱いなどの課題があります．課題は事業者ごとに異なり，対応が明確ではないケースも存在しています．

そのうえで，DTC遺伝子検査は，医療機関を介さない消費者直結型の検査であるため，納得して商品を選択した検査を受ける消費者自身にも自己責任が求められます（**表1**）．DTC遺伝子検査で得られた遺伝学的情報は生涯変わらないことから，検査後に検査を受けた人に気になる点や不安が生じてもサポートを受けられなかったり，検査項目などに新たな知見が生じた際にも，そのことが伝えられなかったりするかもしれません．現在のところ遺伝子検査を依頼する消費者の理解が十分とはいえず，消費者の遺伝子や遺伝子検査，ヒト遺伝に関するリテラシー（第6章-4）向上への方策の作成が急務となります．

表1 遺伝子検査サービスを購入しようか迷っている人のためのチェックリスト10カ条（武藤）

① 診断ではありません
② 会社によって答えはバラバラです
③ 研究が進めば，確率は変わります
④ 予想外の気持ちになるかもしれません
⑤ 知らないでいる権利の存在を知りましょう
⑥ 自分で知ろうと決めたなら，医師に頼るのはやめましょう
⑦ 血縁者と共有している情報を大切に扱いましょう
⑧ 強制検査・無断検査はダメ，プレゼントにも不向きです
⑨ あなたのDNAやゲノムのデータの行方に関心をもちましょう
⑩ 子どもには，大人になって自分で選べる権利を残しましょう

東京大学医科学研究所公共政策研究分野ウェブサイト（http://www.pubpoli-imsut.jp/）より引用．

遺伝子検査ビジネス（genetic testing business）　**消費者直結型（DTC）遺伝子検査**（direct-to-consumer genetic testing）

表2 DTC遺伝子検査に関連するガイドライン・指針・見解（2017年3月現在）

ガイドライン・指針・見解名	作成団体	制定・改定（年）
経済産業分野のうち個人遺伝情報を用いた事業分野における個人情報保護ガイドライン	経済産業省	2004
DTC遺伝学的検査に関する見解	日本人類遺伝学会	2008
一般市民を対象とした遺伝学的検査（遺伝子検査）に関する見解	日本人類遺伝学会	2010
個人遺伝情報を取扱う企業が遵守すべき自主基準（個人遺伝情報取扱事業者自主基準）	個人遺伝情報取扱協議会	2008，2014（改正）

　DTC遺伝子/遺伝学的検査について，国際的にはすでに種々のガイドライン・声明・文書などが公表されています．DTC遺伝子検査を監視・監督する体制の確立も検討されています．経済産業分野で個人遺伝情報を解析する事業者の多くは，医療機関や他の事業者からの受託だけでなく，個人からの依頼も受けており，診療や研究目的で制定されているガイドラインや指針などにあてはまりません．個人遺伝情報を安全に保護するためには，事業者が遵守すべき措置が明らかにされ，厳格な管理の下で適正な事業が実施される必要があります．わが国においても，個人遺伝学的情報の扱い方について「経済産業分野のうち個人遺伝学的情報を用いる事業者における個人情報保護ガイドライン」（経済産業省）が公表されています（表2）．

第3章-9

ガイドライン①
遺伝子関連検査の現状・ガイドライン

遺伝子関連検査には，高い品質の担保が求められています．

遺伝子関連検査に求められる質の担保 —ACCEモデル

遺伝子関連検査における質の評価の基準として，ACCEモデルが提唱され（表1），精度保証へのガイドラインが国内外で報告されています．ACCEは，A（analytical validity：**分析的妥当性**），C（clinical validity：**臨床的妥当性**），C（clinical utility：**臨床的有用性**），E（ethical, legal and social issues：**倫理的・法的・社会的課題**）の略号です．

「分析的妥当性」では，精度，正確性が明らかな検査法が確立し，再現性の高い結果が得られるかが評価されます．

「臨床的妥当性」では，検査結果の意味付けが明確であり，個人における疾患，体質や身体的特性の状態またはリスク，血縁関係などを正しく評価できるかが確認されます．

「臨床的有用性」では，診療方針決定のために検査結果が活用され，診断された疾患の自然歴や効果的な対応方法がわかるかが評価され，今後の病状の見通し，適切な予防法や治療法に結びつけ，遺伝学的検査が標準的医療の一部として健康管理上に有益かどうかが確認されます．

「倫理的・法的・社会的課題」（ELSI；第6章-**1**-①）では，検査結果（遺伝学的情報）が，診断以外に差別を生じさせないか評価されます．

遺伝子関連検査は，一部の病原体遺伝子検査やコンパニオン診断薬（第4章-**5**）を除けば，キット・**体外診断用医薬品（IVD）**化されておらず，検査法は医療機関，検査施設，企業などで独自に開発，実施され，**LDT**，home-brew検査（in house，施設固有検査）と称されています．

確定診断を目的とした単一遺伝子病の遺伝学的検査では，保険収載される疾患が増えてきました．2008年度診療報酬改定ではじめて3疾患が，2014年度診療報酬改定では36疾患，2016年度診療報

表1 遺伝子関連検査の評価プロセス（ACCEモデル）

	方向性	評価項目
A：分析的妥当性	検査結果（**目的の遺伝型**）をいかに正確かつ信頼性をもって**測定**できるか	再現性（施設内，施設間），内部および外部評価による精度管理
C：臨床的妥当性	検査結果が**目的の病態や疾患**をいかに正確に**診断**できるか	感度・特異度，陽性・陰性的中率，罹患率，偽陽性回避法，遺伝型・表現型関連，発症への修飾因子など
C：臨床的有用性	検査結果により**患者の臨床経過**を有意に改善できるか	診断による介入（疾患の自然歴，患者ケアへのインパクト，効果的療法の有無），健康リスク，経済効果，医療機関内での効用（利用可能な設備・人材，教育・教材，長期モニタリング手段）
E：倫理的・法的・社会的課題	検査に伴い発生しうる**倫理的・法的・社会的課題**の検出	倫理的・社会的弊害（差別，機密保持，個人・家族の社会的課題），法的課題（説明と同意，データと検体の所有権，家系内への開示義務，報告要求），安全予防策など

分析的妥当性（analytical validity）　**臨床的妥当性**（clinical validity）　**臨床的有用性**（clinical utility）　**倫理的・法的・社会的課題**（ethical, legal and social issues）　**体外診断用医薬品**（*in vitro* diagnostics）　**LDT**（laboratory developed testing）

表2 ヒト遺伝子関連検査の分野別診療報酬算定の推移

検査分野／年度	2004年	2006年	2008年	2010年	2012年	2014年	2016年
遺伝学的検査の対象疾患数	収載無	【初収載】3	13	15	35	36	72
薬剤応答性関連遺伝子検査	収載無	収載無	収載無	【初収載】 ・UDPグルクロン酸転移酵素遺伝子多型			
悪性腫瘍遺伝子検査	収載無	【初収載】 ★悪性腫瘍遺伝子検査（2007年6月に対象疾患と遺伝子が明示） ・肺癌（$K\text{-}ras$, $EGFR$） ・膵癌（$K\text{-}ras$） ・軟部腫瘍（キメラ遺伝子3項目） ・消化管間葉系腫瘍（$c\text{-}kit$） ・家族性非ポリポーシス大腸癌（マイクロサテライト不安定性検査）		【追加】 ・大腸癌（$K\text{-}ras$）	【追加】 ・$EGFR$耐性検査承認	【追加】 ・$EGFR$診断薬承認	【追加】 ・$BRAF$ RAS診断薬承認
血液疾患関連遺伝子検査	収載無	【初収載】 ・Major $bcr\text{-}abl$ mRNA核酸増幅精密測定 ・免疫関連遺伝子再構成		【追加】 ・$WT1$ mRNA診断薬承認			

藤本英也, 渡邉 淳 他：日本遺伝カウンセリング学会誌, 37：143-148（2016）より引用.

酬改定では新たに42疾患が追加され, 疾患名を整理して, 計72疾患（2018年改定では75疾患）が対象となっています（表2）. 悪性腫瘍を対象にした遺伝子検査のなかには, 薬剤選択に結び付くコンパニオン診断や遺伝性腫瘍に関連する項目も保険収載されてきています.

臨床的妥当性, 臨床的有用性の確立のためには, 検査を実施している施設間で精度が一定となる分析的妥当性のあるデータをどこでも得られる体制の構築が重要な課題です.

ポイントオブケア検査（POCT）

特定部位の検出であれば, 検査を医療現場内で実施する, **ポイントオブケア検査（臨床現場即時検査：POCT）** として可能となります. 全血から解析までの一連の流れを1台で短時間で行う全自動化遺伝子解析装置も開発され, 施設内で検査を実施している医療機関も増えています. 医療機関内でPOCTを実施すると, 検査が簡易化し, 検査結果の返却が迅速となるだけでなく, 遺伝子関連検査に慣れていない医療者（担当医や検査担当者）に向けたわかりやすい報告書の作成などの, それぞれの医療機関に合わせた工夫も可能となります.

ポイントオブケア検査／臨床現場即時検査（point of care testing）

表3 遺伝子関連検査の受託・精度を対象にしたガイドライン（2017年3月現在）

ガイドライン・指針・見解名	作成団体	制定・改定（年）
Guidelines for Quality Assurance in Molecular Genetic Testing（邦訳）分子遺伝学的検査における質保証に関するOECDガイドライン	OECD（経済協力開発機構）	2007
遺伝子関連検査に関する日本版 ベストプラクティスガイドライン	日本臨床検査標準協議会 遺伝子関連検査標準化専門委員会	2012（承認文書），2016（解説版）
稀少遺伝性疾患の分子遺伝学的検査を実施する際のベストプラクティス・ガイドライン	日本人類遺伝学会 遺伝学的検査標準化準備委員会	2010
遺伝学的検査としての染色体検査ガイドライン	日本人類遺伝学会 遺伝学的検査標準化準備委員会	2006
遺伝学的検査受託に関する倫理指針	日本衛生検査所協会 遺伝子関連検査受託倫理審査委員会	2001, 2016
遺伝子関連検査検体品質管理マニュアル	日本臨床検査標準協議会 遺伝子関連検査標準化専門委員会	2011（承認文書）
染色体遺伝子検査の品質保証のための指針	日本染色体遺伝子検査学会	2010, 2014（第2編）
遺伝子関連検査の質保証体制についての見解	日本衛生検査所協会 遺伝子検査受託倫理審査委員会	2013
遺伝学的検査実施に関する指針	日本小児科学会，日本神経学会，日本人類遺伝学会，日本衛生検査所協会	2016

＜体細胞変異＞

ガイドライン・指針・見解名	作成団体	制定・改定（年）
ゲノム研究用病理組織検体取扱い規定	日本病理学会	2016
大腸がん患者における *RAS* 遺伝子（*KRAS/NRAS* 遺伝子）変異の測定に関するガイダンス	日本臨床腫瘍学会	2014（第2版）
大腸がん診療における遺伝子関連検査のガイダンス	日本臨床腫瘍学会	2016（第3版）
肺癌患者における *EGFR* 遺伝子変異検査の手引き	日本肺癌学会 バイオマーカー委員会	2016（第3.05版）
肺癌患者におけるALK融合遺伝子検査の手引き	日本肺癌学会 バイオマーカー委員会	2015（第2.1版）
HER2検査ガイド乳癌編	乳がんHER2検査病理部会	2014（第四版）
胃癌HER2病理診断ガイドライン	日本病理学会 胃癌HER2ガイドライン委員会	2015

遺伝子関連検査の質担保に向けたガイドラインの必要性

遺伝子関連検査の利用拡大と普及に伴い，医療現場での検査結果の適正な活用と検査実施施設での精度保証が求められています．遺伝子関連検査の実施や，その結果に基づいてなされる診断を行う際のガイドラインの策定が強く求められてきました（表3）．

安全で適切な医療提供の確保を推進し，ゲノム医療の実用化に向けた体制を整備するため，2018年12月に施行された医療法等の改正においては，遺伝子関連・染色体検査を含む検体検査の精度の確保が求められています．

第3章-9 ガイドライン②
遺伝学的検査のガイドライン

診療の場において，遺伝子解析により明らかにされる遺伝情報が有効に利用される場面が増加してきています．

しかし，特に遺伝学的検査で得られた生殖細胞系列の遺伝学的情報が不適切に扱われた場合には，検査を受けた人およびその血縁者に社会的不利益がもたらされる可能性があり，倫理的・法的・社会的課題（第6章–1–①）を有しています．

遺伝学的検査のガイドライン

ヒトのゲノム配列が解読されたポストゲノム時代となり，遺伝情報の取り扱いに多大の注意が必要になり，「**ヒト遺伝情報に関する国際宣言**」〔ユネスコ/UNESCO（国連教育科学文化機関），2003年〕が策定されました．この宣言では，個人遺伝情報は診断や医学研究のためにだけ集めることができ，人権，人の尊厳，基本的自由を保護し，差別のために収集してはならない，と記載されています．

わが国における遺伝学的検査のガイドラインとして，日本人類遺伝学会は1995年に「遺伝性疾患の遺伝子診断に関するガイドライン」を提案しました．その後，2000年，遺伝医学関連8学会，引き続き10学会により改定され，2011年に日本医学会を中心にして「**医療における遺伝学的検査・診断に関するガイドライン**」（表1）に発展しています．同ガイドラインでは，遺伝学的検査を単一遺伝子病の確定診断（発症者の診断），薬理遺伝学検査とそれ以外（単一遺伝子病の発症前診断，出生前診断，非発症保因者診断など）に区別しました．前者である単一遺伝子病の確定診断や薬理遺伝学検査としての遺伝学的検査の実施は主治医が担当し，診療の流れのなかでの遺伝学的検査の位置づけが明確になりました．遺伝学的検査による確定診断結果は，他の臨床検査と同様に，患者の診療に関与する主治医を中心とした医療者・医療機関内で共有する情報として診療録（カルテ；電子カルテも含め）への記載が有用です．また，状況に応じて主治医だけでなく，臨床遺伝専門医による遺伝カウンセリング（第6章–2–①）の支援や患者支援団体（第6章–2–②）の紹介を受けられるような配慮も求められています．

遺伝学的検査の対象となるそれぞれの疾患や分野の特性を考慮したガイドライン・指針・見解/資料が各領域から作成されています（表2）．

表1 「医療における遺伝学的検査・診断に関するガイドライン」（日本医学会, 2011.2）

1. 本ガイドラインの適用範囲
2. 遺伝学的検査・診断を実施する際に考慮すべき遺伝情報の特性
3. 遺伝学的検査の留意点 　3-1）すでに発症している患者の診断を目的として行われる遺伝学的検査 　3-2）非発症保因者診断，発症前診断，出生前診断を目的に行われる遺伝学的検査 　　3-2）–（1）非発症保因者診断 　　3-2）–（2）発症前診断 　　3-2）–（3）出生前診断 　3-3）未成年者などを対象とする遺伝学的検査 　3-4）薬理遺伝学検査 　3-5）多因子疾患の遺伝学的検査（易罹患性診断）
4. 個人情報および個人遺伝情報の取扱い
5. 遺伝カウンセリング

同ガイドライン目次より許可を得て転載．

ヒト遺伝情報に関する国際宣言（International Declaration on Human Genetic Data）　**医療における遺伝学的検査・診断に関するガイドライン**（—）

表2 遺伝学的検査に関するガイドライン・指針・見解(2017年3月現在)

<遺伝学的検査・診断全般>

ガイドライン・指針・見解名	作成団体	初出・最終改定(年)
医療における遺伝学的検査・診断に関するガイドライン	日本医学会	2011
遺伝学的検査に関するガイドライン	遺伝医学関連10学会	2003
遺伝性疾患の遺伝子診断に関するガイドライン	日本人類遺伝学会	1995
医療・介護関係事業者における個人情報の適切な取扱いのためのガイドライン	厚生労働省	2004, 2016改正
経済産業分野のうち個人遺伝情報を用いた事業分野における個人情報保護ガイドライン	経済産業省	2004
Proposed International Guidelines on Ethical Issues in Medical Genetics and Genetic Services (邦訳)遺伝医学と遺伝サービスにおける倫理的諸問題に関して提案された国際的ガイドライン	WHO Human Genetics Programme	1998
International Declaration on Human Genetic Data (邦訳)ヒト遺伝情報に関する国際宣言	UNESCO	2003

<分野別ガイドライン>

ガイドライン・指針・見解名	作成団体	初出・最終改定(年)
家族性腫瘍における遺伝子診断の研究とこれを応用した診療に関するガイドライン	家族性腫瘍研究会	2000
遺伝性大腸癌診療ガイドライン	大腸癌研究会	2012, 2016
神経疾患の遺伝子診断ガイドライン	日本神経学会	2009
心臓血管疾患における遺伝学的検査と遺伝カウンセリングに関するガイドライン	日本循環器学会	2006, 2011改訂(最新)
保険収載されたライソゾーム病5疾患の遺伝病学的検査および遺伝カウセリングの実施に関するガイドライン	日本先天代謝異常学会	2009
皮膚疾患遺伝子診断ガイドライン	日本皮膚科学会	2012(第1版)
「着床前診断」に関する見解	日本産科婦人科学会	2010
母体血を用いた新しい出生前遺伝学的検査に関する指針	日本産科婦人科学会	2013
出生前に行われる遺伝学的検査および診断に関する見解	日本産科婦人科学会	2013
出生前遺伝カウンセリングに関する提言	日本遺伝カウンセリング学会	2016

<ファーマコゲノミクス検査>

ガイドライン・指針・見解名	作成団体	初出・最終改定(年)
ファーマコゲノミクス検査の運用指針	日本臨床検査医学会、日本人類遺伝学会、日本臨床検査標準協議会	2009, 2012改定
ゲノム薬理学を適用する臨床研究と検査に関するガイドライン	日本人類遺伝学会、日本臨床検査医学会、日本臨床薬理学会、日本TDM学会、日本臨床検査標準協議会	2010

第4章 ゲノム情報を治療に生かす

概論

　遺伝性疾患の発症にかかわる遺伝要因（ゲノム・遺伝子の変化）を直接修復することは，現在はまだ研究段階であり，臨床応用できていません．しかしながら，遺伝医学の進歩により，検査で得たゲノム情報・遺伝情報から疾患の原因遺伝子を同定し，その知見をもとに治療へのアプローチを検討できる遺伝性疾患が増えてきました．その対象は，単一遺伝子病から多因子病まで多岐にわたります．

単一遺伝子病への治療アプローチ

　遺伝性疾患のうち単一遺伝子病は，1つの原因遺伝子の塩基配列に変化があり，遺伝子産物であるタンパク質が正常につくられないことで起こる疾患です（第2章-**2**）．変化した遺伝子を正常化することはできませんが，それぞれの疾患に特有の治療として，1つの原因遺伝子に対してその遺伝子がコードするmRNA，タンパク質，あるいはその代謝産物といった各ステップをターゲットにした，さまざまな治療アプローチが行われています（**図1**）．

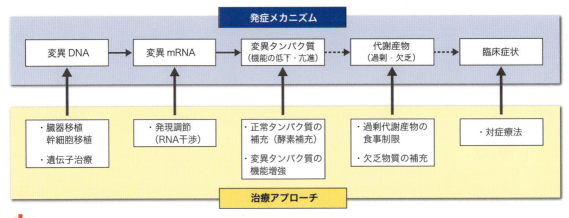

図1　遺伝性疾患（単一遺伝子病）への治療アプローチ

多因子病への発症予防・治療アプローチ—個別化医療

　多因子病は，遺伝要因だけでなくさまざまな環境要因との組合わせがかかわり，そのうち遺伝要因は病気の発症やなりやすさ，薬剤応答性などに影響を与えます（第2章-6）．多因子病の遺伝要因は，単一遺伝子病と同様，生涯変わることはありません．しかし，多因子病は環境要因に対する介入により疾患発症を予防したり遅らせたりできる可能性があります．

　疾患の発症前からその診断に有効な**バイオマーカー**（ゲノムだけでなく，エピゲノム，プロテオーム，メタボロームなども含まれます）やCT・MRIなどの画像により得られた個人の遺伝的背景に基づき予防的なアプローチを試みたり，遺伝子レベルの病型分類や薬剤応答性の個人差をもとに最適な医療を提供する**個別化医療**が現実になろうとしています．

　本章では，遺伝性疾患の発症にかかわる遺伝要因（ゲノム・遺伝子の変化）に対する治療へのアプローチを，いくつかに分けて解説します．遺伝性疾患においては10年前に比べ，原因に基づいた治療ができる疾患数も，その選択肢も増え，前述したように発症前の医療介入も検討されています．したがって医療者には，遺伝性疾患は「治療できない疾患」から「治療可能な疾患」へとシフトしていることを認識した対応が望まれます．遺伝性疾患を対象とした治療法に関する研究は目覚ましい速度で進んでおり，今後の治療研究の成果，さらには，それらの研究成果の臨床現場への橋渡しが期待されます．

バイオマーカー（biomarker）　　**個別化医療**（personalized medicine）

第4章-1

代謝物へのアプローチ
新生児マス・スクリーニング

　先天代謝異常症のなかには，発症前に早く発見し治療すると，症状の出現を防ぐことのできる疾患があります．

先天代謝異常症

　体の中では，細胞が生存するために必要な物質を合成したり分解したりする現象，すなわち**物質代謝**がさかんに行われています．

　物質代謝は，タンパク質である**酵素**により，ある物質（基質）を別の物質（生成物）に転換させる現象です（酵素反応）．代謝の対象となる物質（代謝物）には，アミノ酸，有機酸，脂肪酸，糖質，脂質，核酸，金属，ビタミンなど，多くの種類があります．

　先天代謝異常症は，酵素遺伝子の変異により，酵素反応が停止あるいは低下し物質代謝が進まないため，蓄積した基質の過剰症状や，合成されない生成物の欠乏症状を生じる疾患の総称です（**図1**）．

新生児マス・スクリーニング

　先天代謝異常症には，知能低下・情緒障害・痙攣を発症し，進行すると重度の脳障害をきたす疾患があります．先天代謝異常症の多くは劣性遺伝形式をとるため，両親には症状はなく，家系内にも同一疾患の方はみられません．

　一方で，先天代謝異常症のうち，蓄積する基質の摂取を制限したり，欠乏する生成物を補う治療が可能な疾患が数十年前から知られていました．

　新生児マス・スクリーニングは，前記のような，治療開始が遅れることで，やがて治療を施しても回復しない症状を伴う遺伝性疾患を，症状の出る前の新生児期に診断し，治療を開始することで障害の発生を防ぐ事業です．1950年代にフェニルケトン尿症において，基質であるフェニルアラニンの除去ミルクによる治療が先行し，1961年にろ紙に採取した血液から，血中のフェニルアラニンを測定する早期発見法（ガスリー法）が発表され，新生児マス・スクリーニングの対象となりました．

　新生児マス・スクリーニングでは，ミルクを飲みはじめて3日経ったら（生後5〜7日にあたります），足のかかとから採取した少量の血液をろ紙に染み込ませ，それを試料として代謝産物を測定します．新生児マス・スクリーニングは，疾患の可能性がある

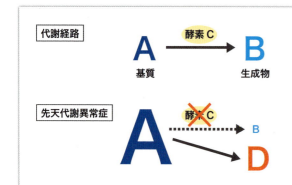

図1 先天代謝異常症における病態のイメージ

	基質A 代謝物D	酵素C	生成物B
発症原因	有害物質A，Dの蓄積	酵素Cの欠損（減少・機能低下）	生理的物質Bの欠乏
測定結果	Aの蓄積，異常代謝物D	酵素C活性の低下，遺伝子Cの変異	Bの生成障害
治療方法	Aの制限（食事療法）	Cの補充（酵素補充療法）	Bの補充

物質代謝 (metabolism)　　**酵素** (enzyme)　　**先天代謝異常症** (inborn error of metabolism)　　**新生児マス・スクリーニング** (newborn screening)

表1　日本における従来の新生児マス・スクリーニング対象疾患

分類	疾患名	主な検査項目	罹患者頻度
アミノ酸代謝異常症	フェニルケトン尿症	フェニルアラニン (Phe)	1：6万
	ホモシスチン尿症	メチオニン (Met)	1：80万
	メープルシロップ尿症	ロイシン (Leu)，イソロイシン (Ile)，バリン (Val)	1：50万
糖質代謝異常症	ガラクトース血症	ガラクトース (Gal)	1：3万
内分泌疾患	先天性甲状腺機能低下症	TSH (FT4)	1：3,000
	先天性副腎過形成症	17-OHP	1：2万

表2　タンデムマス法を用いた新生児マス・スクリーニング検査の対象と考えられる疾患

分類	疾患名
アミノ酸代謝異常症	フェニルケトン尿症，メープルシロップ尿症，ホモシスチン尿症，シトルリン血症1型，アルギニノコハク酸尿症
有機酸代謝異常症	メチルマロン酸血症，プロピオン酸血症，イソ吉草酸血症，メチルクロトニルグリシン尿症，ヒドロキシメチルグルタル酸血症（HMG血症），複合カルボキシラーゼ欠損症，グルタル酸血症1型
脂肪酸代謝異常症	中鎖アシルCoA脱水素酵素欠損症（MCAD欠損症），極長鎖アシルCoA脱水素酵素欠損症（VLCAD欠損症），三頭酵素/長鎖3-ヒドロキシアシルCoA脱水素酵素欠損症（TFP/LCHAD欠損症），カルニチンパルミトイルトランスフェラーゼ-1欠損症（CPT-1欠損症），カルニチンパルミトイルトランスフェラーゼ-2欠損症（CPT-2欠損症）

2017年7月7日厚労省雇用均等・児童家庭局母子保健課長通知より．

表3　マス・スクリーニングの実施要件

疾患	・放置すると重大な健康被害が発生する ・自然歴が明らかである ・発症前に発見できる ・効果的な治療法がある
検査	・非侵襲的である ・偽陽性，偽陰性が少ない ・費用対効果バランスが適切である
医療体制	・患者，陽性者のフォローアップ体制が整備されている ・集団に対して受け入れられる倫理的，社会的合意がある

赤ちゃんを「拾い上げる」検査であり，「陽性」となっても疾患と決まるわけではありません．精密検査の結果「正常」と判定される「偽陽性」（第5章-3-①）の場合もあります．真の疾患と確定した後はできるだけ早く適切な治療をはじめます．

日本における新生児マス・スクリーニング

日本において新生児マス・スクリーニングは昭和52年度（1977年）に開始されました．対象疾患は全国的にはアミノ酸代謝異常症3疾患（フェニルケトン尿症，ホモシスチン尿症，メープルシロップ尿症），糖質代謝異常症であるガラクトース血症，内分泌疾患2疾患（先天性甲状腺機能低下症，先天性副腎過形成症），の6疾患であり，ガスリー法などで解析されていました．日本では，ほとんどすべての新生児が，これらを対象としたスクリーニングを受検しています（表1）．

最近の新生児マス・スクリーニングでは，1回の検査で複数のアミノ酸，数多くの有機酸・脂肪酸代謝物質を測定することができるタンデムマスという新しい分析装置も導入されています．それにより，対象疾患としてアミノ酸代謝異常症に加えて，有機酸代謝異常症，脂肪酸代謝異常症を新たに追加した拡大スクリーニングも行われています（表2）．

マス・スクリーニング対象疾患

マス・スクリーニング対象疾患は，一定の頻度で発症し，放置すると障害をもたらす一方，有効な治療法があり，発症前の早期発見と早期治療は，症状の出現の予防につながります（表3）．

第4章-2

遺伝子産物へのアプローチ
タンパク質（酵素）補充療法

　種々の酵素や血液凝固因子などのタンパク質の欠損で生じる疾患を，タンパク質欠損症と総称します．タンパク質欠損症の治療法の1つとして，タンパク質補充療法があります．

タンパク質補充療法

　典型的な**タンパク質補充療法**では，欠損している，または機能や量が不十分なタンパク質を対象に，正常（野生型）タンパク質を精製し，静脈内，皮下もしくは筋肉内注射を介して生体内に投与し補充します．なかでも，先天代謝異常症に対して，生まれつき欠けている酵素を治療薬として体内に投与して治療する方法である**酵素補充療法（ERT）**が注目されています（表1）．

　近年では，補充するタンパク質製剤は組換えDNA技術（第3章-**1**-⑧）により大量生産が可能となりました．大量生産をめざす物質が単純なタンパク質であれば，通常，大腸菌あるいは酵母といった生物の遺伝子工学技術が用いられます．一方で，対象とするタンパク質が生体内では糖鎖などの翻訳後修飾体として存在し，修飾がないと生理活性が発揮できないあるいはタンパク質の安定性が保てない場合には，タンパク質製剤の生成には動物細胞による遺伝子工学技術が用いられます．

タンパク質補充療法の課題

　タンパク質補充療法には，いくつかの課題もあります．投与されたタンパク質は生体内で分解されるため，治療有効量のタンパク質を確保および維持できるよう投与間隔，投与量が決まっています．さらに，投与タンパク質への免疫反応により体内で抗体が産生されたり，アレルギーや治療効果の減弱が生じたりすること，タンパク質が血液脳関門を越えられないため中枢神経系が関与する疾患への治療効果が低いことがあげられます．

表1　遺伝性疾患に向けたタンパク質補充療法医薬品

分類	補充タンパク質	遺伝性疾患		承認年（日本）
酵素	グルコセレブロシダーゼ	リソソーム病	ゴーシェ病	1998
	αガラクトシダーゼA		ファブリー病	2004
	酸性α-グルコシダーゼ		糖原病Ⅱ型	2007
	α-L-イズロニダーゼ		ムコ多糖症Ⅰ型	2008
	イズロン酸2スルファターゼ		ムコ多糖症Ⅱ型	2007
	ヒトN-アセチルガラクトサミン-4-スルファターゼ		ムコ多糖症Ⅳ型	2008
	DNA分解酵素	嚢胞性線維症		2012
	アルカリホスファターゼ	低ホスファターゼ症		2015
血液凝固因子	血液凝固第Ⅷ因子	血友病A		1993
	血液凝固第Ⅸ因子	血友病B		2009
	アンチトロンビン	先天性アンチトロンビン欠乏症		2015

タンパク質補充療法（protein replacement therapy）　　**酵素補充療法**（enzyme replacement therapy）

第4章-3

遺伝子へのアプローチ
遺伝子治療

　現在行われている遺伝子治療は，患者の細胞や組織などの体細胞を対象としたものに限定され，次世代に影響する生殖細胞系列への遺伝子操作は日本を含め多くの国で禁止されています．

遺伝子治療

　遺伝子治療は，「疾病の治療あるいは治療法の開発を目的とし，遺伝子または遺伝子を導入した細胞を人の体内に投与すること」と定義されています．

　試みられる治療戦略は病態により異なります．遺伝子の機能がない，あるいは低下している病態では，異常遺伝子の修復はまだ難しく，体外からの正常遺伝子の補充をめざします．一方，発現する特定の遺伝子産物が細胞に害となる病態では，RNA干渉（RNAi）などによりその遺伝子の特異的な発現抑制をめざします．またがんのように標的細胞そのものを除きたい病態では，新たな機能をもつ遺伝子を追加したり，がん細胞でのみ選択的に増殖をさせたりすることで標的細胞を直接殺す方法が検討されています．

　遺伝子治療の最も重要な点は，目的の細胞のみに遺伝子を導入し，遺伝子発現を制御できるようにすることです．現状の技術ではまだそこまでは至っておらず，安全で信頼できる方法が検討されています．また近年では，遺伝子の修復を可能にするゲノム編集の研究も進んでいます（図3で後述）．

　米国では，1990年に最初の本格的な遺伝子治療が行われたのを契機に，これまでに数千件の遺伝子治療が行われています（図1）．日本では1995年に単一遺伝子病である重症複合型免疫不全症の患児に

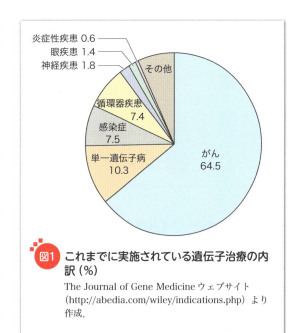

図1　これまでに実施されている遺伝子治療の内訳（%）
The Journal of Gene Medicine ウェブサイト（http://abedia.com/wiley/indications.php）より作成．

遺伝子治療が行われました．その後，がんを中心に遺伝子治療の有効性が注目されています．

遺伝子の生体内への導入経路
—in vivo か ex vivo か

　遺伝子の生体内への導入経路は，遺伝子を直接患者の生体内へ投与する体内（in vivo）遺伝子治療と，患者の細胞を体外に取り出し遺伝子導入の後に再び生体内へ戻す体外（ex vivo）遺伝子治療とに大別されます（図2）．ex vivo では自己複製能をもつ幹細胞は理想的な標的です．今後は，患者から樹立可能な幹細胞である **iPS細胞** を用いた，再生医療技術を加えた遺伝子治療研究が活発に行われていくと期待されます．

遺伝子治療（gene therapy）　**iPS細胞**（induced pluripotent stem cell）

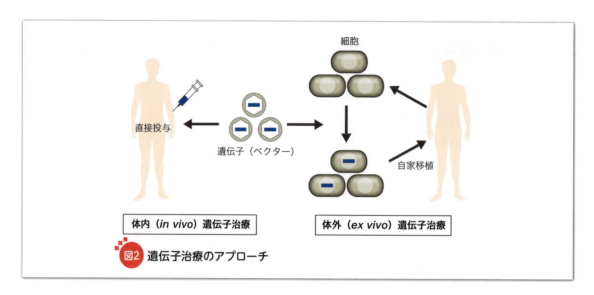

図2 遺伝子治療のアプローチ

遺伝子導入法―ウイルスベクター

　遺伝子を導入する手法として，ウイルスベクターを用いる方法とウイルスベクターを用いない方法があります．

　ウイルスベクターを用いた手法は，ウイルスが細胞に感染する性質を利用した遺伝子導入法です．ベクターとは，一言で言えば「遺伝子の運び屋」です（第3章−**1**−⑧）．ウイルスがもつ病原性に関する遺伝子を取り除き，治療目的の遺伝子（cDNA）を安全に改造したウイルスベクターに組込み，目標とする細胞または組織でタンパク質を合成させます．

　ベクター内に挿入する遺伝子断片の大きさや宿主細胞染色体上への組込みの有無など，ベクターの特徴を考慮してそれぞれのベクターが使い分けられます（表1）．細胞への遺伝子導入効率のよさから，

表1 遺伝子治療に用いられるベクター

ベクターの種類	染色体組込み	導入可能細胞 分裂細胞	導入可能細胞 非分裂細胞	遺伝子発現期間	主な投与法	主な対象疾患	安全性などに関する特徴
レトロウイルス	○	○	×	長期	ex vivo	遺伝性疾患，がん	大量生産が容易，挿入変異リスク
レンチウイルス	○	○	○	長期	ex vivo	遺伝性疾患，がん	挿入変異リスク，病原性
アデノウイルス	低頻度	○	○	短期	in vivo	がん	高力価，抗原性
AAV（アデノ随伴ウイルス）	低頻度	○	○	長期（非分裂細胞）	in vivo	遺伝性疾患，神経疾患，眼疾患	野生型も病原性がない，挿入遺伝子の大きさに制限
プラスミド	低頻度	△	△	短期	in vivo	末梢血管疾患，がん	ウイルスを使用しない，導入効率が低い

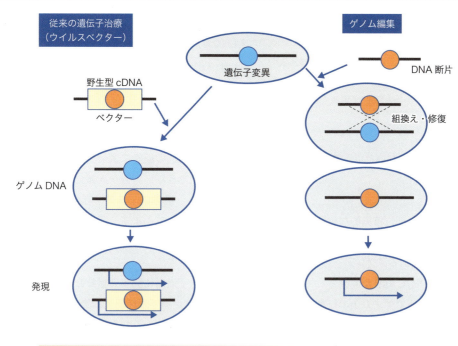

 図3 従来の遺伝子治療とゲノム編集による遺伝子治療の違い

レトロウイルスベクターが最初に使われました．しかし，レトロウイルスは，染色体中にランダムに組込まれることにより新たな変異を誘発し（図3），まず，白血病をはじめとしたがんを生じる危険性があります．染色体に組込まれることの低い**アデノウイルスベクター**，**アデノ随伴ウイルス（AAV）ベクター**なども使われるようになっています．

一方，安全上の問題から，ウイルスベクターを使わない方法も用いられ，代表的なものとしてはリポソーム法があります．リポソーム法はある種の脂質とプラスミドなどのDNAを混ぜた融合体を細胞に取り込ませる方法で，遺伝子の導入効率が低く，発現

レトロウイルスベクター（retrovirus vector）　**アデノウイルスベクター**（adenovirus vector）　**アデノ随伴ウイルスベクター**（adeno-associated virus vector）

表2 遺伝子治療・再生医療に関する法律・指針・見解（2017年1月現在）

指針・法律・見解名	作成団体	制定（年）
遺伝子治療等臨床研究に関する指針	厚生労働省	2015
再生医療等の安全性の確保等に関する法律（再生医療等安全性確保法）	日本国（法律）	2013
人のゲノム編集に関する関連4学会からの提言	日本遺伝子細胞治療学会，日本人類遺伝学会，日本産科婦人科学会，日本生殖医学会	2016

も一過性にしかみられないという問題点があります．

ゲノム編集

ゲノム編集とは，部位特異的な核酸分解酵素（ヌクレアーゼ）を用いて標的遺伝子を改変する技術です．ゲノム編集に用いるヌクレアーゼとしては**ZFN**，**TALEN**，**CRISPR/Cas9**が開発されています．体外に取り出した細胞でゲノム上の任意の箇所に二本鎖切断（DSB）を生じさせ，DNA損傷修復（第1章-3-④）に伴ったエラーを誘発することで，高い効率で標的遺伝子を改変できる手法として注目されています（図3）．

ゲノム編集により，疾患の原因となる変異の修復もしくは排除が進むため，優性遺伝形式をとる単一遺伝子病の治療選択肢になる可能性を秘めています．

遺伝子治療によるELSI

次世代へ引き継がれる受精卵や初期胚といった生殖細胞系列の細胞に遺伝子治療を行うと，現時点では予期できない影響が人類全体に及ぶことが強く懸念され，倫理的・法的・社会的課題（第6章-1-①）を有しています．遺伝子治療では，対象が体細胞か生殖細胞かを明確に区別して扱うべきと考えられています．

遺伝子治療に関する指針としては，厚生労働省の「遺伝子治療等臨床研究に関する指針」（2015年10月）のほか，いくつかの関連した法律・提言などが制定されています（表2）．

核酸医薬

化学合成により製造された遺伝子ではない核酸あるいは修飾型核酸を薬効本体として導入し，核酸そのものに特定の塩基配列を認識させて遺伝子発現を抑制する**核酸医薬**が注目されています．遺伝子治療ではありませんが，構造，標的，メカニズムによりさまざまあります（表3）．

表3 核酸医薬

	アンチセンス	siRNA	リボザイム	デコイ核酸
構造	一本鎖DNA/RNA	二本鎖RNA	一本鎖RNA	二本鎖DNA
塩基長	12〜30	20〜25	さまざま	約20
標的	RNA（mRNA，pre-mRNA）	mRNA	mRNA	タンパク質（転写因子）
メカニズム	RNAに結合→mRNA分解あるいはスプライシング阻害	mRNAを切断→発現抑制（RNA干渉）	酵素として働きmRNAを切断→発現抑制	転写因子をトラップ→転写阻害

ゲノム編集（genome editing）　**ZFN**（zinc finger nuclease）　**TALEN**（transcription activator-like effector nuclease）　**CRISPR/Cas9**（clustered regularly interspaced short palindromic repeat/CRISPR-associated protein 9）　**核酸医薬**（nucleic acid medicine）

個別化医療・ファーマコゲノミクス（PGx）検査

個々の個性にかなった医療である個別化医療が進められています．なかでも，薬剤応答性の個人差に注目したファーマコゲノミクスは代表的な個別化医療の手法です．薬剤応答性の個人差の要因として，個人により異なる遺伝学的情報があり，臨床現場で活用されつつあります．

個別化医療

これまでの医療では，疾患ごとに，病名に基づいて一定のプロトコールで治療が行われてきました．しかしこれでは，治療効果のみられる一部の患者には恩恵があるものの，他の多くの患者は効果を得られない，または副作用に苦しむことがあります．このように，疾患の臨床像は患者ごとに千差万別であり，同じ病気であっても同じ治療法の適用が必ずしも正しくないことが以前より知られていました．一方で，治療効果の個人差は治療後の効果を観察しないとわからなく，治療前に個々人に最適な治療計画を行うことは困難でした．

しかし，ヒトゲノム・遺伝子解析研究の進展により，多くの単一遺伝子疾患の責任遺伝子の同定がなされるだけではなく，多因子病の遺伝要因の解明も急速に進められ，個々人の遺伝的背景に基づいた最適な医療を提供する**個別化医療**の実施も現実になろうとしています．なお，個別化医療と同様の意味で用いられるオーダーメイド医療は和製英語であり，他にはテーラーメイド医療，カスタムメイド医療ともいわれます．

薬剤応答性の個人差

同じ治療（薬剤・投与量）を同じ疾患や病期の患者に適用しても，薬剤応答性，すなわち薬効の有無（奏効性）や有害事象（望ましくない副作用）の発現には個人差や人種差があります．これらの薬剤応答性に個人差を引き起こす原因として，年齢，性別，身長・体重（体表面積），飲酒，喫煙，食事，健康食品，他の服用薬剤といった環境要因とともに，個人により異なる遺伝子情報があげられます．

ファーマコゲノミクス（PGx）

治療有効域が狭く中毒域と有効域が接近し，投与方法・投与量の管理が難しい薬剤や，治療効果においても個人差のある薬剤があります．近年，これらの薬剤応答性の個人差に関連する遺伝子やタンパク質が判明してきました．それらの特定の配列変化は，バイオマーカーとして利用されています．**ファーマコゲノミクス（PGx）**は，pharmacology（薬理学）とgenomics（ゲノム学）を組み合わせた造語で，「薬理ゲノム学」とも訳されます．PGxはゲノム情報に基づいた「個別化医療（投薬）」と「創薬研究開発」をめざしたもので，そのための「バイオマーカー（前述）開発」も含んでいます．臨床現場に限れば，患者のゲノム情報の解析を行い薬剤投与にアプローチする手法と言えます（表1）．

シトクロムP450（CYP）

薬物が体内に入ると，それを分解あるいは排出するよう代謝反応が行われます．**シトクロムP450（CYP）**は最も重要な薬物代謝酵素であり，薬剤応

個別化医療 (personalized medicine)　**ファーマコゲノミクス** (pharmacogenomics)　**シトクロムP450** (cytochrome P450)

表1 ファーマコゲノミクス（PGx）が有効とされる薬剤の例

		効果（効き方）の違い		副作用の違い	
薬剤		ワルファリン	セツキシマブ	イリノテカン	カルバマゼピン
対象疾患		血栓塞栓症	大腸がん	がん	てんかん
対象遺伝子		CYP2C9, VKORC1	KRAS	UGT1A1	HLA-B*1502[※1] HLA-A*3101[※2]
遺伝子変化		生殖細胞	体細胞	生殖細胞	生殖細胞
米国	添付文書	2007.8	2009.7	2005.8	2007.12[※1] 2013.3[※2]
日本	添付文書	–	2010.3	2008.6	2008.4[※1] 2011.9[※2]
	検査	–	保険適用 2010.4	保険適用 2008.11	–

日本人のアレル頻度は，*HLA-B*1502*（※1）は0.071–0.120，*HLA-A*3101*（※2）は0.001 とされている（2011年11月現在）

答性の個人差に大きな影響を与えます．CYPは，一般的に脂溶性である薬物の水溶性を高め，排泄を促す第一相反応の薬物代謝酵素で，主に肝臓に存在しています．現在，CYP分子種はヒトで50種類程度が知られ，遺伝子の相同性からファミリーに分類され，CYP1，CYP2，CYP3が薬物代謝に関係します．それぞれのCYPは複数の薬剤の代謝に関与しています（表2）．また，多くの薬物は複数のCYP分子種により代謝されています．CYPの各分子種の命名法として，記号"CYP"の後に，ファミリー（数字），サブファミリー（アルファベット），サブファミリー内の連番を付記しています．CYP遺伝子多型は「*」の後に番号で記載され，慣習として「*1」は正常（野生型）となります．

薬を代謝する能力の違いは，同じ遺伝子（例えば*CYP2D6*）でも酵素活性に個人差があり，その遺伝子多型により血中濃度，治療効果（有効性や副作用）の出現といった表現型に影響する場合があります．CYPはその酵素活性に応じて，通常の薬物代謝活性をもつ**代謝型（EM）**，代謝活性が失われている（著しく低い）**低代謝型（PM）**，PMほどではないがEM

表2 CYP分子種と代表的な代謝薬物

CYP分子種	代謝される薬物
CYP1A2	カフェイン，テオフィリン，プロプラノロール
CYP2C9	フェニトイン，ワルファリン，ジクロフェナク，トルブタミド
CYP2C19	オメプラゾール，ジアゼパム，イミプラミン，フェニトイン
CYP2D6	コデイン，デキストロメトルファン，デブリソキン，メトプロロール，プロプラノロール，アミトリプチリン，タモキシフェン
CYP3A4	アミオダロン，カルバマゼピン，ゾニサミド，トリアゾラム，ミダゾラム，ジルチアゼム，ニフェジピン，エリスロマイシン，シクロスポリン，タクロリムス，ニチニルエストラジオール，コルチゾール，テストステロン

より活性が劣る**中間代謝型（IM）**，および**超高代謝群（UM）**の4つに分類されます（表3）．さらに，集団における個々人のCYPの酵素活性には人種差があり，CYP2C19のPMは日本人では約20％と，白人の約5％と異なります．これらの表現型は，CYP遺伝子多型のアレルや遺伝型（第1章--①）に関連し，アレル頻度は人種間で異なります（第1章-7-①）．

代謝型（extensive metabolizer）　**低代謝型**（poor metabolizer）　**中間代謝型**（intermediate metabolizer）　**超高代謝群**（ultrarapid metabolizer）

表3 薬物代謝酵素の表現型と遺伝子多型の遺伝型の関連

酵素活性	表現型	遺伝型	（例）CYP2D6
欠損	低代謝型（PM）	不活性型／不活性型	*5/*5
低下	中間代謝型（IM）	通常活性型／活性低下型（不活性型）あるいは 活性低下型／活性低下型（不活性型）	*1/*10, *10/*10, *10/*5
通常	代謝型（EM）	通常活性型（野生型）／通常活性型（野生型）（*1/*1）	*1/*1
増加	超高代謝群（UM）	さまざま	－

表4 PGx検査としての遺伝学的検査と体細胞遺伝子検査

	遺伝学的検査	体細胞遺伝子検査	
	生殖細胞系列の多様性（遺伝子多型：SNP）	体細胞変異	遺伝子発現情報
倫理的課題	あり	なし（情報の扱いは一般検査と同様）	
PGxの運用指針	適用（保険適用あるいは先進医療）	適用外	
例	UGT1A1, CYP2C19, IL28B	KRAS, EGFR	Bcr-abl

それぞれの検査の一般的特徴は第3章-6を参照．

PGx検査

PGx検査（ファーマコゲノミクス検査） は，治療薬の選択，副作用予測や投与量の調節を目的として，薬物代謝や薬物応答などに関係した遺伝子（多型）を解析する検査です．前述したCYPなど，患者に投与する薬剤の個体差に関連する遺伝子がわかっていると，投与する前にPGx検査を行えます．PGx検査により，個人ごとの薬効・副作用を事前に予測し，薬剤の種類や投与量の変更を行い，安全かつ効果的な薬物治療ができると期待されます．近年，保険診療，先進医療などの診療で活用できるPGx検査が増えてきています．

PGx検査は，①遺伝学的検査（生殖細胞系列遺伝子検査：SNPなど），②体細胞遺伝子検査（体細胞変異解析，遺伝子発現情報解析）に分類され，目的の検査項目によっても規定されます．体細胞遺伝子検査の結果は，検体がDNAやRNAであったとしても，体細胞特有で個体内でも変化しうる，継承しない情報であることから，血液学的検査や生化学的検査といった一般検査の情報と同様の取り扱いが適当です．一方，遺伝学的検査においては，情報の取り扱いには注意が払われます．まず，実施するPGx検査が，遺伝学的検査か体細胞遺伝子検査かを見分けることが重要です（表4）．

PGx遺伝学的検査

PGx遺伝学的検査は，わが国でも2008年11月に抗がん剤イリノテカン治療に対する *UGT1A1* 遺伝子検査が保険適用となりました．

遺伝学的検査で得られた結果（遺伝学的情報）は「一生変化しない」，「血縁関係にある親族の遺伝型や表現型が比較的正確な確率で予測できる」という特

PGx検査／ファーマコゲノミクス検査（pharmacogenomics testing）

表5 PGx遺伝学的検査の特徴

単一遺伝子病との共通点	・生殖細胞系列の遺伝学的情報であり，一生変化しない
単一遺伝子病との相違点	・表現型（副作用など）を避けることが可能である ・表現力の予測力は必ずしも高くない（＝多因子病に類似）

有の性質を有しています（第6章-**1**-①）．PGx遺伝学的検査結果も，生殖細胞系列の遺伝学的情報であり，単一遺伝子病における遺伝学的検査と同様一生変化しません．しかし，リスクのある遺伝型（検査結果，PGx情報）を有しても，特定の薬物の使用によりはじめて表現型（副作用など）を生じ，対象の薬物を使用しなければ表現型（副作用出現や効果）の出現を避けることができます．

また，薬剤応答性の個人差は，体重，食事内容，他の薬剤の服用などの遺伝要因以外の要因（環境要因）も複数関与します．遺伝型と表現型は一対一には対応せず，単一遺伝子病より多因子病に類似します．薬剤応答性の個人差は浸透率（第2章-**2**-⑥）が低い多因子病のように遺伝型に基づく表現型の予測力が高くない点でも，単一遺伝子病とは異なります．こうした理由から，PGx情報は，血液型のような他の親族への影響の小さい「個」の医療情報と考えることができます．したがって，その情報の倫理的問題の程度は，単一遺伝子病より相当に低くなり（表5），その程度に応じたガイドラインも制定されています（第3章-**9**-②）．

一方，近年単一遺伝子病の原因遺伝子変異に特異的に有効となる薬剤（分子標的薬）が開発されてきています．今後，PGxの対象遺伝子が単一遺伝子病に関連すると陽生時には薬剤の選択肢が増えるとともに被験者の他臓器への健康管理や血縁者への対応に特に配慮が加わり，PGxの新たな枠組みの検討が必要となります．

PGx遺伝学的検査情報の取り扱い

PGx遺伝学的検査情報の取り扱いについては，医療機関内の関連職種（薬剤師など）と情報共有するかどうか，臨床検査と同様に匿名化をしなくてもよいかの理解・判断は各施設で異なり，今後のPGx遺伝学的検査に関する周知が期待されます．

分子標的薬

従来の抗がん薬の多くは，がん細胞だけでなく正常な細胞も攻撃するため，重い副作用を発現させることも少なくありません．

分子標的薬とは

分子標的薬は，がん細胞にのみ特有に認めるタンパク質や遺伝子変化（第2章-9-①）を標的として開発された薬剤の総称です．分子標的薬は，特定の分子を有するがん細胞を狙うので，正常な細胞へのダメージが少なくなります．近年開発されるがん領域の薬剤の多くは分子標的薬であり，標的分子に対するモノクローナル抗体や，標的分子のキナーゼ阻害薬など，標準治療として使われる薬剤も着実に増えています．

バイオマーカーとコンパニオン診断薬

分子標的薬は，標的をもつがん細胞にはきわめて有効ですが，裏を返せば，標的をもたないがん細胞には効果を示さないということになります．ただし分子標的薬の多くは，投与前にがん細胞内の標的となる**バイオマーカー**の有無を調べることで，治療効果が期待できるかどうかを判定できます．バイオマーカーが発現しているかをあらかじめ調べ，標的をもつ患者だけを層別化し，分子標的薬の投与を行うため，高い治療効果が期待されます（表1）．

近年，新たな医薬品開発にあたり，その薬の効果や副作用を事前に評価する遺伝子関連検査である**コンパニオン診断薬**を同時開発することが世界の潮流になりつつあります．そのためには，これまでの薬理学とゲノミクスの考え方を導入したファーマコゲノミクス（薬理ゲノム学；第4章-4）の推進が重要とされています．

次世代シークエンサーを用いて，患者の腫瘍組織からがん関連遺伝子の変異を一括して調べる「**がん遺伝子パネル検査**」は，がんゲノム医療に必要不可欠となっており，対象のがん関連遺伝子群には，分子標的薬の対象遺伝子も多く含まれている．

 表1 分子標的薬とバイオマーカー

分子標的薬		標的分子	効果予測バイオマーカー	対象となる主ながん
EGFR阻害薬	抗EGFR抗体薬	EGFR	*KRAS*遺伝子変異 →変異がないと効果が高い	結腸・直腸がん
	EGFRチロシンキナーゼ阻害薬		*EGFR*遺伝子変異 →変異があると効果が高い	非小細胞肺がん
ALK阻害薬		EML4-ALK	*ALK*融合遺伝子 →融合タンパク質が検出されると効果が高い	
HER2阻害薬		HER2	*HER2*遺伝子 →過剰発現だと効果が高い	乳がん
BCR-ABL阻害薬		BCR-ABL, PDGFR，KIT	*KIT*遺伝子変異 →変異があると効果が高い *BCR-ABL*融合遺伝子 →融合タンパク質が検出されると効果が高い	慢性骨髄性白血病， GIST

分子標的薬（molecular target drug）　**バイオマーカー**（biomarker）　**コンパニオン診断薬**（companion diagnostics）
がん遺伝子パネル検査

第5章 ゲノム医療で活用される統計

概論

　ゲノム医療では，ゲノム診療，ゲノム研究，遺伝学的検査といったさまざまな場面で，**統計学**の活用が重要となります．

　例えばゲノム診療の場面においては，患者の家系内の構成員が同じ疾患に罹患する確率を判定することは重要です．その指標である**再発率（リスク）**は，理論的にはメンデルの法則（第2章-2-①）で得られる表現型の比が基本となりますが，対象となる遺伝性疾患の遺伝形式や，対象者の家系内での状況により異なり，その算出には統計的手法が必要です．特に，複雑な条件下でのリスク計算には，**ベイズの定理**を用いた統計的な推定が威力を発揮します．

　ゲノム研究においては，ある疾患への罹りやすさの指標として，**相対危険率（相対リスク比）**や**オッズ比**などの統計学的な尺度が求められます．また，生命科学や医学の研究では，一般的に2つ以上の群の「差」を観察することが求められます．その差が科学的に有意であるかどうかは，**検定**とよばれる統計手法により確かめられます．前述したリスクは，病因遺伝子の数や疾患への寄与度によって異なり，その算出にはそうした統計的手法が有効となります．

　遺伝学的検査（第3章-4）においては，医療者は項目が同じでも手法や基準値の設定の違いにより結果の解釈が異なります．その結果の評価パラメーターである**感度**や**特異度**，**陽性適中率**や**陰性適中率**は，統計的手法により求められ，臨床的妥当性を評価する指標として有用となるのです．

　本章では，ゲノム医療の各場面において活用される統計的手法について紹介します（表1）．同じ疾患でも対象者の状況により，リスク値は異なります．ゲノム医療の各場面で統計的手法を活用いただき，リスク値に対する的確な評価がなされることを期待します．

表1 ゲノム医療の各場面において活用される統計的な指標

場面	目的	統計的な指標
ゲノム診療	リスクの有無や程度の判定	再発率（リスク）
ゲノム研究	遺伝子の病因への寄与度や判定や，2群間の統計的有意差の検定	オッズ比，p値
遺伝学的検査	臨床的妥当性の評価	感度・特異度，陽性適中率・陰性適中率

統計学（statistics）　**再発率/リスク**（recurrence risk/risk）　**ベイズの定理**（Bayes' theorem）　**相対危険率/相対リスク比**（relative risk）　**オッズ比**（odds ratio）　**検定**（statistical testing）　**感度**（sensitivity）　**特異度**（specificity）　**陽性適中率**（positive predictive value）　**陰性適中率**（negative predictive value）

ゲノム診療①
遺伝性疾患の再発率（リスク）

遺伝性疾患では，症状がなくても変異遺伝子を有する場合や将来発症する可能性があります．また，同一家系内に同じ疾患の罹患者が再び現れることがあります．

再発率／危険率（リスク）

家系内の構成員が同じ疾患に罹患する確率を，**再発率**や**危険率**とよびます（遺伝予後または単に**リスク**とよぶこともあります）．

再発率には，**理論的再発率**と**経験的再発率**があります．理論的再発率は，メンデル遺伝病や遺伝性の染色体構造異常において，分離の法則（第2章-**2**-①）に則った非罹患者と罹患者の比（**分離比**）から理論的に算出できます．理論的再発率の推定には，家系図（第2章-**1**）の作成が有用です．経験的再発率は，同一疾患の多数の家系を解析することで得られます．

遺伝形式から推定される理論的再発率

1) 常染色体優性遺伝病（AD）の再発率

常染色体優性遺伝病（第2章-**2**-③）において，罹患者の子は変異遺伝子を50%（1/2）で受け継ぎます．しかし，子が変異遺伝子を受け継いでも必ずしも発症せず，発症するかは**浸透率**（第2章-**2**-⑥）（ときに年齢）に依存します．再発率は，発症する割合と，変異遺伝子を受け継ぐ割合とを区別します（第5章-**2**）．変異遺伝子を受け継ぐと必ず発症する完全浸透（浸透率＝1）では，罹患者の子の再発率は50%（1/2）となります．したがって，常染色体優性遺伝病の再発率は，「片親が変異遺伝子をヘテロ接合体で有する確率×1/2×浸透率」となります．

親を含めて家系内に罹患者がいない場合は新生突然変異も考えられ，罹患者の同胞の再発率はきわめて0に近くなります．しかし，優性遺伝病発症に影響する因子が表現型正常（症状のない）の親に**性腺モザイク**（第2章-**2**-⑥）で存在すると，罹患者の同胞が同じ常染色体優性遺伝病を発症することがあり，再発率は完全に0とはいえません．

2) 常染色体劣性遺伝病（AR）の再発率

常染色体劣性遺伝病（第2章-**2**-③）において，変異ホモは原則発症し，浸透率は問題とはなりません．罹患者の両親はともにヘテロ接合体の**保因者**と考えられ，次子（罹患者の同胞）の再発率は25%（1/4）となります．

罹患者の同胞が血縁者以外の人と結婚する場合，該当疾患の保因者頻度が低いと，子の再発率は一般の頻度と比べ高くはなりません．また，同じ常染色体劣性遺伝病での罹患者同士の結婚で，夫婦が同一遺伝子の変異を有する場合，子は100%発病します．一方，異なる複数の原因遺伝子がある〔遺伝的異質性（第2章-**2**-⑧）がある〕疾患では子は必ずしも発症せず再発率は減少する可能性が高くなり，罹患者の病歴や家族歴の聴取が有用となります．

両親が血縁者同士となる近親婚（第2章-**2**-⑦）では，常染色体劣性遺伝病の再発率は高くなります．いとこ同士は，遺伝情報の1/8を共有しますが，変異を有する同一遺伝子を必ずしも共有しません．常染色体劣性遺伝病罹患者の症状のない同胞がいとこと結婚したとき，その子での再発率は「表現型正常同胞が変異遺伝子をヘテロで有する（保因者である）

再発率（recurrence risk）　**危険率／リスク**（risk）　**理論的再発率**（theoretical risk）　**経験的再発率**（empirical risk）　**分離比**（segregation ratio）　**浸透率**（penetrance）　**性腺モザイク**（germinal mosaicism）　**保因者**（carrier）

確率×いとこが同じ変異遺伝子をヘテロで有する（保因者である）確率※×両親が保因者である際の子の再発率」，すなわち2/3×1/4×1/4＝1/24となります（図1）〔※罹患者（とその正常同胞）の両親は絶対保因者なので，その兄弟（おじ・おば）は1/2，その子（いとこ）は1/4の確率で保因者となります〕．

3）X連鎖劣性遺伝病（XR）の再発率

X染色体は常染色体と異なり性により染色体本数が異なり，女性は2本，男性は1本しかもちません．X連鎖劣性遺伝病（第2章-2-④）で，X染色体の1本に変異がある場合，性により罹患状況は異なり，男性は発症し，女性は保因者となります．保因者女性からの男児は罹患する可能性があり，世代を超えて罹患者を認めます．X連鎖劣性遺伝病で子が発症する可能性は，母親が変異遺伝子をヘテロ接合体で有する（保因者である）確率×1/2〔男児であれば1/4（全体）〕となります．ただし，X連鎖劣性遺伝病においても突然変異により変異を生じ，罹患児の母が必ずしも保因者でない可能性があります．X連鎖劣性遺伝病の再発率は，家系内の状況を踏まえ，母親が変異遺伝子をヘテロ接合体で有する（保因者である）割合を求めたうえで算出します（第5章-2）．

4）ミトコンドリア病の再発率

ミトコンドリア病（第2章-4）の再発率は，原因遺伝子がミトコンドリア遺伝子か常染色体上の遺伝子かで考え方が異なります．父に異常ミトコンドリアDNAが存在しても，子には伝わりません．したがってミトコンドリア遺伝子に生じた変異は，母系遺伝します．母の異常ミトコンドリアDNAはすべての子に伝わりますが，異常ミトコンドリアDNAの比率はさまざまであり，子が発症するかどうかはわかりません．そのため，ミトコンドリアDNAが異常の場合，罹患児の同胞の正確な再発率情報は得られません．一方，常染色体上にある遺伝子の変異により

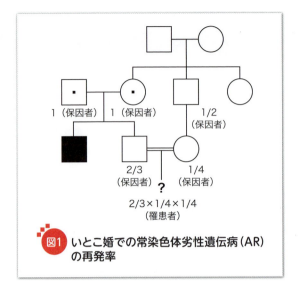

図1 いとこ婚での常染色体劣性遺伝病（AR）の再発率

発症したミトコンドリア病での再発率は，メンデルの法則（多くは常染色体劣性遺伝形式）に則ります．

5）染色体異常の再発率

染色体異常の頻度は，異常領域の大きい染色体異常では流産などのため出生に至らないことが多く，また受精時と出生時とで異なります（第2章-5-①）．

同じ表現型（例えば21トリソミー）でも，罹患者の染色体異常が数的異常（トリソミー型；第2章-5-②）の場合と構造異常（転座型；第2章-5-④）の場合では，次子での再発率は大きく異なります．21トリソミーの子をもった両親での，次子の21トリソミーの経験的再発率は，母体年齢により算定される一般集団における再発率の2〜3倍になります（第2章-5-②）．また構造異常を有する子の半数は片親が均衡型相互転座の保因者ですので，均衡型相互転座の保因者からの子が不均衡転座を有する確率は，受精時には理論的に50％ですが，出生時の経験的再発率は，保因者が母親の場合では約10％，父親の場合では約5％となります．

経験的再発率

1）多因子病の経験的再発率

先天異常では単一の症状によっても（非症候性）多因子病（第2章-6）であり，再発率は，理論的に再発率を計算できず経験的再発率から算出します．経験的再発率は，罹患者との関係性，すなわち近親度（第2章-1）により異なります（表1）．罹患者の第一度近親者（親子あるいは同胞）の発症率は，有病率（疾患頻度）をpとすると，おおよそ$\sqrt{p}$となります（表2）．しかし，多因子病の再発率には性差，人種差などの考慮も必要となります．複数症状を伴う先天異常（症候性）は，単一遺伝子病や染色体異

 表1 多因子病の罹患者との関係による経験的再発率（口唇裂の例）

罹患者との関係	経験的再発率（λr×有病率）	相対危険率（λr）
一卵性双生児	40	400
二卵性双生児	3〜6	—
第一度近親（同胞，子）	4	40
第二度近親（孫，おい・めい）	0.8	8
第三度近親（いとこ）	0.3	3
有病率（一般頻度）	0.1	

表2 先天異常の同胞再発率（出生1,000人あたり）

先天異常		一般集団概数（有病率）p	同胞再発率 予測値$\sqrt{p}$	同胞再発率 観測値
顔面	口唇口蓋裂/口唇裂	1.8	42	30〜50
中枢神経系	水頭症	0.7	26	15〜20
中枢神経系	神経管閉鎖不全	0.6	22	20〜50
循環器	全体	10	100	10〜50
循環器	心室中隔欠損	1.7	41	15
循環器	心房中隔欠損	0.6	24	12
循環器	動脈管開存	0.6	24	20
腎・泌尿器	尿道下裂	0.4	20	100（男児）
消化管	横隔膜ヘルニア	0.5	22	—
消化管	鎖肛	0.5	22	—
消化管	臍帯ヘルニア	0.4	20	—
整形外科	先天性股関節脱臼	1〜5	32〜70	20（男児）100（女児）
整形外科	多指症	1	32	—
整形外科	多趾症	0.5	22	—
整形外科	合指症	0.5	22	—

表3 医療者から受け手へのリスクの伝え方

伝え方	実際の例
数値の言い方を変える	1/300，0.3％，300人のうち1人，1,000人に3人程度
問題が起こらない確率を示す	300人の299人は違う，99.7％は違う
例をあげて説明する	クラス（例えば50人）で1人
比較すべき他の事項をあげる	先天性疾患は，新生児の3～5％に見られます

常によっても発症するので，随伴症状の確認が重要となります．疾患をもつ家系内構成員が，それと全く無関係の個体（一般集団）よりどれくらい発症率が高いかの比（再発率÷一般集団頻度の有病率）を**相対危険率**とよび，一般的にλで示されます．相対危険率λには，同胞の相対危険率λs（<u>s</u>ibling＝同胞）と，血縁者の危険率λr（<u>r</u>elative＝血縁者）があります（第5章–**2**–①）．

リスクをどのように伝えるか

ここまで，各遺伝形式ごとの再発率（リスク）に関する一般論を述べてきましたが，実際に受診者にリスクを提示する際には，説明前の準備はもちろん，わかりやすくするための言い換えや，説明中や説明後の受け手（クライエントや患者）の反応に注意しながらの対応が求められ，医療者と受け手の信頼関係が大切です（表3）．

同じリスクでも，伝えられる受け手の解釈や反応は異なります．受け手は過去の経験から，伝えられたリスク数値に自分なりの意味づけや解釈（ときには誤った考え方の場合もあります）を加えてしまうことがあります．また場合によっては，伝える側である医療者の価値観が説明内容や伝え方に影響し，受け手側の反応を誘導してしまうこともあります．

相対危険率（relative risk）

第5章-1

ゲノム診療②
条件下でのリスク計算：ベイズの定理

理論的再発率が算出できる疾患で複雑な条件下でのリスクを算出するには，ベイズの定理の考え方が有用です．

ベイズの定理

ある家系に遺伝性疾患の罹患者（発端者）がいる場合，家系内の構成員が同じ疾患に罹患する確率は，罹患者との関係性，家系内状況，対象疾患の遺伝形式といったさまざまな条件により異なります．このような複数の条件が加わるリスク計算においては，1763年にイギリスのトーマス・ベイズにより発見された**ベイズの定理**を用います．特に，変異アレルを有していても症状がない，不完全浸透または遅発性の常染色体優性遺伝病（第2章-2-③）や女性が保因者かどうか不明のX連鎖劣性遺伝病（第2章-2-④）での再発率は，ベイズの定理を用いて推定（**ベイズ推定**）されます．

リスク計算にベイズの定理を活用する際には2×n分割表あるいは樹木法（ツリーダイアグラム）を用いるとわかりやすくなります（**図1**）．

ベイズの定理では，何かが（今後）起こる可能性は，その事柄の過去の発生頻度（前提条件）により推測できるという考え方のもと，確率を計算します．事象Aが起きた条件のもとで，別の事象Bが起こる確率のことを**条件確率**といいます．事象Aが発生する確率（**事前確率**）をP(A)とすると，事象Aが起きた後の事象Bの条件確率は，P(B|A)で示されます．Bが起きたときに原因がAである確率は，**事後（帰納）確率**P(A|B)で示され，事前確率と条件確率の積である複合確率の組合わせから求められます．

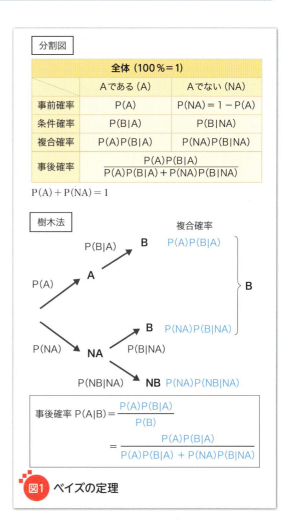

図1 ベイズの定理

遅発性の常染色体優性遺伝病

遅発性の常染色体優性遺伝病では，変異アレルを有していても若年では発症していない場合があります．年齢ごとの発症率が判明していれば，ベイズの定理の条件確率として用いて，正確な再発率を推定できます．

ベイズの定理（Bayes' theorem） **ベイズ推定**（Bayesian inference） **条件確率**（conditional probability） **事前確率**（prior probability） **事後（帰納）確率**（posterior probability）

（例）ハンチントン病

ハンチントン病は，変異遺伝子を有していても若年では発症せず高齢になるに従い発症率を増す遅発性の常染色体優性遺伝病です．生涯の浸透率はほぼ100%と考えられ，年齢によって発症する割合が異なります（表1）．

表1 変異遺伝子を有する場合の，年齢によるハンチントン病を非発症・発症率（年齢依存性浸透率）

	発症していない割合 （1 = 100%）	発症している割合
20歳	0.98	0.02
30歳	0.9	0.1
40歳	0.7	0.3
50歳	0.5	0.5
60歳	0.25	0.75
70歳	0.05	0.95

では，次のケースについて考えてみましょう．

> 父親（Ⅰ-1）がハンチントン病と診断された，これまでに症状のない健常男性（クライエント；Ⅱ-1）が30歳あるいは，60歳時に発症していないが変異アレルを有する確率（図2）．

60歳のクライエントが変異アレルを有していて（A），発症していない（B）確率（複合確率）は，0.5×0.25 = 0.125となります．60歳のクライエントが変異アレルを有さず（NA）に発症していない（B）確率（複合確率）は，0.5×1 = 0.5となります．60歳で発症していないクライエントが変異アレルを有していた確率（事後確率）は，0.125÷(0.125+0.5) = 0.2となります．30歳の場合についても，同様に推定することができます．

クライエント（Ⅱ-1）が変異アレルを有する可能性（事前確率）は，年齢の条件がないと，50%（0.5）です．しかし，年齢（30歳，60歳）という条件が加わると，クライエントが症状がなく（B）変異アレルを有する確率は，50%からそれぞれ47%，20%に低下することがわかります．

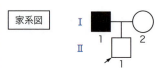

家系図

① 30歳

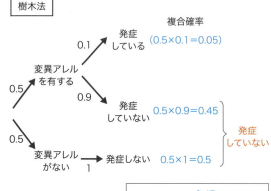

図2 遅発性の常染色体優性遺伝病における年齢ごとの将来の発症リスク計算（発症率情報が判明している場合）（つづく）

分割図

	変異アレルを有する （未発症者）	変異アレルがない
事前確率	0.5	0.5
条件確率 （30歳での 未発症割合）	0.9	1
複合確率	0.5×0.9 = **0.45**	0.5×1 = **0.5**
事後確率	0.45/(0.45+0.5) = 0.47	

女性が保因者かどうか不明の
X連鎖劣性遺伝病

（例）Duchenne型筋ジストロフィー

家族歴に罹患者がいない場合には，新生突然変異

②60歳

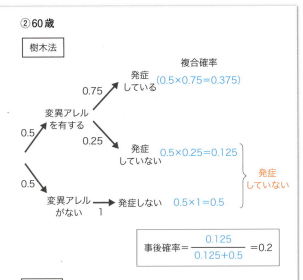

母（Ⅱ-2）は2/3で保因者となります（以降，先と例とは異なり便宜的に分数で計算します）．したがって，クライエント（Ⅲ-1）の子の情報がない場合，クライエントが保因者である可能性（事前確率）は $2/3 \times 1/2 = 1/3$ となります．X連鎖劣性遺伝病において，保因者女性の男児が患者でない（健常）確率（条件確率）は1/2です．クライエントが保因者で男児が患者でない確率（複合確率）は $1/3 \times 1/2 = 1/6$ となります．一方，X連鎖劣性遺伝病において，保因者でない女性の男児が患者でない確率（条件確率）は当然1です．クライエントが保因者でなく男児が患者でない確率は，$2/3 \times 1 = 2/3$ となります．1人の男児が健常であるクライエントのすべての母数は，$1/6 + 2/3$ で示されます．そのうち，クライエントが保因者となるのは，1/6であり，クライエントが保因者である事後確率は $1/6 \div (1/6 + 2/3) = 1/5$ となります．クライエントが保因者である確率は，家族歴がなく健常男児数（1人）という条件が加わると，1/3（事前確率）から1/5（事後確率）に低下することがわかります．

> ②家族歴に弟以外に母の弟も罹患し，健常男児1人がいる場合，クライエント（Ⅲ-1）が保因者であるリスク（図4）．

クライエント（Ⅲ-1）の母親（Ⅱ-2）は，罹患した息子（クライエントの弟，Ⅲ-2）と罹患した弟（Ⅱ-3）がいるので，DMDの保因者と考えます．クライエントの子の情報がない場合，クライエントが保因者である可能性（事前確率）は1/2です．X連鎖劣性遺伝病において，保因者女性の男児が患者でない確率（条件確率）は1/2となります．クライエントが保因者で，男児が患者でない確率（複合確率）は $1/2 \times 1/2 = 1/4$ となります．一方，X連鎖劣性遺伝病において，女性が保因者でないときに男児が患者でない確率は当然1です．クライエントが保因

で発症した可能性も考慮します．X連鎖劣性遺伝病であるDuchenne型筋ジストロフィー（DMD）では，1/3が突然変異となります．突然変異であれば家系内の変異遺伝子の継承はなく，リスクが異なります．

ここでは，弟がDuchenne型筋ジストロフィーに罹患している健常女性（クライエント）を例に，2つのケースについて考えてみましょう．

> ①家族歴に弟の他に罹患者がなく，健常男児1人がいる場合，クライエント（Ⅲ-1）が保因者であるリスク（図3）．

家族歴に罹患者が弟以外にいない場合，1/3が突然変異で2/3が突然変異ではなく，クライエントの

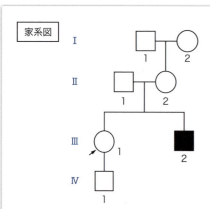

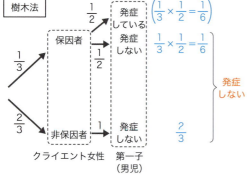

図3 X連鎖劣性遺伝病において，クライエント女性が保因者であるリスク計算①（家族歴に罹患者が1人で，健常男児1名）

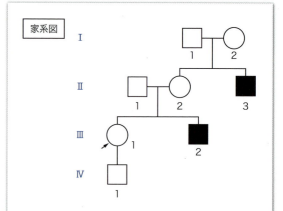

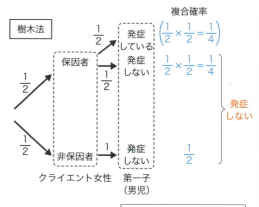

図4 X連鎖劣性遺伝病において，クライエント女性が保因者であるリスク計算②（家族歴に罹患者が2人以上いて，健常男児1名）

者でなく，男児が患者でない確率は，1/2×1＝1/2 となります．1人の男児が正常であるクライエントの母数は1/4＋1/2で示されます．そのうち，クライエントが保因者である確率は1/4であることから，この条件下でクライエントが保因者である事後確率は1/4÷（1/4＋1/2）＝1/3となります．クライエントが保因者である確率は，家族歴があり健常男児数（1人）という条件が加わると，1/2から1/3に低下します．

クライエントの健常男児の数をn人とすると，クライエントが保因者である確率（事後確率）は$1/(1+2^n)$となり，nの増加に伴い，子の情報がない事前確率である1/2から低下していきます（図5）．

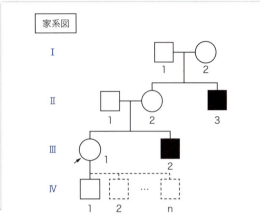

家系図

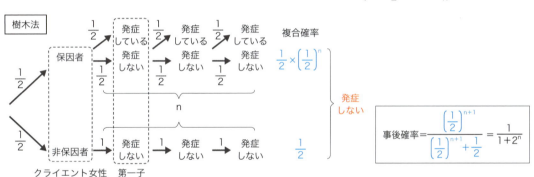

	保因者	非保因者
事前確率	1/2	1/2
条件確率（健常男児n人）	$1/2^n$	1
複合確率	$1/2^n × 1/2 = 1/2^{n+1}$	$1/2 × 1 = 1/2$
事後確率	$1/2^{n+1}/(1/2^{n+1}+1/2)$ $=1/(1+2^n)$	

健常男児数による事後確率の変動

健常男児数	クライエントが保因者である確率（事後確率）
n	$1/(1+2^n)$
0	1/2
1	1/(1+2)＝1/3
2	1/(1+4)＝1/5
3	1/(1+8)＝1/9
4	1/(1+16)＝1/17
5	1/(1+32)＝1/33

図5 X連鎖劣性遺伝病において，クライエント女性が保因者であるリスク計算③
（家族歴に罹患者が2人以上いて，健常男児n名）

第5章-2 ゲノム研究① 相対危険率（相対リスク比）・オッズ比

医学・生命科学の分野において，ある疾患への罹りやすさを示す統計学的な尺度として，相対危険率（相対リスク比）やオッズ比があります．

2×2分割表

疫学研究では，曝露因子（SNPや環境）が疾患の原因であると仮定したとき，その因子と疾患発症との間に関連があるかないかを調べます．曝露（例えば，リスクアレルや介入）の有・無と疾患の有・無という2群-2群間を比較する2×2（2行2列）分割表（表1）を作成し，後述する相対危険率（相対リスク比）やオッズ比が検討されます．

相対危険率（相対リスク比）

相対危険率/相対リスク比（**RR**；相対危険"度"とも表記します）は，表1のように曝露の有・無，疾患の有・無の2×2分割表を作成した際，曝露の有・無による発症リスクの比である $a/(a+b) \div c/(c+d)$ により求められる相対的な指標です．相対リスク比が1のときは条件による効果がないことを，1より大きければ曝露が有害であることをあらわします．症例対照研究（ケースコントロール研究，後向き研究；第6章-1-②）では，ある疾患における特定要因による罹患率は直接求めることができず，相対危険率（相対リスク比）は計算できません．

2つのアレル（A, a）からなるSNPの場合，遺伝型は（AA, Aa, aa）の3種類を観察します．各アレル（A, a）の疾患発症率が異なるとき，各アレルの疾患発症率比を**アレル相対リスク**とよびます．各遺伝型（AA, Aa, aa）の疾患発症率が異なるとき，各遺伝型の疾患発症率比を**遺伝型相対リスク**とよびます．アレルがリスクアレルである場合，AAに対するAaあるいはaaすなわちAa＋aaの遺伝型相対リスクを計算すると，このSNPの疾患へのかかわり方（優性，劣性，相乗遺伝モデルなど）を推定することが可能となります．

オッズ比

オッズは，ある事象が起こる確率と起こらない確率の比を示します．すなわち，ある事象が起こる確率をpとすると，オッズ＝起こる確率/起こらない確率＝$p/(1-p)$の値となります（表2）．

表1 2×2分割表

		疾患 + (症例) 疾患群	疾患 − (対照) 健常群	計（曝露の有無）	発症リスク	相対リスク比	オッズ	オッズ比
曝露（リスクアレル・介入）	＋	a	b	a+b	a/(a+b)	a/(a+b) ÷ c/(c+d)	a/b	a/b ÷ c/d
	−	c	d	c+d	c/(c+d)		c/d	
計		a+c	b+d					

相対危険率/相対リスク比（relative risk）　　**アレル相対リスク**（allelic relative risk）　　**遺伝型相対リスク**（genotype relative risk）

表2 確率とオッズ

確率	オッズ
p	p/(1−p)
1/2	1
1/3	2
1/4	3
⋮	⋮
1/100	99

ある曝露下である事象(疾患)が起こるオッズと,曝露がない場合に事象(疾患)が起きるオッズの比(つまり相対的な関連の強さの指標)が**オッズ比(OR)**です.オッズ比は,コホート研究だけでなく症例対照研究でも算定できます.

表3のような2×2分割表が作成された場合,リスクアレル(第1章-6-①)を有して疾患を発症した者のオッズはa/b,リスクアレルを有さず発症した者のオッズはc/dとなり,疾患発症オッズ比はa/b÷c/dとなります.

ある曝露が疾患発症に関連すると,オッズ比は増大します.例えば,疾患群100名中40名が,対照(健常)群100名中20名がリスクアレルを有すると,このリスクアレルに関するオッズ比は(40/60)÷(20/80)=2.67と計算されます.すなわち,このリスクアレルにより発症するリスクは,疾患群では健常群に対し2.67倍高いことを示します(表2).

オッズ比が1より大きいと,リスクアレルがある群でより疾患の関連性が高い,すなわち疾患に罹りやすいことを意味しています.また相対的にみても,オッズ比が高いほど,リスクアレルと疾患との関連性が高いことを示します.オッズ比は,10を超える場合も珍しくありません.一般的に,多因子病(第2章-6)でのリスクアレルでは,低いオッズ比しか期待できず,1.5を超えれば比較的強い因子といえます.一方,メンデル遺伝病(第2章-2-②)と連鎖する変異アレルのオッズ比は非常に高くなります(第6章-1-⑤).オッズ比が1とは,事象(疾患)の起こりやすさがリスクアレルのある群とない群の両群で同じであり,リスクアレルと疾患との関連がないことを意味します.逆に,オッズが1より小さいとは,ある群において疾患に罹りにくいことを意味します.

一般集団での疾患の発生率が小さい場合には,(2×2分割表において,a+b≈bかつc+d≈dとなるため)オッズ比は相対リスク比に近似します.

表3 オッズ比計算例

		疾患 + (症例)疾患群	疾患 − (対照)健常群	計(曝露の有無)	発症リスク	相対リスク比	オッズ	オッズ比
曝露(リスクアレル・介入)	+	a 40	b 20	a+b 60	a/(a+b) 40/60 =2/3	a/(a+b) ÷c/(c+d) 2/3÷3/7 =14/9	a/b 40/20 =2	a/b÷c/d =8/3
	−	c 60	d 80	c+d 140	c/(c+d) 60/140 =3/7		c/d 60/80 =3/4	
計		a+c 100	b+d 100	a+b+c+d 200				

オッズ比 (odds ratio)

第5章-2
ゲノム研究②
検定・統計的有意差

研究では，解かれていない問いから仮説を立て，データなどの判断材料を集めて検証します．その仮設が科学的に正しいかどうかは，統計学の手法を用いた「検定」により判断されます．

検定

比較する2群においてデータ（標本，サンプル）に差がありそうな場合に，「差がある」ことを検証するために**検定**が行われます．まず，「（2つのグループ間には）差がない」という，本来の主張とは逆の仮説である帰無仮説を立てます．

次に，データを収集し，データから統計量，すなわち「差がない」確率を計算します．「差がない」確率は英語のprobabilityから，**p値**とよばれます．p値が低い場合には，「差がない」帰無仮説は棄却され，本来の主張である「差がある」対立仮説が採択される手順です（図1）．

このように**統計的有意差**の有無を判定するために，どれくらいp値が小さいかが**有意水準**に基づき判断されます．有意水準とは，帰無仮説を棄却するかうかを判定する基準です．有意水準の多くは，5％未満（$p<0.05$）〔分野や研究内容によっては1％未満（$p<0.01$）〕に定められます．すなわち，収集したデータに対し検定を行い，結果が$p<0.05$であれば「有意差がある」と判断されます．一方，p値が0.05より小さいからといって，その（対立）仮説が重要であるとはなりません．逆に，p値が0.05より大きいからといって，その（対立）仮説には効果がないともなりません．統計学的検定は数理上の計算値で判断され，結果は解析した人数である**サンプ**

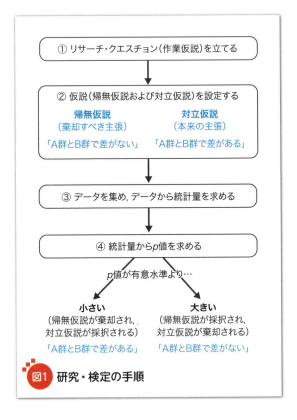

図1 研究・検定の手順

ルサイズ（標本数，サンプル数）によっても大きく影響されます．サンプルサイズが大きくなればなるほど，たとえ実質的な差がなくても，p値は小さくなり，統計的に有意であるという結果が得られやすくなるという問題をもっています（表1）．

表1　サンプルサイズとp値・信頼区間の関連

		p値	信頼区間の幅
サンプルサイズ	大	小	狭い
	小	大	広い

検定(statistical testing)　**p値**(p-value)　**統計的有意差**(statistical significance)　**有意水準**(significance level)　**サンプルサイズ**(sample size)

信頼区間

信頼区間（CI）は，解析した値〔オッズ比（第5章-2-①）など〕がどのような数値の範囲にあるかを示します．信頼区間の範囲の上限を上限値，下限を下限値といいます．95％信頼区間（95％CI）とは，真の値が95％の確率で存在する範囲を示しています．信頼区間の値が1（差がない）をまたぐとき，「関連性が有意でない」といえます（図2）．

信頼区間の幅はサンプルサイズに影響されます．サンプルサイズが大きくなると信頼区間の幅が狭くなり，小さいと幅が広がります．信頼区間の幅が狭いほど，推定値の精度は高くなります（表1）．

検出力

前述したとおりp値の大きさもサンプルサイズによって変わり，実質的な差の大きさについての情報は何も与えてくれません．そこで，サンプルサイズにより変化しない，効果の大きさの指標である**効果量**が解釈に役立ちます．研究において効果は必ずしも正しく検出されず，効果を正しく検出する確率である**検出力・統計学的パワー**を算出します．

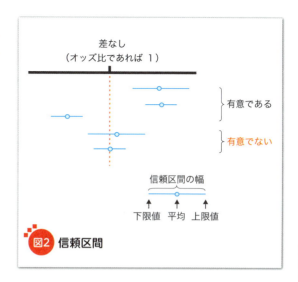

図2 信頼区間

すなわちサンプルサイズ，有意水準，検出力，効果量の4つが，検定結果のよし悪しを決定する要素となります．研究前から，設定した効果量を検出するために十分な検出力を確保するサンプルサイズを選んでいるかの確認が重要です．検出力が低い研究では意味のある効果を検出できず，研究費用や人員を有効に活用できない可能性があります．

信頼区間（confidence interval）　効果量（effect size）　検出力/統計学的パワー（statistical power）

第5章-3

検査①
感度・特異度

検査法の診断能の指標として，感度，特異度が用いられます．

感度・特異度

実際に罹患している人を対象に検査した際に，正しく陽性と検出される割合を**感度**または真陽性率（true positive：TP）とよびます．感度に関連した用語として，SnNout（スナウト）とよばれる概念があります．これは，感度（sensitivity）の高い検査の結果が陰性（negative）であった場合は対象疾患を有する可能性を除外する（rule out）ということです．感度の高い検査は，偽陰性率（見落とし）が低く（表1），陰性適中率（第5章-3-②）が高くなるため，除外診断に優れているといえます．

一方，罹患していない人を対象に検査した際に，正しく陰性と検出される割合を**特異度**または真陰性率（true negative：TN）とよびます．SpPin（スピン）は，特異度（specificity）が高い検査の結果が陽性（positive）となった場合は対象疾患を有している，すなわち診断を確定できる（rule in）こと

		疾患 + あり	疾患 − なし	
検査	陽性	真陽性 a	偽陽性 b	陽性数 $a+b$
	陰性	偽陰性 c	真陰性 d	陰性数 $c+d$
		有病者数 $a+c$	非病者数 $b+d$	総数 $a+b+c+d$
	感度 ＝真陽性率 ＝真陽性数/有病者数 ＝$a/(a+c)$	偽陽性率 ＝$b/(b+d)$ （＝1−特異度）	陽性尤度比 ＝真陽性率/偽陽性率 ＝$[a/(a+c)]/[b/(b+d)]$ ＝$(a/b)/[(a+c)/(b+d)]$ ＝検査後オッズ/検査前オッズ	
	偽陰性率 ＝$c/(a+c)$ （＝1−感度）	特異度 ＝真陰性率 ＝真陰性数/非病者数 ＝$d/(b+d)$	陰性尤度比 ＝偽陰性率/特異度 ＝$[c/(a+c)]/[d/(b+d)]$	
			正診率 ＝（真陽性数＋真陰性数）/総数 ＝$(a+d)/(a+b+c+d)$	

検査後確率（＝陽性適中率）＝真陽性数/陽性数＝$a/(a+b)$
検査後オッズ＝真陽性数/非病者数＝a/b
検査前確率（＝有病率）＝有病者数/総数＝$(a+c)/(a+b+c+d)$
検査前オッズ＝有病者数/非病者数＝$(a+c)/(b+d)$

表1 感度・特異度

感度（sensitivity）　特異度（specificity）

を示す概念です．特異度の高い検査は，偽陽性率が低く（表1），陽性適中率（第5章–3–②）が高くなるため，確定診断に優れているといえます．

感度・特異度は，それぞれの検査法に固有の属性であり，検査法が適用される集団の有病率，検査前確率の影響は受けません．しかし，疾患群の重症度や病期などの構成の違い，後述するカットオフ値といった疾患スペクトラムの影響を受けます．また，1から感度を引いた値（1–感度）は偽陰性率（false negative：FN），1から特異度を引いた値（1–特異度）は偽陽性率（false positive：FP）になります．感度・特異度は通常0～1の比率としてあらわしますが，0～100％と「％」で表す場合もあります．

尤度と尤度比

感度と特異度は，同時に高いことが望まれます．しかし，感度と特異度は駆け引き（トレードオフ）の関係にあります．感度と特異度を1つにまとめた指標として尤度比があります．

尤度比（LR）は，疾患群である結果（陽性あるいは陰性）を得る確率と非疾患群で同じ検査結果を得る確率の比で，検査結果「陽性」を対象にした陽性尤度比と，検査結果「陰性」を対象にした陰性尤度比があります．

陽性尤度比（LR＋）は「有病者における陽性の尤度（真陽性率＝感度）」の「非病者における陽性の尤度（偽陽性率＝1－特異度）」に対する比であり，有病者が非病者よりも何倍陽性になりやすいかをあらわしています．

陰性尤度比（LR－）は，「有病者における陰性の尤度（偽陰性率＝1－感度）」の「無病者における陰性の尤度（真陰性率＝特異度）」に対する比であり，有病者が無病者よりも何倍陰性になりやすいかをあらわしています．

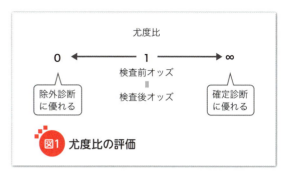

図1 尤度比の評価

尤度比は，診断能のない検査では1となります．尤度比が1からどのくらい離れるかで疾患群と非疾患群との鑑別能力を計ることができます．すなわち陽性尤度比は1以上で大きいほど確定診断に，陰性尤度比は1以下で0に近いほど除外診断に有用です（図1）．尤度比は，検査後オッズと検査前オッズの比にもなり，その値が高い検査ほど検査前後のオッズを大きく変化させ，診断価値が高い検査となります（検査後オッズ＝検査前オッズ×尤度比とも示されます）．

ROC曲線

検査の感度と特異度をもとにその検査の有用性をどのように決定するかは，検査をする側にとって大きな問題になります．診断能の解析には，横軸に偽陽性率（＝1－特異度），縦軸に感度をプロットする，**受信者動作特性（ROC）**曲線が用いられます．ROC曲線が45°の線から左上に離れれば離れるほど，検査として有効となります（図2）．その曲線下の面積，ROC曲線下面積（AUC）は診断能をあらわし，0.5～1.0の値をとります．AUCが高ければ高いほど，予測能・診断能が高いと判断できます．

ROC（AUC）は，感度，特異度，尤度比，オッズ比とともに有病率に依存しません．

尤度比 (likelihood ratio)　**陽性尤度比** (likelihood ratio for a positive finding)　**陰性尤度比** (likelihood ratio for a negative finding)　**受信者動作特性** (receiver operating characteristics)

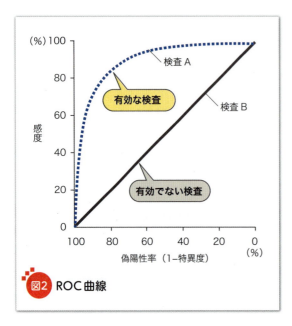

図2 ROC曲線

検査項目に固有の値である基準値範囲と異なります．

定量的検査では，感度・特異度はカットオフ値の位置により，病者数（疾患群総数），非病者数（非疾患群総数）は変わりませんが，真陽性数，真陰性数が変動します．

疾患群と非疾患群の検査値分布が離れていて，疾患群の下限値と非疾患群の上限値の間の範囲にカットオフ値を置けば，カットオフ値より右が陽性で左が陰性で記載され，偽陽性者も偽陰性者も0となり，感度100％で特異度100％となります（図3A）．

しかし一般に疾患群と非疾患群の検査値分布は重なっています．カットオフ値を移動した際の感度と特異度の変化は，検査結果の分布図とROC曲線から検討できます（図3B）．カットオフ値を高めに設定（bの縦線を右へシフトする；a）すると，疾患群では真陽性が減少して偽陰性が増加し，非疾患群では真陰性が増加して偽陽性が減少し，感度が下がって特異度が上がります．カットオフ値を低めに設定する（bの縦線を左へシフトする；c）と感度は高く（偽陰性が少なく）なりますが，偽陽性が増えて特異度は減少します．

カットオフ値

バイオマーカーや体細胞変異のような定量的検査では，特定の疾患（群）に罹患した患者群と非患者群について検査の陽性・陰性（どこからを陽性，どこからを陰性にするか）を分ける値である**カットオフ値（陽性判定基準）**を決めています．カットオフ値は検査項目と疾患（群）の対に固有な値であり，

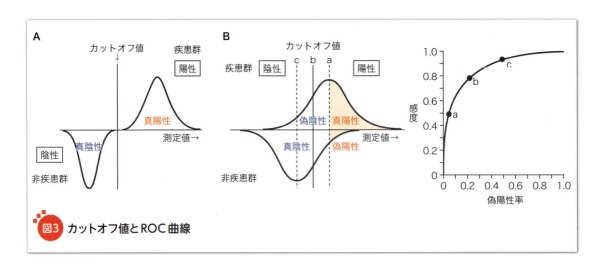

図3 カットオフ値とROC曲線

カットオフ値（cut-off value）　陽性判定基準（―）

第5章-3

検査②
陽性適中率・陰性適中率

＊「陽性的中率」「陰性的中率」と表記することもあります．

検査を評価する指標として，感度や特異度のほかに陽性適中率・陰性適中率があります．

陽性適中率

陽性適中率（PPV）は，ある検査において検査結果が陽性と判定された人のうち，実際に疾患に罹っている人（有病者）の割合で示されます（表1）．有病率が「有病者である事前確率（検査前確率）」であるのに対して，陽性適中率は「検査結果陽性における有病者の割合，条件確率がかかわる事後確率（検査後確率）」になります．第5章-3-①で解説したとおり，特異度が高いと，真陽性数が増加し，陽性適中率が高くなり確定診断に有用となります．

陰性適中率

陽性適中率の対義語として，**陰性適中率（NPV）**があります（表1）．陰性適中率は，ある検査において検査結果が陰性と判定された人のうち，実際に疾患に罹っていない人の割合で示されます．第5章-3-①で解説したとおり，感度が高いと真陰性数が増加し，陰性適中率が高くなり，除外診断に有用となります．

表1 陽性適中率・陰性適中率

		疾患				
		＋ あり	－ なし			
検査	陽性	真陽性 a	偽陽性 b	陽性数 a+b	**陽性適中率**（＝検査後確率）＝真陽性数/陽性数 ＝a/(a+b)	陽性率 ＝陽性数/総数 ＝(a+b)/(a+b+c+d)
	陰性	偽陰性 c	真陰性 d	陰性数 c+d	**陰性適中率** ＝真陰性数/陰性数 ＝d/(c+d)	
		有病者数 a+c	非病者数 b+d	総数 a+b+c+d	有病率（＝検査前確率）＝有病者数/総数 ＝(a+c)/(a+b+c+d)	
	感度 ＝真陽性率 ＝真陽性数/有病者数 ＝a/(a+c)		特異度 ＝真陰性率 ＝真陰性数/非病者数 ＝d/(b+d)			

陽性適中率（positive predictive value） 陰性適中率（negative predictive value）

陽性適中率・陰性適中率への有病率の影響

臨床現場では，疾患か否かの線引きが難しく，感度や特異度よりも陽性適中率と陰性適中率が有用となる場面が多くあります．陽性適中率，陰性適中率はともに，感度と特異度だけでなく，集団での有病者の割合である有病率の影響も受けます．すなわち，感度，特異度が同じでも，有病率が低くなると，陽性適中率は低下し，陰性適中率は上昇します．

図1では，合計1,000人の集団を対象に感度90％，特異度90％の検査を行うことを想定して，

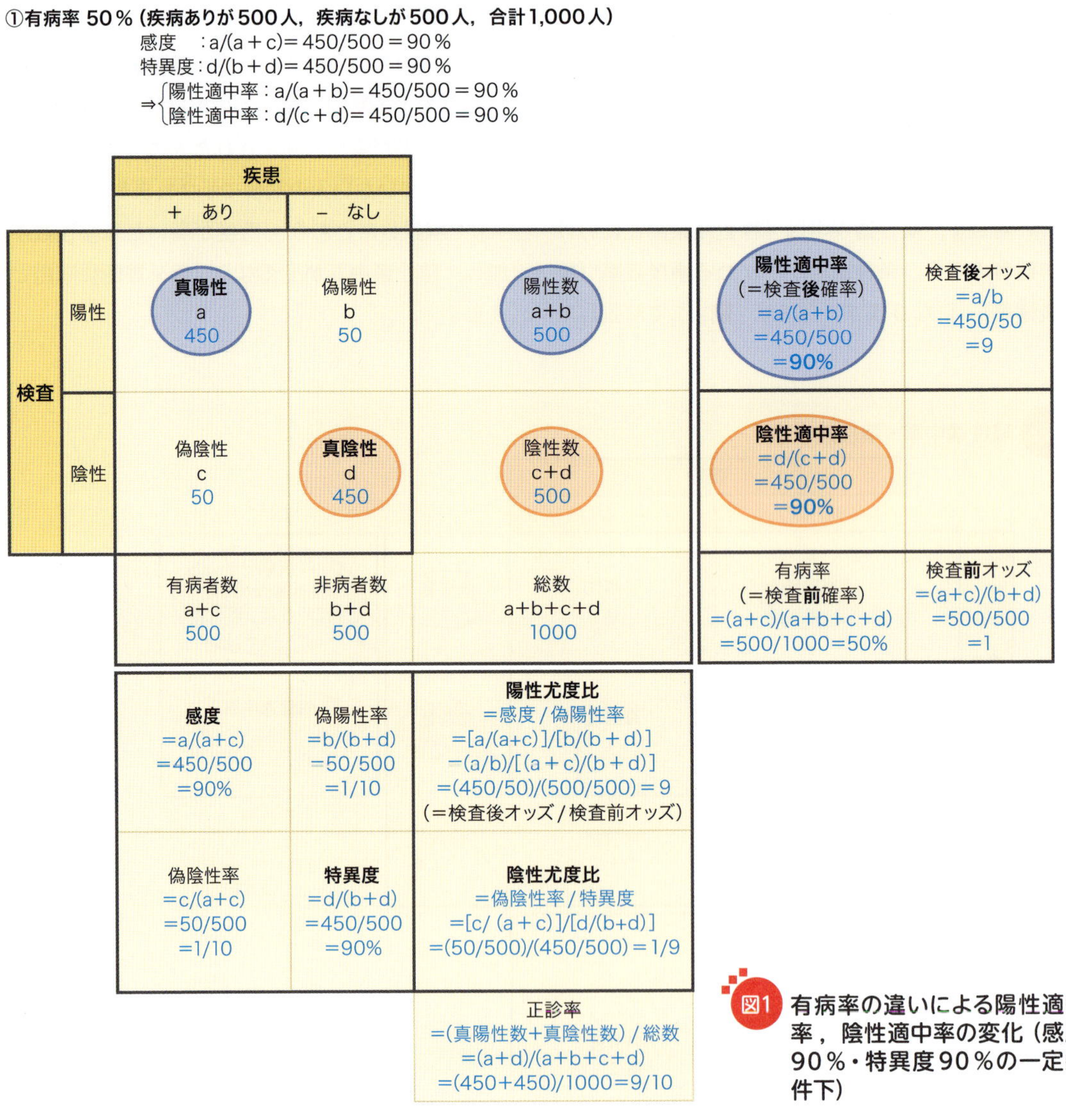

①有病率50％（疾病ありが500人，疾病なしが500人，合計1,000人）
- 感度　：a/(a+c)= 450/500 = 90％
- 特異度：d/(b+d)= 450/500 = 90％
- ⇒ 陽性適中率：a/(a+b)= 450/500 = 90％
- 　　陰性適中率：d/(c+d)= 450/500 = 90％

		疾患 + あり	疾患 − なし			
検査	陽性	真陽性 a 450	偽陽性 b 50	陽性数 a+b 500	陽性適中率（=検査後確率）=a/(a+b)=450/500=**90％**	検査後オッズ =a/b =450/50 =9
検査	陰性	偽陰性 c 50	真陰性 d 450	陰性数 c+d 500	陰性適中率 =d/(c+d)=450/500=**90％**	
		有病者数 a+c 500	非病者数 b+d 500	総数 a+b+c+d 1000	有病率（=検査前確率）=(a+c)/(a+b+c+d)=500/1000=50％	検査前オッズ =(a+c)/(b+d) =500/500 =1
		感度 =a/(a+c) =450/500 =90％	偽陽性率 =b/(b+d) =50/500 =1/10	陽性尤度比 =感度/偽陽性率 =[a/(a+c)]/[b/(b+d)] =(a/b)/[(a+c)/(b+d)] =(450/50)/(500/500)=9 (=検査後オッズ/検査前オッズ)		
		偽陰性率 =c/(a+c) =50/500 =1/10	特異度 =d/(b+d) =450/500 =90％	陰性尤度比 =偽陰性率/特異度 =[c/(a+c)]/[d/(b+d)] =(50/500)/(450/500)=1/9		
				正診率 =(真陽性数+真陰性数)/総数 =(a+d)/(a+b+c+d) =(450+450)/1000=9/10		

図1 有病率の違いによる陽性適中率，陰性適中率の変化（感度90％・特異度90％の一定条件下）

有病率が50％の場合と10％の場合とで陽性適中率と陰性適中率とを計算しています．この条件下では，有病率が50％→10％となることで陽性適中率は90％→50％に低下し，陰性適中率は90％→99％に上昇することがわかります．

有病率が低い疾患を対象にした検査では，検査項目を複数にし陽性適中率を高くする工夫や，一次検査（スクリーニング）で陽性になった人への確定診断に向けた精査が行われます．

②有病率 10％（疾病ありが100人，疾病なしが900人，合計1,000人）
感度　　：a/(a＋c)＝90/100＝90％
特異度：d/(b＋d)＝810/900＝90％
⇒ { 陽性適中率：a/(a＋b)＝90/180＝50％
　　陰性適中率：d/(c＋d)＝810/820＝99％ }

		疾患					
		＋ あり	－ なし				
検査	陽性	真陽性 a 90	偽陽性 b 90	陽性数 a+b 180	陽性適中率 (＝検査後確率) =a/(a+b) =90/180 =**50%**	検査後オッズ =a/b =90/90 =1
	陰性	偽陰性 c 10	真陰性 d 810	陰性数 c+d 820	陰性適中率 =d/(c+d) =810/820 =**99%**	
		有病者数 a+c 100	非病者数 b+d 900	総数 a+b+c+d 1000	有病率 (＝検査前確率) =(a+c)/(a+b+c+d) =100/1000=10%	検査前オッズ =(a+c)/(b+d) =100/900 =1/9
		感度 =a/(a+c) =90/100 =90%	偽陽性率 =b/(b+d) =90/900 =1/10	陽性尤度比 =陽性率/偽陽性率 =[a/(a+c)]/[b/(b+d)] =(a/b)/[(a+c)/(b+d)] =(90/90)/(100/900)=9 (＝検査後オッズ/検査前オッズ)		
		偽陰性率 =c/(a+c) =10/100 =1/10	特異度 =d/(b+d) =810/900 =90%	陰性尤度比 =偽陰性率/特異度 =[c/(a+c)]/[d/(b+d)] =(10/100)/(810/900)=1/9		
				正診率 ＝（真陽性数＋真陰性数）/総数 ＝(a+d)/(a+b+c+d) ＝900/1000=9/10		

第6章 ゲノム医療をとりまくもの ―研究から診療へ

概論

　ゲノム・遺伝子研究は，病因遺伝子の探索・同定に基づいた病態解明を可能にし，診断・検査や治療法の開発へと，基礎研究から医療への応用・実践につながる橋渡し研究（トランスレーショナル・リサーチ）が効率的に進められています．

　遺伝子研究は，1900年にメンデルの法則（第2章-**2**-①）が再発見され，1953年にDNA二重らせん構造が発見されたことでさらなる発展をとげ，ゲノム研究へとつながりました．そして2003年（DNA二重らせん構造の発見から50年後）には，ついにヒトゲノムの全塩基配列が決定されました．すべてのゲノム配列が判明した「ポストゲノム」の時代となった現在，ゲノム・遺伝子研究は他の学問分野に類を見ないほどの急速な発展をとげています．ゲノム情報を基盤とした診断・検査はすべての診療科にとって重要な医療行為になりつつあります（第3章）．

　医療全域にわたってゲノム情報を広く有効に活用できる遺伝医療・ゲノム医療時代を迎え，**遺伝カウンセリング**や**ELSI（倫理的，法的，社会的課題）**，診断・治療・**社会資源**の充実への対応をはじめとした遺伝診療体制の充実に進んでいます．誰もがヒトの遺伝についての知識を共通してもち活用する能力，**ゲノムリテラシー・遺伝リテラシー**（理解度）の向上が求められています（図1）．

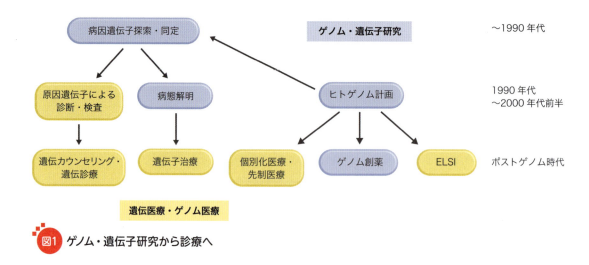

図1 ゲノム・遺伝子研究から診療へ

遺伝カウンセリング（genetic counseling）　**ELSI/倫理的・法的・社会的課題**（ethical, legal and social issues）　**社会資源**（social resource）　**ゲノムリテラシー/遺伝リテラシー**（genomic literacy/genetic literacy）

本章では，ゲノム・遺伝子研究の手法や，研究の成果として発展しつつある遺伝医療・ゲノム医療をとりまく現状・課題について紹介します．ゲノム・遺伝子研究の成果は，迅速に臨床現場に活用される機会が増えてきています．私たち誰もがもっている「ゲノム」が有している「heredity（遺伝継承）」や「variation（多様性）」といった2つの基本的概念を踏まえたゲノムリテラシーを誰もが有することは，今後のゲノム医療のさらなる進展につながると期待されます．

第6章-1

ゲノム研究①
ELSI（倫理的・法的・社会的課題）

ELSI（エルシー）は，「Ethical（倫理的），Legal（法的），and Social（社会的）Issues（課題）」の頭文字に由来します．

ゲノムDNAを解析して得られる情報

第1章-6-②で解説したとおり，ヒトゲノムのDNA配列には個人間での変化（違い）が多く認められます（バリアント）．ゲノムDNAを解析して得られる情報には，それらの配列，すなわちDNAを構成する4種類（ACGT）の塩基の配列を文字列で表記する情報である**ゲノムデータ**のほか，ゲノムデータに病気の関連性（病的変異；第3章-5-①）などの「解釈」を加えて意味を付加した**ゲノム情報**，特にゲノム情報のうち子孫に受け継がれる**遺伝情報**（生殖細胞系列のゲノム情報）の3種類に分けられます（図1）．ゲノムデータは個人識別符号，つまり立派な個人情報であり，さらにゲノム情報と遺伝情報は，特に慎重な取り扱いが求められる「要配慮個人情報」であると位置付けられています．

遺伝情報の特性

上記のうち遺伝情報は，個人にとって一生の間変わらず（不変性），将来の健康上の問題を示しうる（予見性）情報です．しかも，遺伝情報は個人にとどまらず，親子や兄弟姉妹など家系内で共有されます（共有性（継承性・遺伝性））（第3章-概論，表1）．遺伝学的検査およびその結果に基づいてなされる診断の際には，得られた遺伝情報が漏えいなどにより不適切に扱われると，被検者および被検者の血縁者に社会的不利益がもたらされる可能性があります．遺伝情報

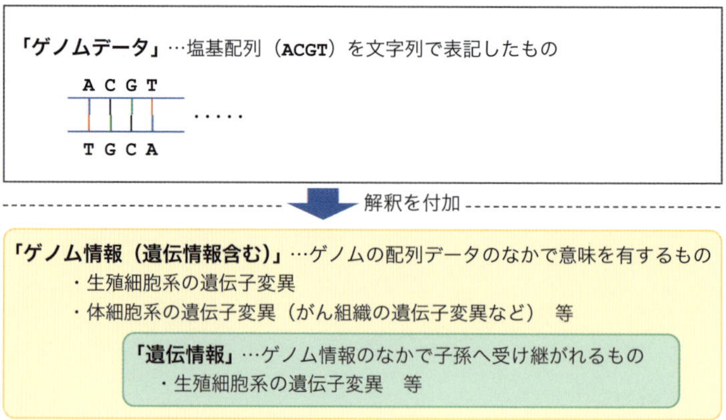

図1　ゲノムDNAを解析して得られる情報
「ゲノム情報を用いた医療等の実用化推進タスクフォース資料」（2015.11）より引用．

「ゲノムデータ」…塩基配列（ACGT）を文字列で表記したもの

ACGT .....
TGCA

→ 解釈を付加

「ゲノム情報（遺伝情報含む）」…ゲノムの配列データのなかで意味を有するもの
・生殖細胞系の遺伝子変異
・体細胞系の遺伝子変異（がん組織の遺伝子変異など）　等

「遺伝情報」…ゲノム情報のなかで子孫へ受け継がれるもの
・生殖細胞系の遺伝子変異　等

ゲノムデータ（genomic data）　ゲノム情報（genomic information）　遺伝情報（genetic information）

表1 遺伝情報の特性

①不変性	・<u>本人</u>において遺伝情報は<u>生涯変化しない</u>
	・検査は1度でよい
②共有性（継承性・遺伝性）	・遺伝情報は<u>家系内</u>で一部<u>共有</u>する
	・もし遺伝子変異があれば，家系内での変異部位は同一である
	・家系内で1人の情報がわかれば，他の構成員の検査は容易になる →発症前診断，出生前診断
③予見性	・未来を予測する可能性がある

表2 生命倫理の4つの原則

①自律尊重（respect for autonomy）	被検者・患者本人の自律性の尊重（自己決定の尊重）
②善行・仁恵（beneficence）	被検者・患者本人の立場からの最善の利益の考量
③無危害・被害防止（non-maleficence）	被検者・患者に危害を加えない（リスクの諸問題）
④正義・公正（justice）	医療資源の公正な配分，偏った価値判断の回避

を取り扱う際には，不変性や共有性（継承性・遺伝性）といった遺伝情報の特性によるさまざまな倫理的，法的，社会的課題（ELSI）への考慮が必要です．

ELSI

ELSIは，英語の「ethical, legal and social issues（倫理的・法的・社会的課題）」の頭文字をとった略号で，生命科学・医学研究を進めるにあたり生じるさまざまな問題の総称です．1990年，NIH（米国立衛生研究所）でヒトゲノム計画がスタートしたのと同時に，研究費全体の5％という大きな額がELSI研究に確保されました．

1）倫理的問題

生命倫理は，1970年頃に英国でつくられたバイオエシックス〔bioethics；ギリシャ語のbios（生命）とethike（倫理）に由来〕という概念を日本に導入する際にあてられた訳語で，医療に限局すると医の倫理ともいわれます．バイオエシックスは，バイオテクノロジーの発展により生命の意味が揺らぐなか，新たな倫理を構築する運動としてはじまりました．倫理的問題に直面したときの解決の指針として示される生命倫理の原則には，①自律尊重，②善行・仁恵，③無危害・被害防止，④正義・公正の4つがあり，医学の一分野である遺伝医学にもあてはまります（表2）．

自律尊重とは，個人の尊重および個人の意思決定を尊重することです．成人で自己決定（判断）能力をもつ者は，「自分のもの」について他人に危害を加えない限り，自己決定の権利が尊重されます．自律尊重では，自己決定（判断）能力を有しているか否か，「自分のもの」の対象について検討が必要です．善行・仁恵とは，できる限り個人のためになるようにすることです．無危害・被害防止は，できる限り被害（危害）を避けることです．正義・公正は，便

ELSI（ethical, legal and social issues）　生命倫理（bioethics）

益と負担（危険），費用と効果などをできる限り公正にすることです．

2）インフォームド・コンセント

インフォームド・コンセントは，生命倫理の4原則のうち「自律尊重」を具体化する概念です．医療者側から示された方針に，その医療行為を受ける者（被検者）が自ら同意を示す，あるいは医療者側から示された選択肢がもつそれぞれの長所短所を理解したうえで選択するプロセス（この場合はインフォームド・チョイスともいいます）です．

一般に，インフォームド・コンセントにおいて同意を得るのは，20歳以上の成人としています．被検者が未成年の場合には，代諾者（親権者）の同意だけでなく，被検者本人にも理解度に応じて十分に説明し，了解（**インフォームド・アセント**）を得る努力をすべきです．

3）社会的問題

遺伝情報による社会的な問題として，就学時や雇用時の採用・入学の拒否や昇進の制限といった差別が指摘されています．他に，生命保険の加入や保険金の支払い時にも生じえます．遺伝情報が判明することにより，生命保険の加入の拒否や保険料の引き上げ，保険金の支払い拒否といった選択が行われる可能性があります．一方，加入者側が自らの遺伝情報を知り保険に加入をする・しないという行動をとると，リスクの高い人が保険に加入し，低い人は加入しなくなるという，いわゆる「逆選択」を生じ，保険事業が成り立たなくなります．

4）法的問題

法と倫理はいずれも社会的規範ですが，法は国家により強制される他律的な規範であり，倫理は自主的な順守が期待される自律的な規範です．両者は，法の足りないところを倫理が補い，倫理の足りないところを法が補うという補完関係にあります．

遺伝情報による差別への対応や適切な活用に向けた法整備が求められています．遺伝情報による差別禁止に関する法整備が世界各国で進んでいます．米国では2008年に遺伝情報差別禁止法（The Genetic Information Nondiscrimination Act of 2008：GINA）が成立しました．わが国では，遺伝情報の扱いに関する法整備への具体的な取り組みはみられていません．

遺伝子例外主義

「遺伝情報は特別な情報であり，特別な保護・規制が必要である」という**遺伝子例外主義**は，1993年に生命倫理学者のジョージ・アナスにより唱えられました．

一方，遺伝情報を特別視せず，他の医療情報と同等に扱うべきであるとする，遺伝子例外主義の反対論があります．反対論の根拠は，①本人の利益を侵害する可能性のある個人医療情報である医療センシティブ情報は，遺伝情報だけではない，②遺伝情報と他の医療情報を区別することは実質的に難しい．多くの遺伝性疾患は症状や経過や家系などの診療情報からも診断は可能であり，遺伝学的検査の結果を遺伝情報と診療情報（診断に用いる）とに線引することは難しい，③遺伝学的検査と他の臨床検査の結果には重要な差異はない，という3つの視点によります．

優生思想

優生学は，1883年にチャールズ・ダーウィンの従兄弟のフランシス・ゴールドンによりギリシャ語のeu（よい）と，genesis（出生）を語源として命名された学問です．20世紀には多くの国々においてさまざまな優生政策が実施されました．これまでの優生政策＝外なる優生思想・「集団の優生学」に対

インフォームド・コンセント（informed consent）　**インフォームド・アセント**（informed assent）　**遺伝子例外主義**（genetic exceptionalism）　**優生学**（eugenics）

して，私たち一人ひとりの内部に染み込み潜む内なる優生思想，個人の優生学である「新優生学」の存在が指摘されています．生命尊重（プロ・ライフ），選択尊重（プロ・チョイス）という視点で論じられることがあります．

ゲノム医学・医療におけるELSI

ゲノム医学・医療の基盤を構築し発展するには，ELSIを踏まえた視点による検討が求められます．ゲノム医療を担う遺伝学的検査（第3章–**5**–④，第3章–**5**–⑤，第3章–**9**–②），ゲノム・遺伝子研究（第6章–**1**–②，第6章–**1**–③），遺伝子治療（第4章–**3**），遺伝・ゲノム診療（第6章–**2**–①）それぞれの分野で特有の課題を有しています．

第6章-1 ゲノム研究② ヒトゲノム・遺伝子解析研究の流れ

近年の生命科学の進展はめざましく，ヒトの遺伝子やゲノムを対象とした研究がさかんに行われ，疾患の診断や治療にゲノム解析が果たす役割が年々大きくなってきています．

ゲノム・遺伝子解析研究と他の臨床研究の違い

ヒトゲノム・遺伝子解析研究では，各過程で扱う試料提供者の**遺伝情報**（第6章-1-①）の特性から，試料提供者本人だけでなくその血縁者にかかわる情報を扱います．また，解析対象である**ゲノムDNA**は解析対象以外の全遺伝情報を含有し保管もできます．そのため，ヒトゲノム・遺伝子解析研究では他の臨床研究と比して，「遺伝情報」と「ゲノムDNA」の扱いに配慮した手順が必要です．

ゲノム・遺伝子解析研究の手順

ヒトゲノム・遺伝子解析研究は，個人がゲノムDNAを研究に提供することからはじまります．提供者は，担当医やメディカルコーディネーターから説明を受けた後，その研究の意義，目的，方法，予測される結果や不利益などを理解し，本人の自由意思に基づいて研究参加への同意（**インフォームド・コンセント**；第6章-1-①）をした後，匿名化されたゲノムDNA（試料）および情報が研究に提供されます（図1）．

遺伝情報の保護

個人が特定されている遺伝情報が外部に漏れると，本人だけでなく家系へも影響を与えかねません．個人遺伝情報の保護や管理には，より細やかな対応が求められます．

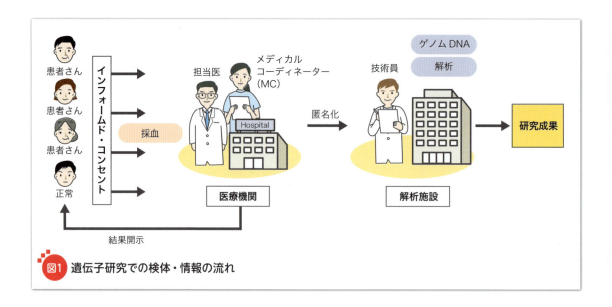

図1 遺伝子研究での検体・情報の流れ

遺伝情報（genetic information） **ゲノムDNA**（genomic DNA） **インフォームド・コンセント**（informed consent）

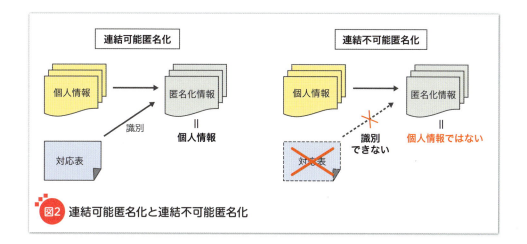

図2 連結可能匿名化と連結不可能匿名化

　遺伝子研究後に得た結果が個人に特定されるか否かが，その後の情報の保護や管理にとり重要となります．検体採取時から個人が識別できる情報（氏名・住所・生年月日など）をとり除き，代わりにかかわりのない符号または番号を付すのが**匿名化**です．匿名化には，提供者と試料番号の対応表を残し必要な場合に提供者個人を識別できる**連結可能**と，提供者を識別できないように対応表を残さない**連結不可能**の2つがあります（図2）．

　しかし，希少な遺伝性疾患では，対応表がなく連結不可能匿名化を行っても遺伝情報から個人を特定できる可能性があると考えられています．

解析対象試料となるゲノムDNA

　ヒトゲノム・遺伝子解析研究の解析対象の試料であるゲノムDNAは，全遺伝情報を含有しています．また，ゲノムDNAは化学的に安定であり，長期保存ができます．すでに保存しているゲノムDNAなどの（既存）試料を将来的に他のヒトゲノム・遺伝子解析研究へ利用すること（二次利用）も可能となります．

バイオバンク

　1990年代後半よりバイオ試料，つまり生物に関係する組織，細胞，血液，尿およびゲノムDNAなどを集めて保存する**バイオバンク**が構築され，ゲノム研究を中心とした生命科学・疾患研究が促進されてきました．近年，さらにバイオバンクを互いに連結させデータの共有を行う方向に動きはじめています．長期的に追跡した医療情報のゲノム研究結果への関連づけも研究の重要な視点となります．

遺伝子解析結果の開示

　遺伝子研究成果を提供者個人に返却（**開示**，回付）するのかしないのか，またはどのように伝えるのかについてはさまざまな議論があります．ヒトゲノム・遺伝子解析研究により得られる遺伝情報は，研究の段階で匿名化されています．バイオバンクのように膨大な数の提供者をグループとして扱い，かつさまざまなステップを経る場合，それらの成果を個々の提供者へ情報として返却するには精度や確実性が十分でない場合があります．また，「知らないでいる権利」の保障にどのように取り組むかも検討課題です．

匿名化（anonymization）　**連結可能**（coding）　**連結不可能**（anonymous）　**バイオバンク**（biobank）　**開示**（disclosure）

第6章-1

ゲノム研究③
ゲノム・遺伝子研究の指針，ガイドライン

急速に進展するヒトゲノム・遺伝子研究に関する指針・ガイドラインが国内外において定められています．

ヘルシンキ宣言

ヘルシンキ宣言は，ヒトゲノム・遺伝子研究を含めた，ヒトを対象とするすべての医学研究の倫理的原則です．世界中の臨床研究は，ヘルシンキ宣言を倫理的基盤としています．ヘルシンキ宣言では，ヒトを対象とする臨床試験を実施するために，①科学的・倫理的に適正な配慮を記載した試験実施計画書を作成すること，②倫理審査委員会で試験計画の科学的・倫理的な適正さを検討・承認すること，③被験者に，事前に説明文書を用いて試験計画について十分に説明し，研究への参加について自由意思による同意（インフォームド・コンセント；第6章-1-①）を文書で得ること，といった3項目が必須とされています．

ヘルシンキ宣言は，1964年，世界医師会総会で採択され，医学の進歩や時代の要請に応じて随時改訂されています．わが国においても，ヘルシンキ宣言の精神に基づいた臨床研究の指針として，文部科学省および厚生労働省による「**人を対象とする医学系研究に関する倫理指針**」（2014年12月）が施行されています．

日本での遺伝子研究ガイドライン・指針(表1)

21世紀になり新しいミレニアム（千年紀）時代の研究プロジェクトの1つとしてゲノム研究が推進され，2000年に厚生科学審議会先端医療技術評価部会により「遺伝子解析研究に付随する倫理問題等に対応するための指針」（いわゆる「ミレニアム指針」）が作成されました．同年，科学技術会議生命倫理委員会が「ヒトゲノム研究に関する基本原則」をまとめました．2001年には，この「基本原則」を基礎に研究現場へ適用することを目的として「**ヒトゲノ**

表1 ゲノム・遺伝子研究のガイドライン（2017年3月現在）

ガイドライン・指針・見解名	作成団体	制定・最終改定（年）
ヘルシンキ宣言	世界医師会	1964
人を対象とする医学系研究に関する倫理指針	文部科学省 厚生労働省	2014，2017改正
ヒトゲノム・遺伝子解析研究に関する倫理指針	文部科学省 厚生労働省 経済産業省	2001，2017改正
個人情報の保護に関する法律についてのガイドライン（通則編）	個人情報保護委員会	2016
臨床検査を終了した検体の業務，教育，研究のための使用について—日本臨床検査医学会の見解—	日本臨床検査医学会	2002，2009年改訂

ヘルシンキ宣言（Declaration of Helsinki）　人を対象とする医学系研究に関する倫理指針（—）　ヒトゲノム・遺伝子解析研究に関する倫理指針（—）

ム・遺伝子解析研究に関する倫理指針」が文部科学省，厚生労働省および経済産業省の3省により共通で制定されました（いわゆる，「ゲノム指針」あるいは「3省指針」）．現在，わが国のゲノム・遺伝子解析研究はこのゲノム指針に基づき進められています．指針の対象は，提供者の個体を形成する細胞に共通して存在し，その子孫に受け継がれうるヒトゲノムおよび遺伝子の構造または機能を，試料・情報を用いて明らかにしようとする研究としています．

ゲノム指針は，ゲノム・遺伝子解析研究のためには患者本人の同意が必須とし，個人情報の漏えいを防止する方法を規定し，人権保護，インフォームド・コンセントのあり方を含んでいます．提供者やその血縁者に対する遺伝情報開示のあり方，遺伝カウンセリング（第6章-2-①）の対応にも注意を要するとしています．

ゲノム指針は，**個人情報保護法**（個情法）施行に伴い2005年に改訂されました．さらに，近年実施されつつある高速，大量の遺伝子解析に基づき多様化してきたヒトゲノム・遺伝子解析研究への対応を可能とするために，2013年に改正されています．2013年改正では，遺伝情報の開示の方針，試料・情報の保存および使用方法，将来的に他のヒトゲノム・遺伝子研究に利用される可能性およびその場合の手続きに関する内容がインフォームド・コンセントに追加されました．追加された遺伝情報の開示の方針のなかには偶発的所見（第6章-1-⑥）への対応方針も含まれています．また，遺伝情報の適正な取り扱いを確保しつつ共同研究する他機関への情報更新も可能となり，長期的な追跡が有効となるコホート研究を推進しています．

2017年5月30日に全面施行される改正個人情報保護法等により，2017年にゲノム指針も改正されます．個人情報の新たなカテゴリーとして，単体でも個人情報に該当することとした**個人識別符号**が加わります．さらに個人情報のうち，特に本人に対し差別，偏見などの不利益が生じないように取り扱いに配慮を要する〔機微（センシティブ）な〕情報を特に**要配慮個人情報**と新設されました．本人同意を得ないでの「要配慮個人情報」の取得を原則として禁止するとともに，本人が明確に認識できないうちに個人情報が第三者へ提供されることがないように定められました．ゲノム情報や遺伝情報は「要配慮個人情報」に該当し，またゲノムデータは一定の条件で「個人識別符号」になります．ゲノム情報や遺伝情報は対応表があってもなくてもそれだけで「要配慮個人情報」になり，連結不可能匿名化されてもゲノム情報・遺伝情報があれば個人情報に該当し，特定の個人と識別されることがあると解釈されます．見直しにより，新指針では「連結可能匿名化」および「連結不可能匿名化」の用語は廃止されます．一方，特定の個人を識別することができないように個人情報を加工し，復元することができないようにする「匿名加工情報」や「非識別加工情報」が追加されます．

個人情報保護法（−）　個人識別符号（−）　要配慮個人情報（−）

第6章-1

ゲノム研究④
遺伝子マッピング：連鎖解析

　個体の遺伝子多型情報を用いて，形質（疾患の有無や薬剤の効果・副作用の有無など）に関連する遺伝子を探索する手法が開発されています．

病因遺伝子の探索・同定方法
—候補遺伝子アプローチから遺伝子マッピングへ

　病因遺伝子を探索・同定するための方法は，大きく**候補遺伝子アプローチ**（順行遺伝学，フォワードジェネティクス）と**遺伝子マッピング**（逆行遺伝学，リバースジェネティクス）に分類されます．

　1980年代以前には，表現型と病因候補遺伝子産物（タンパク質）の機能情報（特に酵素といった生化学的情報）との関連性を利用した候補遺伝子アプローチにより，少数の病因遺伝子が同定されていました．1980〜1990年代にPCR法（第3章-1-④）や塩基配列決定法（第3章-1-⑥）をはじめとする分子遺伝学技術が飛躍的に進歩するとともに，研究成果であるゲノム情報が蓄積されました．その後，得られた病因候補遺伝子のゲノム上の位置情報と罹患者家系との連鎖解析を利用した遺伝子マッピングが実施可能となり，同定される病因遺伝子数も急激に増加しはじめました（図1）．

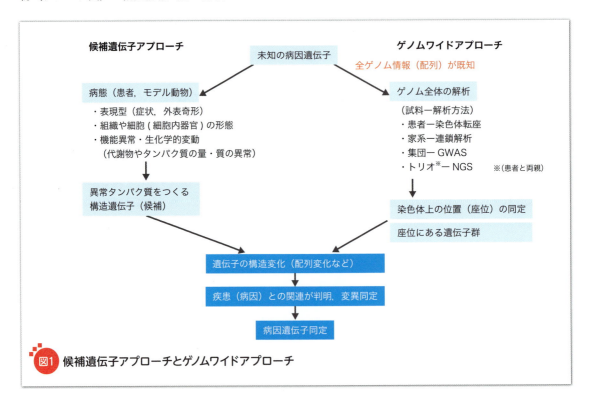

図1　候補遺伝子アプローチとゲノムワイドアプローチ

候補遺伝子アプローチ（candidate gene approach）　**遺伝子マッピング**（gene mapping）

遺伝子マッピングの手法

特定の形質に関連する遺伝子マッピングの手法は，①家系データを対象とする**連鎖解析**と，②主に集団データを対象とする**関連解析**に大別されます．ここでは前者について詳しく解説し，後者は第6章-**1**-⑤で解説します．

連鎖解析

連鎖解析は，遺伝子間の連鎖（第1章-**6**-②）関係を利用して，染色体上の疾患関連座位を推定します．連鎖解析では，固定されたバリアント（第1章-**6**-②）のマーカー座位における遺伝型（第1章-**6**-①）に加え，各個体の表現型，家系情報などを観察データとして用います．

連鎖解析には，正規分布をとるパラメータを仮定するパラメトリック連鎖解析とパラメータの仮定を要しないノンパラメトリック連鎖解析があります（表1）．パラメトリック連鎖解析は，遺伝形式の仮定が必須であり，メンデルの遺伝形式に従う単一遺伝子病（第2章-**2**-①）の大家系での解析に適しています．ノンパラメトリック連鎖解析は，メンデルの遺伝形式に従わない多因子病（第2章-**6**）の小家系での解析に適しています．

パラメトリック連鎖解析

単一遺伝子病における疾患関連遺伝子の探索では，遺伝形式（第2章-**2**-②）や浸透率（第2章-**2**-⑥），アレル頻度（第1章-**7**-①）などの正規分布をとるパラメータを仮定した**パラメトリック連鎖解析**を用いて座位を推定します．疾患関連遺伝子の座位は，位置の定まった（マッピングされた）複数のマーカー座位による多点解析により，連鎖している〔連鎖不平衡（第1章-**6**-①）〕か否かを調べ，推定されます．解析にあたり，ある仮説の下で，観察されたデータが生じる確率，すなわち尤もらしさをあらわす**尤度**を用いて検定を行います．疾患関連遺伝子とマーカーとの対応関係は，疾患関連遺伝子の座位が「いずれのマーカー座位とも連鎖しない，すなわち独立である（組換え率50％）」という仮説（帰無仮説；第5章-**2**-②）での尤度と，マーカー座位と「連鎖する」仮説（対立仮説）の尤度との比（尤度比）の常用対数である**ロッドスコア**としてあらわします．ロッドスコアは対数なのでその値が3の場合，p値は0.001（10^{-3}），オッズ比（第5章-**2**-①）は1,000となります．ロッドスコアが3を超えた座位は，疾患関連遺伝子座位が連鎖している可能性が高くなります．多数のマーカー座位でのアレルの違いを家系内の患者，非患者で比べるため，パラメトリック連鎖解析には，大きな家系を要します．

表1 連鎖解析を基盤とした手法の比較

解析方法	適する対象	アレル異質性に対する頑健性	集団の構造化（層別化）による影響	陽性領域	検体の集めやすさ	検出力	適する疾患
パラメトリック	少数・大家系	高	最小	広	極難	最小	単一遺伝子病
ノンパラメトリック	多数・小家系	高	小	広	難	小	多因子病

連鎖解析（linkage analysis） **関連解析**（association study） **パラメトリック連鎖解析**（parametric linkage analysis） **ノンパラメトリック連鎖解析**（non-parametric linkage analysis） **尤度**（likelihood） **ロッドスコア**（lod score）

ノンパラメトリック連鎖解析

多因子病（第2章-6）では，疾患発症にかかわるさまざまな要因，すなわち複数の遺伝子が同一疾患の発症にかかわる**遺伝的異質性**だけでなく，疾患発症の遺伝型を有しても発症しない**不完全浸透**，疾患発症の遺伝型をもっていないのに環境要因などにより発症する**表現模写**などが存在します．したがって，多因子病では遺伝様式の仮定が困難であり，パラメトリック連鎖解析は適用できません．多因子病における疾患感受性遺伝子の探索では，遺伝形式や浸透率を仮定せずに**ノンパラメトリック連鎖解析**が用いられます．

ノンパラメトリック連鎖解析の代表的な手法として，罹患している同胞を解析する**罹患同胞対法（ASP法）**があります．同じ遺伝性疾患に罹患した同胞は疾患関連遺伝子を共有している確率が高く，多数の罹患同胞対に共有される確率の高いゲノム領域に疾患関連遺伝子が存在します．疾患原因遺伝子近辺のゲノム領域は両親から受け継ぐため，多型マーカーは疾患原因遺伝子と連鎖している可能性が高く，同胞間の一致率も高くなります．

遺伝的異質性（genetic heterogeneity）　**不完全浸透**（incomplete penetrance）　**表現模写**（phenocopy）　**罹患同胞対法／ASP法**（affected sib pair method）

第6章-1

ゲノム研究⑤
関連解析

主に集団データを対象として既知の遺伝子バリアントマーカー座位と疾患関連遺伝子座位との間の関連の有無を検定する手法に，**関連解析**があります．関連解析は，症例（罹患者）対照研究と伝達不平衡試験に大別されます（表1）．

症例（罹患者）対照研究

集団を対象とした関連解析である，**症例（罹患者）対照研究/ケースコントロール研究**は最もよく行われている関連解析です．症例（罹患者）対照研究では，ある集団から抽出した罹患者（ケース）群と対照者（コントロール）群間で，着目するマーカー座位におけるアレル頻度，遺伝型頻度を比較します（図1）．「疾患関連遺伝子の座位とマーカー座位との間に関連がない」を帰無仮説としカイ二乗検定を行います．症例（罹患者）対照研究は，検出力が高いという利点がある反面，偽陽性が多くなります．母集団を代表しない特定の性質がまぎれこむ被検者の抽出（サンプリング）バイアスや，解析時に生き残っている人のみを対象にするという後向き研究ならではの生存バイアスといった，種々のバイアス（偏り）がかかる点が欠点としてあげられます．

ゲノムワイド関連解析（GWAS）

症例（罹患者）対照研究の1つである**ゲノムワイド関連解析（GWAS）**は，「ゲノムワイド」に「関連（相関）解析」を行う方法論で，表現型（疾患や形質）の有無と遺伝子多型（特にSNP；第1章-6-②）のアレル頻度や遺伝型頻度（第1章-7-①）との関連を統計的に調べます．ゲノム全体をほぼカバーするような遺伝子多型の解析を通して，疾患関連遺伝子の探索を，その機能がわからなくても可能にするアプローチです．GWASは2002年に理化学研究所のグループが世界ではじめて発表し，その後

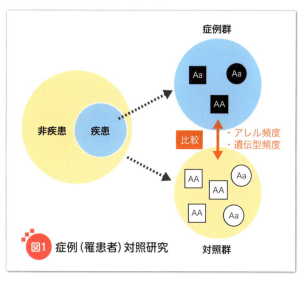

図1 症例（罹患者）対照研究

表1 関連解析を基盤とした手法の比較

解析方法	適する対象集団	アレル異質性に対する頑健性	集団の構造化（層別化）による影響	陽性領域	検体の集めやすさ	検出力
症例（罹患者）対照研究	多数の（非血縁の）罹患者と対照者	低	大（偽陽性）	狭	易	大
伝達不平衡試験	多数の家系	低	小	狭	中	中

関連解析（association study） **症例（罹患者）対照研究/ケースコントロール研究**（case-control study） **ゲノムワイド関連解析/GWAS**（genome wide association study）

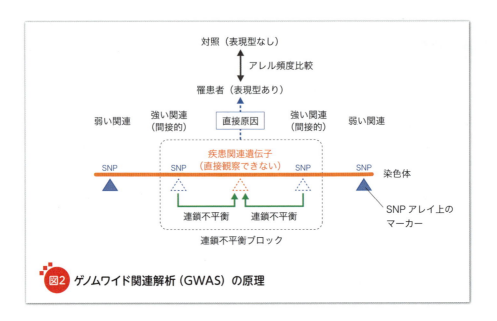

図2 ゲノムワイド関連解析（GWAS）の原理

　HapMapや1,000人ゲノムプロジェクトのデータ整備に付随して全ゲノムを高密度にカバーする50万個以上のSNP部位を搭載したマイクロアレイ（SNPアレイ）が開発・商用化され，GWAS研究が急速に発展しました．アレイ上には，**マイナーアレル頻度（MAF）**が5％以上（近年は1％以上の場合も）の頻度の高いSNPが搭載されています（第2章-7）．

　GWASによる疾患関連遺伝子や候補SNPの絞り込みは，連鎖不平衡（第1章-6-①）を利用しています．GWASで解析する遺伝子多型は，common disease common variant仮説（第2章-7）をもとに，症例（罹患者；表現型がある）と対照（表現型がない）間でSNPアレル頻度を比較します．両者間でアレイ上にあるアレル頻度に差が生じる遺伝子多型（SNP）マーカーは間接的に疾患への関連が強く，ゲノム上の同定したマーカーがある近傍に，表現型の原因である疾患への関連遺伝子が連鎖しています（図2）．

　GWASでは，一度に数十万～百万ものSNPを調べるため，低い**有意水準**（$p<0.05$；5章-2-②）を示すSNPが大量に出現します．これを避けるために有意水準を厳しく補正する必要があり，**GWAS有意水準**は通常の100万分の1（5.0×10^{-8}）未満とされています．このような有意水準を満たすための検出力（一般的には0.8以上，第5章-2-②）を得るには，多数のサンプルを必要とし，対照はほとんどの場合，一般集団の血縁関係にないサンプルを用います．マーカーがGWAS有意水準以下であったとしても，疾患関連遺伝子の同定には次にその領域を中心としたさらなる詳細な解析が求められます．

　疾患関連遺伝子やSNPがもつ疾患発症リスクの大きさは，**オッズ比**（第5章-2-①）であらわされます．GWASによる知見が蓄積される一方で，GWASで検出されたマイナーアレル頻度が5％以上のSNPにおける多因子病のオッズ比の多くは1.5以下です．そのためGWASでは，疾患発症が遺伝要因でどの程度決定されるかを示す尺度である**遺伝率**（第2章-7）の一部しか説明できないと考えられています．

マイナーアレル頻度（minor allele frequency）　**有意水準**（significance level）　**GWAS有意水準**（GWAS significance level）　**オッズ比**（odds ratio）　**遺伝率**（heritability）

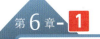

ゲノム研究⑥
包括的網羅的手法によるゲノム解析

　ヒトゲノムが解読され，それらの情報にアクセスできるようになっただけでなく，近年ではゲノム・遺伝子研究としてアレイや次世代シークエンサーを用いた包括的網羅的手法もできる時代になってきました．

ヒトゲノム解読後の時代へ

　1990年，ヒトゲノムの全塩基配列を決定するプロジェクトは，**ヒトゲノム計画**という国際的なプロジェクトへ拡大しました．ヒトゲノム計画の進行は，当初の予想をはるかに上回る10年後の2000年に配列のドラフト（暫定）版が，2003年に完成版が発表され，すべてのゲノム配列判明後の「**ポストゲノム**」時代に至っています．ゲノム配列は誰ひとりとして同じではありませんが，その基準として，国際的組織であるゲノムリファレンスコンソーシアム（GRC）が管理する国際ヒトゲノム参照配列（GRCh）が用いられています．GRChは継続的に改訂が行われ，2017年1月現在最もよく使われている最新版はGRCh38です．

NGSによる包括的網羅的解析

　近年は，次世代シークエンサー（NGS；第3章-1-⑦）を用いた包括的網羅的なエキソーム解析や全ゲノム解析により，家系情報がなくても病因遺伝子を直接同定可能なアプローチもでてきました．ただし，発見された遺伝子変化が既知の変異データベースに存在せず，現状の知見では病的変異かどうかの判定が困難である意義不明バリアント（VUS）（第3章-5-①）の出現も大きな課題です．

偶発的所見・二次的所見

　網羅的解析を用いたゲノム・遺伝子研究により予期しなかった新しい遺伝的原因が明らかになることがあります．研究目的の範囲を超えて発見された**偶発的所見・二次的所見**の告知は，提供者の利益がはっきりしない段階ではすべきではないという意見や，今後の健康管理などの観点から利益になりうるので行うべきであるという意見があり，その扱いはELSI（第6章-1-①）の課題の1つです．網羅的解析のうちパネル検査のように解析対象となる遺伝子が限定されている場合，発見される遺伝子は本来の目的でなくても予測可能であり，偶発的ではなく二次的所見と呼ぶことが提唱されています．

　二次的所見で検出される疾患にはさまざまあり，健康管理により発症予防や治療に結びつく（アクショナブルな）遺伝性疾患がある一方，現在のところ治療が難しい疾患もあります．2013年に米国臨床遺伝・ゲノム学会（ACMG）により，臨床検査として実施されるエキソーム/全ゲノム解析（クリニカルシークエンス）により得られた二次的所見のうち，結果を開示すべき24疾患，56遺伝子（2016年27疾患・59遺伝子）が示されました．24疾患には，遺伝性腫瘍（16疾患），循環器疾患（7疾患）および悪性高熱症が含まれています．

　二次的所見への対応は，発見された疾患の特徴を踏まえるだけでなく，提供者個人の要望とともに，報告後の医療機関の体制準備や提供者以外の血縁者にどう伝えるかなどが議論されています．

ヒトゲノム計画（Human Genome Project）　**ポストゲノム**（post-genomic）　**偶発的所見/二次的所見**（incidental finding/secondary finding）

第6章-1 ゲノム研究⑦ ゲノムコホート

近年，ゲノム研究の1つとして，ゲノムコホート研究が行われています．

コホート研究

コホート研究とは，特定の集団（コホート）を対象として長期的に経過を「前向き」に「縦断的」に追跡し調査する疫学研究手法です（図1）．集団のなかで特定の要因に曝露した集団と曝露していない集団について研究対象となる疾患の発生率を比較すると，どのような要因をもつ人が疾患になりやすいのか，その疾患がどのような経過をたどるかを明らかにすることができます．要因と疾病発生の関連を調べる観察的研究であり，要因対照研究ともよばれます．

コホート研究は，症例対照研究と比較して測定バイアスが少なく，事象の発生順序が判明しますが，研究の時間と費用がかかります．コホート研究としては，フラミンガム研究や久山町研究が知られています．

ゲノムコホート研究

ゲノムコホート研究は，健常人の集団（コホート）を登録し，解析した全ゲノム塩基配列情報とともに，医療情報や，環境や生活習慣の情報（要因）をすべて発症前に仮説を立てずに集めます．続けて，その後の時間経過でどのような疾患を発症し，どのような治療を受けどれくらい治療効果があったかを，すべて前向きに20年以上にわたって追跡します．

ゲノムコホート研究の特徴・課題

ゲノムコホート研究は仮説を立てない前向き研究なので，研究対象がどのような疾患につながるかは開始時には予測できません．したがって，ゲノムコホート研究では提供を受けた生体試料やデータの具

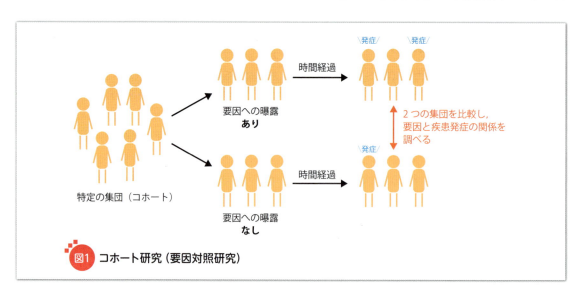

図1 コホート研究（要因対照研究）

コホート研究 (cohort study)　**ゲノムコホート研究** (genome cohort study)

体的な利用方法や予想される研究成果を，試料採取時に明確に示すのは困難です．ゲノムコホート研究の実施にあたっては，試料の使用目的を限定しないことや結果・成果情報についての報告方法を事前に確認し，了解を得たうえで研究への試料提供の同意（オプトイン）を得ることが不可欠です．

ゲノムコホート研究は，集団全体のよりよい医療を実現するために有用であり，より多くの人々の参加が求められます．ELSI（倫理的・法的・社会的課題；第6章-1-①）についても十分に検討され，適切なプロセスが構築されることが前提であり，参加者だけでなく社会の広い理解（社会的合意形成）を得ることが重要となります．

第6章-1

ゲノム研究⑧
バイオインフォマティクス

ゲノム解析により大量のデータが生み出され，旧来の解析法ではデータに解釈が追いつかなくなってきました．そのような問題を克服するために，ゲノム情報を解析する学問分野が急速に発展してきています．

バイオインフォマティクス

バイオインフォマティクス（生命情報科学）は，生物学のデータを情報科学の手法で解析する新しい学問分野です．以下では，データを集積したデータベースと，データベースを用いて解析するデータ解析ツールに分けて解説します．

データベース

日々蓄積される遺伝子情報やタンパク質の配列と意味付けに関する情報は，さまざまな目的ごとに整理整頓され巨大なデータベースが形成され，主にインターネットを介して公開され誰でも活用できるようになってきています（表1）．

1）DNA配列データベース

DNA配列データベースは，DNA（第1章-**1**-②）の塩基配列のほか，RNAの塩基配列，翻訳されたときのアミノ酸配列，文献情報などを記載したデータベースです．国際塩基配列データベース（INSD）は，GenBankを運営する米国NCBI，ENAを運営するEMBL-EBI，DDBJを運営する日本DNAデータバンクセンターにより，共同で構築・維持されています．GenBank，ENA，DDBJの3カ所いずれかのデータベースに登録された塩基配列は，3カ所すべてで共有・公開され，誰でも利用可能となります．登録された塩基配列データは，それぞれ固有なIDであるアクセッション番号が割り振られ，ゲノムデータ（塩基配列）に遺伝子構造，染色体上位置や遺伝子機能の情報，また文献情報などの注釈が付加（アノテーション）されます．

2）タンパク質データベース

アミノ酸（第1章-**3**-③）配列データベースは，アミノ酸の配列情報や文献情報などを記載しています．各種のタンパク質のアミノ酸配列中には共通の配列や立体構造上に特徴的なパターンを認め，それらは配列モチーフとよばれます．未知タンパク質内の各モチーフの構造を調べることにより，機能や機能部位の推定，構造の予測ができます．

3）パスウェイデータベース

生体内での機能は，一般に単一分子ではなく，複数分子が統合され働くことで達成されています．こうした複数の分子間の相互作用により生じた代謝やシグナル伝達のような制御経路（パスウェイ）のネットワークを，系統的に集積しグラフィカルに表現したデータベースがつくられています．

4）文献データベース

文献調査は，研究だけでなく診療においても不可欠の作業です．MEDLINEは，NLM（米国国立医学図書館；図1）が作成する医療文献データベースであり，1950年以降の生物医学系ジャーナルに掲載された論文の要約が収められています．PubMedはMEDLINEにさらにデータを追加し，キーワードなどによる検索を可能にしたデータベースです．

5）バリアントデータベース

バリアント（第1章-**6**-②）データベースとして

バイオインフォマティクス（bioinformatics）

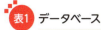 **表1 データベース**

対象		名称（運用国）	URL
DNA配列	塩基配列	GenBank（米）	http://www.ncbi.nlm.nih.gov/
		EMBL（欧）	http://www.ebi.ac.uk/ena/
		DDBJ（日）	http://www.ddbj.nig.ac.jp/
	遺伝子	UniGene（米）	http://www.ncbi.nlm.nih.gov/unigene
タンパク質	アミノ酸配列	UniProt：SWISS-PROT（欧）	http://web.expasy.org/docs/swiss-prot_guideline.html
		PIR（米）	http://www-nbrf.georgetown.edu/
	アミノ酸配列モチーフ	PROSITE（欧）	http://prosite.expasy.org/
		InterPro	http://www.ebi.ac.uk/interpro/
	タンパク質立体構造	PDB（米）	http://www.rcsb.org/pdb/home/home.do
		SCOP（欧）	http://scop.mrc-lmb.cam.ac.uk/scop/
		PDBj（日）	http://www.pdbj.org/
パスウェイ		KEGG（日）	http://www.genome.jp/kegg/
文献		MEDLINE（米）	http://www.ncbi.nlm.nih.gov/pubmed/
		Google Scholar	http://scholar.google.co.jp/
バリアント		dbSNP（米）	http://www.ncbi.nlm.nih.gov/snp
		HGVD（日）	https://gwas.biosciencedbc.jp/index.Japanese.html
		iJGVD（日）	https://ijgvd.megabank.tohoku.ac.jp/
		ClinVar（米）	http://www.ncbi.nlm.nih.gov/clinvar/
		HGMD（欧）	http://www.hgmd.cf.ac.uk/ac/index.php
		LOVD（欧）	http://www.lovd.nl/3.0/home
		COSMIC	http://cancer.sanger.ac.uk/cosmic
遺伝性疾患		OMIM（米）	http://www.ncbi.nlm.nih.gov/omim
		GeneReviews 日本語版	http://grj.umin.jp/
遺伝子オントロジー		Gene Ontology	http://www.geneontology.org/
表現型オントロジー		Human Phenotype Ontology	https://hpo.jax.org/app/

は，遺伝子多型と遺伝子変異のデータベースがあります．遺伝子多型に関するデータベースでは，一塩基多型（SNPs）の部位とともに一般集団の遺伝型やアレル頻度データを掲載しています．日本人の基準ゲノム配列として，2016年にJRG v1が東北メディカル・メガバンク機構の運営するiJGVDにおいて公開されました．

遺伝子変異データベースであるHGMDは，ヒト遺伝子の変異部位情報と表現型（遺伝性疾患）情報を登録しています（図2；第3章-5-①）．ClinVarは，ヒトゲノムのバリアントと関連する疾患について，多型の位置，遺伝子名，疾患とのかかわりなど

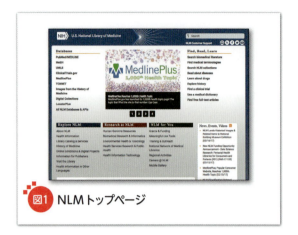

図1 NLMトップページ

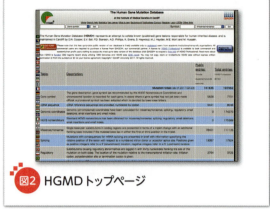

図2 HGMDトップページ

を収録するデータベースです．

　腫瘍における体細胞変異のデータベースとしては，COSMICがあります．

6）遺伝性疾患データベース

　OMIMは，ジョンズ・ホプキンス大学のビクトル・マキュージック博士が1966年から編纂している「ヒトのメンデル遺伝（Mendelian Inheritance in Man）」という著作のオンライン版で，ヒトの遺伝子や関連する疾患に関するカタログです（図3）．遺伝子が同定された経緯，変異情報，疾患の症状や文献の最新の情報を入手できます．便宜上，収載された疾患や病因遺伝子は遺伝形式に合わせて，常染色体優性（100,000番台），常染色体劣性（200,000番台），X連鎖性（300,000番台），ミトコンドリア遺伝子（500,000番台）などに分けて番号が付されています（表2）．

　GeneReviewsは，遺伝性疾患の特徴（症状，自然歴）や診断，遺伝学的検査，臨床的マネジメント，家系内のリスクなど，遺伝カウンセリング（第6章-2-①）の実施に必要となる情報が掲載されています．

7）遺伝子オントロジー

　上記のような数多くのデータベースが出現し，同

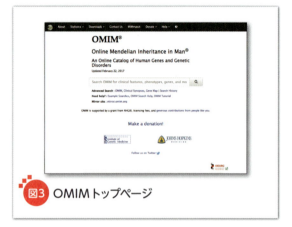

図3 OMIMトップページ

表記異義用語や同義異表記用語の整理やデータベース間の連携が求められてきました．生物学分野における遺伝子（産物）関連用語を標準化し，共通語彙・用例辞書を作成するプロジェクトである**遺伝子オントロジー（GO）**プロジェクトが出現しました．標準化された用語は階層構造をもちます．まずはmolecular function（遺伝子産物の機能），biological process（生体内における役割），cellular component（細胞内外分布）の3つの階層化による分類が行われ，整理されます．遺伝子オントロジーにより，データベース間でのリンクや統合が容易となり，機能的に関連する遺伝子群をさまざまな側面から抽

遺伝子オントロジー（gene ontology）

表2 OMIM登録数（2017年1月30日現在）

	記号	常染色体	X連鎖性	Y連鎖性	ミトコンドリア遺伝子	計
病因遺伝子が解明されている疾患	#	4,470	308	4	29	4,811
病因遺伝子が未解明の疾患	%	1,488	124	5	0	1,617
メンデル遺伝が推定されている疾患		1,681	111	2	0	1,794
遺伝子のみ	*	14,564	714	49	35	15,362
遺伝子と表現型	+	78	1	0	2	81
計		22,281	1,258	60	66	23,665

(http://www.omim.org/statistics/entry)

出可能になってきています．

8）表現型オントロジー

　遺伝子型と並んで重要な情報である表現型は統一的な記載がなされていないことが多く，データベース上での情報活用や関係者間での情報共有が難しい状況にありました．オントロジープロジェクトを表現型に応用し概念構造として整理することにより，医療情報から表現型との関連付けも有効にでき，遺伝型との連関が向上し研究の推進，臨床への還元に繋がっています．

データ解析ツール

　データ解析ツールとしては，遺伝子の配列予測，機能予測や分類，ゲノム配列やアミノ酸配列のアラインメント（整列し比較すること），ゲノム配列アセンブリ（短いDNA断片からもとの長い塩基配列を再構築すること）を行うものから，タンパク質構造，タンパク質間相互作用や進化系統の予測を行うものまでさまざまなプログラムがあります（表3）．

表3 データ解析ツール

機能	名称	URL
相同性（ホモロジー）検索	BLAST	http://blast.ncbi.nlm.nih.gov/Blast.cgi
ドメイン・モチーフ抽出	PROSITE	http://prosite.expasy.org/
細胞内局在位置（膜貫通領域）予測	SOSUI	http://harrier.nagahama-i-bio.ac.jp/sosui/
変異予測	S-VAR	http://p4d-info.nig.ac.jp/s-var/
変異予測	SIFT	http://sift.jcvi.org/
変異予測	PolyPhen-2	http://genetics.bwh.harvard.edu/pph2/
スプライス部位予測	MaxEntScan	http://genes.mit.edu/burgelab/maxent/Xmaxentscan_scoreseq.html
スプライス部位予測	Human Splicing Finder	http://www.umd.be/HSF/

1）相同性（ホモロジー）検索ツール

DNAやアミノ酸配列のデータ解析として頻用されるツールの1つが相同性（**ホモロジー**）検索ツールです．なかでもBLASTが多用されています．未知の配列（塩基やアミノ酸）を情報としてBLASTに問い合わせると，最も類似した配列をNCBI（GenBank）の配列データベース中から検索してくれます．例えば，発見した遺伝子の部分配列情報から遺伝子全体の配列を予測したり，構造が未知のタンパク質の二次構造を予測したり，解読されたゲノムのなかから遺伝子を検出し機能を予測したりできます．

2）タンパク質ドメイン・モチーフ抽出ツール

通常，タンパク質は，DNA結合部位や酵素活性中心などの機能部位がもつ，特徴的な短い配列（**ドメイン**）をもっています．PROSITEはアミノ酸配列のモチーフ配列を比較するツールです．

3）タンパク質細胞内局在部位予測ツール

アミノ酸の疎水性指標や電荷，局在化シグナル配列をもとに，タンパク質が合成された後細胞内のどこへ行くか，すなわち局在化部位を予測します．

4）変異予測ツール

遺伝子産物であるタンパク質のアミノ酸配列や構造について，種間の進化的保存割合をもとに，塩基置換によりアミノ酸が変化したタンパク質の機能への影響（影響がないのか，不活化するのか）や病的変異（第3章-5-①）の可能性を予測するプログラムです．複数のツールを統合して解析するプログラム（S-VAR）もあります．

5）スプライス部位予測ツール

ゲノム上の配列の変化によるスプライス部位の追加あるいは消失を予測するプログラムです．イントロン上にあるスプライス部位のコンセンサス配列（第1章-3-②）の塩基に変化を生じると，周辺のよりコンセンサス配列に似た部位がスプライシングに使われたり，エキソンがスキップされたりし，タンパク質上でフレームシフトやアミノ酸配列の欠失を生じます．イントロン中にあり潜在的なスプライス部位をもちながらエキソンとして認識されない部位にコンセンサス配列が生じ，スプライスされる例もあります．スプライス部位予測ツールは，それらが生じる可能性を知るために大変有用なツールです．

6）その他のツール

さらにマイクロアレイや次世代シークエンサーなどの網羅的な遺伝子解析技術の発展に伴い，ゲノム情報を総体として解析した結果であるプロファイリング，さらにその類似性に基づきデータを複数のグループに分けるクラスタリングといった作業を行い，大量のデータを視覚的に表現するプログラムが重要になってきています．

ホモロジー（homology）　ドメイン（domain）

ゲノム診療①
遺伝カウンセリング

遺伝性疾患の患者やその家族，あるいは遺伝について不安や悩みを抱えている方々を対象とした支援の1つに，遺伝カウンセリングがあります．

遺伝カウンセリング

遺伝カウンセリングは，遺伝性疾患について心配や疑問を抱えた方に対して，お話を伺いながら，医学的情報だけでなく社会資源（第6章-2-②）などに関するさまざまな情報をわかりやすく説明したうえで，生活設計上の選択を自らの意思で決定し行動できるよう支援します．

遺伝カウンセリングの定義は複数知られています．時代に即した新しい遺伝カウンセリングの定義が2006年に米国遺伝カウンセラー学会により公表され，日本医学会ガイドライン（第3章-9-②）に以下のように反映されています．

『遺伝カウンセリングは，疾患の遺伝学的関与について，その医学的影響，心理学的影響および家族への影響を人々が理解し，それに適応していくことを助けるプロセスである．このプロセスには，①疾患の発生および再発の可能性を評価するための家族歴および病歴の解釈，②遺伝現象，検査，マネージメント，予防，資源および研究についての教育，③インフォームド・チョイス（十分な情報を得た上での自律的選択），およびリスクや状況への適応を促進するためのカウンセリング，などが含まれる』（日本医学会「医療における遺伝学的検査・診断に関するガイドライン」より許可を得て転載）．

保険収載された遺伝学的検査の結果への遺伝カウンセリングは適合施設では保険で加算できます．

遺伝カウンセリングの対象

遺伝カウンセリングは，遺伝性疾患の患者と情報を受け継ぐその家族，あるいは遺伝について不安や悩みを抱えている方であれば誰でも受けられます．遺伝カウンセリングを受ける方は，医療の対象である有病者よりも幅広く，**来談者・クライエント**とよばれています．遺伝についてのクライエントの心配や悩み，そのほか置かれている立場は，病気でない時期から生じ，同じ人でも進学，就職，結婚，出産といったライフステージにより変わり，内容も多岐にわたります．また，遺伝に対するイメージや価値観も一人ひとりが違い，まわりの影響を受けていることがあります．ヒトの遺伝に関する教育を受ける機会も少なく（第6章-4），インターネットなどによる情報過多の日本では，知識も偏っていたり間違っていたりすることもあります．

遺伝カウンセリングの流れ

遺伝カウンセリングは，大きく①導入・情報収集，②情報提供・教育，③心理的支援の3つの要素が組み合わさって行われています（図1）．

遺伝カウンセリングにおいて，これら3つの要素は個別に行われるのではなく，それぞれ相補的・統合的に進められます．遺伝カウンセリングのプロセスは疾患が同じであっても均一ではなく，クライエントの理解度に応じて進められます．

1）導入・情報収集

まず，クライエントの受診希望内容を確認，整理し共有したうえで，対象となる疾患の確認・絞り込みを行います．家族歴（第2章-1）や罹患者の病

遺伝カウンセリング（genetic counseling）　**来談者/クライエント**（client）

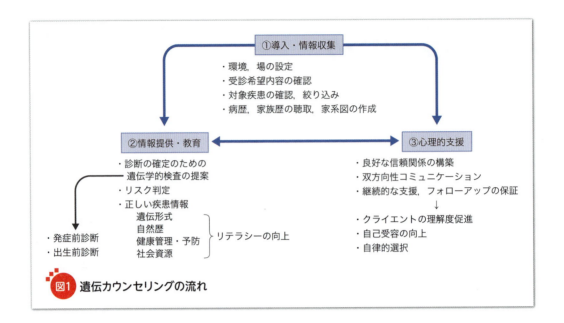

図1 遺伝カウンセリングの流れ

歴を聴取し，家系図を作成します．対象疾患の正確な診断名が必要ですが，不確実な場合も多く，あいまいなまま話を進めざるをえない例もみられます．クライエントの理解度や社会的・家族背景の確認も有用です．導入時には，クライエントが自己開示できる環境・場の設定により，適切な情報収集を円滑に進めることができます．時間は十分にとってクライエントの理解が得られるようにすると同時に，質問の機会と質問しやすい雰囲気の形成が大切です．

2）情報提供・教育

該当疾患の自然歴，健康管理，予防，社会資源（第6章-**2**-②），ときに研究に関する情報提供も行います．疾患の診断を確定するための遺伝学的検査の提案を行うこともあります．検査や健康管理，治療の説明では，クライエントが取りうる選択肢とそれぞれの利益・不利益を説明します．説明内容やどのような表現とするかは事前に準備しておきます．言葉で聞くだけではわかりにくそうな場合は，書きながら説明したり，事前に用意した説明資料を活用

することも有効です．収集した情報をもとに，疾患の遺伝形式（第2章-**2**-②）やクライエントの状況に則して評価した再発率（リスク；第5章-**1**-①）を提示します．もし，クライエントの考えが偏ったり間違ったりしていることがわかっている際には，修正しリテラシーを向上することも重要です．受診時には診断や治療が難しい場合でも，将来的には原因遺伝子の発見や治療法の開発がなされることもあります．継続して受診されていないクライエントに刷新された情報をどのように伝えるかは，今後の課題です．

3）心理的支援

遺伝カウンセリングは単なる情報提供だけではなく，情報提供した内容や疾患に対するクライエントの理解を促進し，自己受容の向上や自律的選択が可能となるよう心理的な支援を行います．説明を受ける側（クライエント）により，理解力，受け止め方，不安の大きさ，医療に対する信頼感などは幅があります．知識や理解力により説明のしかたも当然変わっ

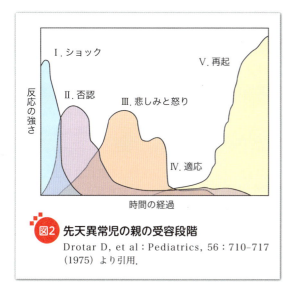

図2 先天異常児の親の受容段階
Drotar D, et al：Pediatrics, 56：710-717 (1975) より引用．

てきます．一度に理解できる内容は限られているため，説明は1回では終わらないこともあります．

遺伝性疾患が疑われる方は，ときに家族歴はなく突然の出来事に直面します．受容に向けた過程は混乱から回復まで段階的に生じ，受容に至るまでの時間は異なります．Drotarらは先天奇形をもつ子どもの誕生に対する親の反応を，ショック，否認，悲しみと怒り，適応，再起の5段階に分類しています（図2）．医療者は，クライエントの心理的状況を踏まえた対応が求められ，心理専門職の協力を得て遺伝カウンセリングを進めて行きます．

心理的な支援に向けた準備は，さまざまな場面を想定して進めていきます（第3章-**5**-④）．支援を円滑に進めるために，クライエントと遺伝カウンセリング担当者間の，言語だけでなく非言語的（ノンバーバル）を通したさまざまなコミュニケーションが双方向性に行われ良好な信頼関係を構築します．支援は継続的であり，フォローアップ体制を説明することも心理的支援につながります．

悪い知らせを伝える技法として，がん患者に対する告知の技法として提唱されたSPIKES法とよばれる6段階のプロトコール（表1）があり，遺伝カウンセリングの場面に活用できます．

表1 SPIKESの6段階

段階	項目	具体的な内容（「　」は質問内容）
第1段階	**S**etting up the interview（場の設定）	□情報提供するための準備，環境・場の設定をする． □時間的・空間的に落ち着いて，プライバシーが確保できる場所を確保する（座る位置も配慮）． □改めた時間をとる，タイミングを図る． □家族や他の医療者（看護師など）の同席を促す．
第2段階	Assessing the patient's **P**erception（認識の把握）	□患者の解釈モデルを確認する． □「今の状況をどう思っていますか？」
第3段階	Obtaining the patient's **I**nvitation（希望の確認）	□「どこまで知りたいですか？」 □「検査結果についてすべて詳しく知りたいですか？」
第4段階	Giving **K**nowledges and Information to the patient（情報提供・共有）	□患者の理解度に応じてはじめる． □理解度を何度も確認する．
第5段階	Addressing the patient's **E**motions with empathic responses（感情への共感的な対応）	□患者の感情に気づき，対応する．
第6段階	**S**trategy and **S**ummary（今後の方針とまとめ）	□面談のまとめを行い，質問がないか尋ねる． □今後の約束をし，面談を終了する．

Baile WF, et al：Oncologist, 5：302-311 (2000) より作成．

遺伝カウンセリング専門職

遺伝カウンセリングの担当者は，プライバシーを尊重し，手助け（支援）をするために傾聴・共感し，意思決定を誘導しない（非指示性）姿勢（態度）が求められます．現在，わが国には遺伝カウンセリング専門職として，医師を対象とする「臨床遺伝専門医制度」による**臨床遺伝専門医**，非医師を対象とする「認定遺伝カウンセラー制度」による**認定遺伝カウンセラー**がいます．いずれの専門職も各制度が定めた研修・教育プログラムを実践できた者を日本人類遺伝学会と日本遺伝カウンセリング学会の共同で認定しています．全国で臨床遺伝専門医は1,388名，認定遺伝カウンセラーは243名います（2019年1月現在）．

確定診断としての遺伝学的検査が診療において活用できつつある現在，医師すべてに遺伝カウンセリングに関する基礎知識・技能の習得が望まれます．医師および医療機関は，状況に応じて臨床遺伝専門医から助言を得ること，認定遺伝カウンセラーと協働してチーム医療として取り組むことが求められ，また遺伝子医療部門との連携や紹介も有用です．

遺伝子医療部門

遺伝性疾患は，さまざまな器官に症状が出現する可能性があり好発する年齢も異なります．症状に合わせて複数の診療科を受診するケースも少なくなく，さらに症状出現前からの健康管理・サーベイランス（第2章-**5**-②）も有用であり，関連診療科間・他職種との連携や協働体制や，一生にわたったフォローアップや支援ができるケア体制の構築が求められます．

一方，倫理的な課題を有する対応困難な事例〔治療法の確立していない遺伝性疾患の発症前診断（第3章-**5**-④）や選択的中絶も選択肢になる出生前診断（第3章-**5**-⑤）など〕もあります．これらへの対応は，担当医1人では難しく，多角的な視点から検討できるチーム医療として取り組む総合的臨床遺伝医療が望まれます．総合的臨床遺伝医療を行うチームは，できるだけ専門の異なる複数の医師，さらに認定遺伝カウンセラーや看護職など医師以外の医療職を含めたメンバーから構成されていることが望ましく，大学病院や基幹病院では，そうした総合的臨床遺伝医療を実施できる組織的体制が整備された部門の設置・対応が求められます．

2016年11月現在，すべての大学病院を含む114の医療施設には，総合的臨床遺伝医療を行う**遺伝子医療部門**が，「遺伝子診療部」，「遺伝診療科」などと名称はさまざまですが設置されています．遺伝子医療部門がある病院で組織されている全国遺伝子医療部門連絡会議があり，病院間の連携や情報交換を行い遺伝カウンセリングの質の向上をめざしています．

臨床遺伝専門医（clinical geneticist）　認定遺伝カウンセラー（certified genetic counselor）　遺伝子医療部門（−）

第6章-2

ゲノム診療②
社会資源

　遺伝性疾患患者および家族へのさまざまな視点からの支援（医療、育児、福祉、療育、ノーマリゼーションなど）が検討され、そうした**社会資源**の充実が求められています．

医療費支援

　遺伝性疾患にかかわるわが国の医療費補助制度には、「難病医療費助成制度」および「小児慢性特定疾病医療費助成制度」の2種類があります．

　難病は、「原因不明、治療方針未確定であり、かつ後遺症を残す恐れがあり、経過が慢性にわたり、単に経済的な問題のみならず介護などに著しく人手を要するために家族の負担が重く、また精神的にも負担の大きい疾病」と定義されています．難病治療研究事業では、医療施設などの整備（重症難病患者拠点・協力病院設備）、地域における保健・医療福祉の充実・連携、QOL（quality of life）の向上をめざした福祉施策の推進が行われています．本事業に関連して、「難病の患者に対する医療等に関する法律（難病法）」が2015年1月に施行されました．難病法の対象として指定を受けた疾患を指定難病とよび、一定の要件を満たすことで、患者の自己負担の軽減対策として医療費が助成されています．指定難病は、2015年7月に110疾患から306疾患へと拡大されています．医療費助成は、原則として指定難病と診断され、病状の程度が一定程度以上の重症度を有する場合対象となります．

　小児慢性特定疾病医療費助成制度は、慢性疾患に罹患している子の医療費の自己負担分を補助（国と地方自治体が50％ずつ）する制度として1974年に創設されました．2017年1月現在、対象は、14疾患群、704の疾患になっています．新規認定は18歳未満、継続申請は20歳未満まで入・通院とも対象になります．

社会福祉支援

　医療面だけでなく、生活や仕事に関係する支援制度もあります．2013年4月から、「障害者の日常生活及び社会生活を総合的に支援するための法律」（略称は「障害者自立支援法」から「障害者総合支援法」に改称）の対象に難病などが加わりました．独自の制度を設けている自治体もあります．

　医療機関には、医師や看護師のほかにも、患者や家族をサポートする専門職がいます．なかでも医療ソーシャルワーカー（メディカルソーシャルワーカー）は、社会保障制度などに関する専門知識をもち、社会的・経済的課題に対応しています．難病相談・支援センターが都道府県に設置され、日常生活における相談や講演会の開催、情報提供などを通じ、患者を支援しています．

患者支援団体

　患者や家族、およびそれを応援する人々が集まって、**患者支援団体**が組織されています．患者支援団体では、同じ疾患をもつ患者や家族の方が出会い、情報交換を行い、闘病体験を分かち合い、相談できる場を構築すること（自助）で、疾患についての理解が深まり心の支えを得ることができます．これら患者・家族の交流に加えて、社会や医療現場への啓発（共助）も行っています．

社会資源（social resource）　**難病**（intractable disease）　**患者支援団体**（patient advocacy group）

ゲノム医療の実用化の現状とこれから：先制医療へ

　個人のゲノム情報に基づき，個々の体質や病状に適したより効果的・効率的な疾患の診断・治療・予防が可能となる**「ゲノム医療」**への期待が高まり，特にがんや難病の分野ではすでに実用化がはじまっています．

日本におけるゲノム医療の現状

　ゲノム医療の実現に向け，遺伝子関連検査（第3章-4）の品質・精度の確保といった質の確保や，ゲノム情報に基づく差別（第6章-1-①）の防止，データの管理・二次利用（第6章-1-②）の規制は，重点的かつ早急に検討を要する課題です．また，2015年に設置された「ゲノム情報を用いた医療等の実用化推進タスクフォース」は，ゲノム医療を診断〔単一遺伝子病（第3章-4）〕，治療〔分子標的薬（第4章-5），PGx（第4章-4），遺伝子治療（第4章-3）〕，予防〔多因子病（第2章-6）〕の5つの分野に分け，研究から臨床のどの段階かを日本と欧米で比較し（図1），今後の実用化が期待されています．

　特にがんゲノム医療では，2018年3月には「がんゲノム医療中核拠点病院」「がんゲノム医療連携病院」が指定され，医療提供体制の整備が進んでいます．患

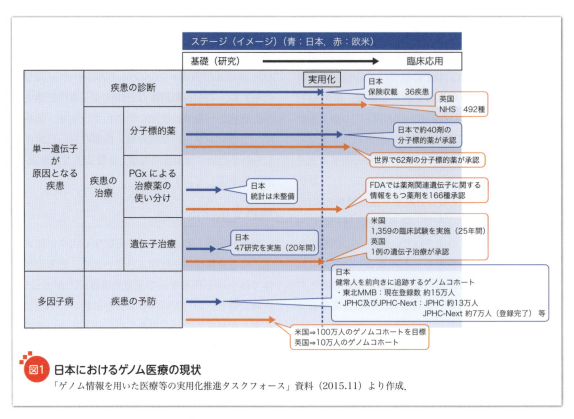

図1　日本におけるゲノム医療の現状
「ゲノム情報を用いた医療等の実用化推進タスクフォース」資料（2015.11）より作成．

ゲノム医療（genomic medicine）

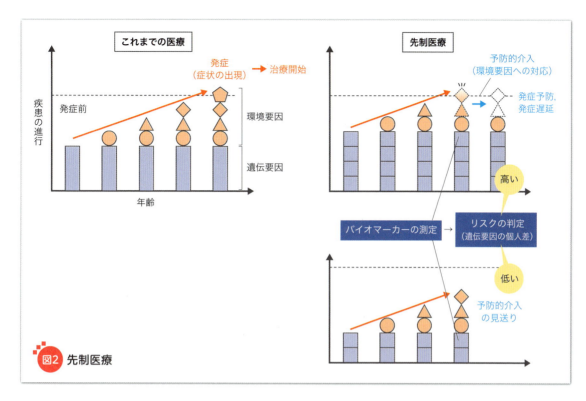

図2 先制医療

者の腫瘍組織からがん関連遺伝子の変異を一括して網羅的に調べる**「がん遺伝子パネル検査」**はがんゲノム医療に必要不可欠です．

先制医療

症状の出現前から発症リスクを予測し，治療あるいは環境への介入を実施して発症を防止するか遅らせる，**先制医療・プレシジョンメディスン（精密医療）**という新しい医療のパラダイムが提案されています（図2）．従来の予防医療は疫学研究の成果からの「集団の予防」であり，先制医療は個々のリスクに合わせ予見的に介入する「個の予防」，すなわち個別化医療（第4章–4）につながります．先制医療には，単一遺伝子病におけるリスクのある（at risk）未発症者への**発症前診断**（第3章–5–④）後のサーベイランス（第2章–9–②）や多因子病の**易罹患性診断**（第3章–5–⑥）によるリスク判定後の環境調整も含まれます．

先制医療では，各種バイオマーカー（第3章–3）を用いて個々人の疾患の進行状態（リスク）を発症前から予測し，その人に合った対策（予防的介入）を立てます．一方，先制医療の対象はまだ発症していない**未病**時期であるため，患者を対象とする従来の健康保険制度では対応できず，これまでとは異なる新たな医療制度の枠組みの構築や社会での合意形成が求められます．

がん遺伝子パネル検査（ー）　先制医療（precision medicine）　発症前診断（presymptomatic testing）
易罹患性診断（susceptibility diagnosis）　未病（ー）

第6章-4

「ヒトの遺伝・ゲノム」リテラシー

　誰もが有するゲノム・遺伝子の配列にある個人差が，医学の進歩によって医療と結びつくことが明らかになりました．この知恵を正しく活用するために，「遺伝子の多様性」への認識，すなわち**「ヒトの遺伝・ゲノム」リテラシー**が求められます．

日本における遺伝・ゲノムリテラシーの現状

　日本においては「遺伝」という言葉に対する偏見，イメージの悪さがあると言われます（表1）．一方で，「継承される」ものの比喩として，「…の遺伝子」，「…のDNA」のように「遺伝子」，「DNA」という語がポジティブな文脈で用いられてきています．

　加えて，英語では異なる2つの語である「継承（遺伝）する（親から子に伝達される）」（inherit）と「遺伝子」（gene）が，日本語では同じ「遺伝」という語で共通していることが，ときに，「遺伝する疾患」と「遺伝子異常で起きる疾患」の違いに対する理解のなさにつながり，「遺伝」に対する誤解をさらに生んでいる可能性もあります（第2章-概論）．

　また，遺伝性疾患に関連する四用語である「遺伝病」，「遺伝子病」，「遺伝性疾患」，「染色体異常」について，各語の有する意味を「遺伝（継承）する疾患のみ」あるいは「遺伝しない疾患を含む」のどちらをとらえるかは，専門書，一般書にかかわらず書

表1　日本におけるヒトの遺伝教育，遺伝・ゲノムリテラシーの現状・問題点

①医療・社会における「ヒトの遺伝」のかかわりの変化	臨床へ移行（トランスレーショナル）される研究成果の増加
	医療分野の広がり（ファーマコゲノミクス，先制医療（個別化医療））
	保険診療に取り入れられた遺伝学的検査の出現
②日本独特の国民における「ヒトの遺伝」リテラシーの低下	遺伝に対する考え・偏見
	遺伝医学基本用語の不統一・誤解 →「遺伝子異常」と「遺伝する」の混同など
	中等教育までに「ヒトの遺伝」に関する教育内容の希薄・偏り → 高等学校教育における生物未履修者の存在
③医学教育における「ヒトの遺伝」教育の機会が少ない	高等学校教育における生物未履修者の存在 → 生物（遺伝）嫌いによる教育効果の低下 → 個々人のモチベーションの違い → 入学前の知識度合いの格差
	臨床遺伝に関する内容の希薄（カリキュラムの位置づけ） → コアカリキュラム・国家試験ガイドライン → 分子遺伝学教育との混同 → 時期が明確でない
	教育内容が定まっていない → 変化する時代への対応 → 学生の知識の違いへの対応 → 教育手法の検討が少ない

渡邉 淳，島田 隆：遺伝医学教育の現状と課題．日本臨牀増刊号，68 Suppl8：335-339（2010）より引用．

ゲノムリテラシー／遺伝リテラシー（genomic literacy/genetic literacy）

中等教育におけるヒト遺伝リテラシー

　医療・社会において遺伝医学のかかわりが増えてきている現状で，一般市民への教養としての「ヒトの遺伝」教育の必要性が指摘されています．中等（中学校・高等学校）教育において，遺伝現象は，ほとんど「生物」分野で教授されています（表2）．生物教科書では，「ヒトの遺伝」はほとんど扱われず，掲載されているヒトの遺伝性疾患・体質は，色覚異常，血友病といったＸ連鎖劣性遺伝形式（第２章-**2**-④）に偏っています．ヒトの（生命）科学教育の項目として遺伝が含まれる，すなわち，「いのちの教育としての遺伝」という観点も１つのアプローチです．

医療者教育におけるヒト遺伝リテラシー

　医学部受験時に「生物」を選択する者は少なく，さらに医学部入学者に占める高等学校での「生物」未履修者（未習者）の割合は４割とも報告されています．医学生の高校での生物未習割合の高さから，医療職から患者や家族へ遺伝や遺伝子に関する説明を行うことに困難をきたすことも予測されます．医療者をめざす学生教育では，「遺伝」を習うことなく入学したことを前提とした遺伝医学教育プログラムが求められます．2013年にわが国のすべての医学部学生が卒業までに習得すべき遺伝医学・遺伝医療をまとめた「医学部卒前遺伝医学教育モデルカリキュラム」（表3）が提示され28年度改訂に反映されています．卒後教育でもさまざまなとり組みがはじまっています（表4）．

　他の医療職（看護師，薬剤師，臨床検査技師など）での教育においても今後の検討が必要です．

臨床遺伝教育の効果を上げる手法

　遺伝情報を診療に活用するには，医療者は遺伝

  表2　中等教育教科書に掲載されている遺伝現象

		中学校理科		高等学校生物	
		旧課程	新課程（2012.4〜）	旧課程	新課程（2012.4〜）
発生	細胞分裂と生物の成長		3年；ヒトの記載がない		
	生物の増え方				
	生殖細胞の形成と受精			『生物Ⅰ』1〜2年	『生物』2〜3年
	発生とそのしくみ				
遺伝	遺伝子		3年		
	DNA		3年；DNAの構造・機能は学ばない		
	遺伝子と染色体			『生物Ⅰ』1〜2年	『生物』2〜3年
	遺伝の規則性　分離の法則　優性の法則		3年；減数分裂は学ばない	『生物Ⅰ』1〜2年	
	遺伝情報とタンパク質の合成			『生物Ⅱ』2〜3年	『生物基礎』1年

表3 医学部卒前遺伝医学教育モデルカリキュラム（2013.1）

一般目標	遺伝子からタンパク質への流れにもとづいて生命現象を学び，遺伝子工学の手法と応用やヒトゲノムの解析，ゲノムの多様性に基づく個体の多様性を理解する．遺伝子変異・染色体異常と疾患の発生との関連を理解する．		H22年度（※）	H28年度（※）
項目	到達目標	キーワード		
(1) ゲノムと遺伝子	1) 細胞周期，細胞分裂，遺伝子と染色体の関係を説明できる．	体細胞分裂，減数分裂	○	○
	2) ゲノムと遺伝子の関係が説明できる．		○	○
	3) 染色体の構造を説明できる．	発生学の基本，減数分裂，体細胞分裂，転座	○	○
	4) DNAの合成，複製と損傷，修復を説明できる．	放射線，紫外線，活性酸素	○	○
	5) DNAからRNAを経てタンパク質合成に至る遺伝情報の変換過程を説明できる．		○	○
	6) プロモーター，転写因子，クロマチン構造による遺伝子発現の調節を説明できる．		○	○
	7) エピジェネティクスの概念について説明できる．	メチル化，ヒストン修飾	×	○
	8) ミトコンドリアゲノムの特徴が説明できる．		×	○
	9) 遺伝子解析技術の概要を説明できる．		○	○
(2) ゲノムの多様性と疾患	1) ゲノムの多様性の分子機構について説明できる．	SNP，VNTR，CNVなど	×	○
	2) ゲノムの多様性に基づく個体の多様性について説明できる．	遺伝型と表現型	○	○
	3) 遺伝要因と環境要因の関連について説明できる．	発生異常，多因子疾患	○	○
	4) 生殖細胞系列変異と体細胞変異の相違点を説明できる．	腫瘍遺伝学，薬理遺伝学，モザイク	○	○
	5) Mendel（メンデル）遺伝の3つの様式を説明でき，代表的な遺伝性疾患を列挙できる．	メンデル遺伝の法則を乱す要因：浸透率，トリプレットリピート，浸透度，表現度，表現促進	○	○
	6) 非メンデル遺伝の形式をとる主な疾患についてその機序を概説できる．	ミトコンドリア遺伝子変異と母系遺伝，エピジェネティックな機序による疾患	○	○
	7) 染色体異常による疾患の中で主なものを挙げ，概説できる．	数的異常，構造異常	○	○
	8) 多因子遺伝による疾患・体質を列挙し，その特徴を説明できる．	遺伝子多型，疾患感受性遺伝子	○	○
	9) 薬の有効性や安全性とゲノムの多様性との関係を概説できる．	薬理遺伝学	×	○
	10) 集団遺伝学の基礎について概説できる．	Hardy-Weinberg（ハーディー–ワインバーグ）の法則	×	○
(3) 臨床における遺伝情報の活用	1) 家系図を作成できる．	家系図の解釈，Bayes（ベイズ）の定理，リスク評価	×	○
	2) 遺伝学的検査の目的と意義を概説できる．		×	○
	3) 遺伝医療における倫理的・法的・社会的配慮について説明できる．	医学会ガイドライン，各種指針	×	○
	4) 遺伝カウンセリングの意義と方法を説明できる．	心理・社会的支援	×	○
	5) 遺伝医学関連情報へのアクセスができる．	OMIM，GeneTestsなど	×	○
	6) 遺伝情報に基づく適切な治療法について概説できる．		×	○

※各年度の○，×は「医学教育モデル・コア・カリキュラム」への掲載の有無を示しています．

表4 医療者に向けた資料

資料名	作成団体	制定・改定
医学部卒前遺伝医学 教育モデルカリキュラム	日本医学会，全国遺伝子医療部門連絡会議，日本人類遺伝学会，日本遺伝カウンセリング学会	2013
かかりつけ医として知っておきたい遺伝子検査、遺伝学的検査 Q＆A 2016	日本医師会	2016
遺伝子診断・遺伝子治療の新しい展開 －生命倫理の立場から－（第XIV次 生命倫理懇談会 答申）	日本医師会 生命倫理懇談会	2016
遺伝子診断・遺伝子治療の新しい展開 －学術推進の立場から－（第VIII次 学術推進会議 報告書）	日本医師会 学術推進会議	2016
医師の職業倫理指針（第3版改訂）	日本医師会	2016

表5 遺伝カウンセリングを踏まえたロールプレイ場面・対象（例）

染色体異常 (第2章-5-①)	（疾患例） 21トリソミー（Down症候群）	
	1. 顔貌や合併症からDown（ダウン）症候群を疑われた患児の両親へ：染色体検査の提案（染色体検査の検査前説明・結果説明，健康管理）	
	2. 第一子がDown症候群である患児の両親から：次子のリスクについて（リスク判定）	
	3. 妊娠10週の夫婦から胎児の検査を希望（出生前診断）	
単一遺伝子病		
常染色体優性遺伝 (第2章-2-③)	（疾患例） 家族性乳がん卵巣がん症候群（HBOC）	
	1. 若年性で発症した乳がん，家族歴からHBOCを疑われた女性から（確定診断）	
	2. 姉がHBOCと診断された女性（男性）から：自分も気になっている（リスク判定，発症前診断）	
常染色体劣性遺伝 (第2章-2-③)	（疾患例） フェニルケトン尿症（PKU）	
	1. 新生児マス・スクリーニング陽性でPKUを疑われた新生児の両親へ（新生児マススクリーニング，確定診断）	
	2. 第一子がPKUである両親から：次子のリスクについて（リスク判定）	
	3. 結婚して妊娠したPKU治療中の女性から（リスク判定，妊娠管理）	
X連鎖性劣性遺伝 (第2章-2-④)	（疾患例） Duchenne型筋ジストロフィー（DMD）	
	1. 臨床症状とCPK高値からDMDを疑われた患児の両親へ（確定診断）	
	2. 第一子男児がDMDである両親から：次子の可能性について（家族歴はない）（リスク判定）	
	3. 弟がDMDである女性から：挙児希望（保因者のリスク判定，保因者診断）	

情報が有する倫理的・法的・社会的課題（第6章-1-①）や心理社会的支援（第6章-2-①，第6章-2-②）について理解する必要があります．さらに，遺伝医療は今後も大きく進歩する分野です．実際の「臨床遺伝」への対応は，講義が行われた時代の知識では不十分となりえます．臨床遺伝教育の効果を上げるには，課題が生じたときの状況（環境）に対応し問題を解決する能力が身につくように学生自身が主体に学ぶ教育手法（**アクティブラーニング**）が求められます．能動的な学習・教育手法により知識の定着率は向上することが知られています．学習者の学習意識は，講義を聞く＜本を読む＜視聴する＜実演（する・見る）＜グループ討論＜自ら体験する＜人に教える，の順に受動的なものから能動的なものになり，また，学習定着率も高まるとされています．

アクティブラーニング（active learning）

学生自身が主体に学ぶ教育手法として，少人数グループ学習・討論による**問題発見解決型学習/プロジェクト型学習（PBL）**や**チーム基盤型学習（TBL）**，自ら体験する**ロールプレイ**などの能動的手法も有用です．なかでもロールプレイは，現実に起こる場面を想定し，特定の役を演じる自らの体験を通して，実際の場面に適切に対応できるように，知識の再確認だけでなく，態度の確認や気づきを得ることもできる教育手法の1つです．日常診療のなかでの遺伝診療や遺伝カウンセリング（第6章-**2**-①）の場面でのロールプレイでは，医療者役とクライエント役にわかれ，話し方や傾聴といった言語面だけでなく表情，視線，身ぶり，距離のおき方，声のトーン，間のとり方などの非言語的（ノンバーバル）の面からも確認できます．1つの疾患へのロールプレイでは異なる2つ以上の場面の設定が望ましく，限られた時間のなかでロールプレイを実施するには場面をある程度限局することも1つの方法です（表5）．

問題発見解決型学習/PBL (problem-based learning)　**プロジェクト型学習/PBL** (project-based learning)　**チーム基盤型学習/TBL** (team-based learning)　**ロールプレイ** (role-playing)

付録　医学教育モデル・コア・カリキュラム対応表

項目	平成28年度 学修目標　（太字は28年度初出）		本書の該当項
C　医学一般 　C-1　生命現象の科学 　　C-1-1)　生命の最小単位−細胞 　ねらい：細胞の構造とその様々な働きとともに、遺伝子からタンパクへの流れに基く生命現象を学び、遺伝子工学の手法と応用やヒトゲノムの解析を理解する。	C-1-1) – (2) ゲノム・染色体・遺伝子	①Mendelの法則、ミトコンドリア遺伝、インプリンティング及び多因子遺伝を説明できる。	第1章-4 第2章-2-① 第2章-3 第2章-4 第2章-6
		②遺伝型と表現型の関係を説明できる。	第1章-6-①
		③染色体の構造を概説し、ゲノムと染色体及び遺伝子の構造と関係性、体細胞分裂及び減数分裂における染色体の挙動を説明できる。	第1章-1-① 第1章-2-①
		④デオキシリボ核酸（deoxyribonucleic acid＜DNA＞）の複製と修復を概説できる。	第1章-3-④
		⑤デオキシリボ核酸＜DNA＞からリボ核酸（ribonucleic acid＜RNA＞）への転写、タンパク質合成に至る翻訳を含む遺伝情報の発現及び調節（セントラルドグマ）を説明できる。	第1章-3-① 第1章-3-② 第1章-3-③
		⑥**染色体分析・DNA配列決定を含むゲノム解析技術を概説できる。**	第3章-1-⑥ 第3章-2-①
C-4　病因と病態 　　C-4-1)　遺伝的多様性と疾患 　ねらい：ゲノム・染色体・遺伝子の多様性と疾患との関連を理解する。		①ゲノムの多様性に基づく個体の多様性を説明できる。	第1章-6-②
		②単一遺伝子疾患の遺伝様式を説明し、代表的な疾患を列挙できる。	第2章-2-②
		③染色体異常による疾患の中で主なものを挙げ、概説できる。	第2章-5
		④ミトコンドリア遺伝子の変異による疾患を挙げ、概説できる。	第2章-4
		⑤**エピゲノムの機序及び関連する疾患を概説できる。**	第2章-3
		⑥**多因子疾患における遺伝要因と環境要因の関係を概説できる。**	第2章-6
		⑦**薬剤の有効性や安全性とゲノムの多様性との関係を概説できる。**	第4章-4
C-4-6)　腫瘍		②癌の原因や遺伝子変化を説明できる。	第2章-9-①
E　全身に及ぶ生理的変化、病態、診断、治療 　E-1　遺伝医療・ゲノム医療 　　E-1-1)　遺伝医療・ゲノム医療と情報の特性 　ねらい：遺伝情報・ゲノム情報の特性を理解し、遺伝情報・ゲノム情報に基づいた診断と治療、未発症者を含む患者・家族の支援を学ぶ。		①集団遺伝学の基礎としてHardy-Weinbergの法則を概説できる。	第1章-7
		②家系図を作成、評価（Bayesの定理、リスク評価）できる。	第2章-1 第5章-1
		③生殖細胞系列変異と体細胞変異の違いを説明でき、遺伝学的検査の目的と意義を概説できる。	第3章-4
		④**遺伝情報の特性（不変性、予見性、共有性）を説明できる。**	第6章-1-①
		⑤遺伝カウンセリングの意義と方法を説明できる。	第6章-2-①
		⑥遺伝医療における倫理的・法的・社会的配慮について説明できる。	第6章-1-①
		⑦遺伝医学関連情報にアクセスすることができる。	第6章-1-⑧
		⑧**遺伝情報に基づく治療や予防をはじめとする適切な対処法を概説できる。**	第4章-4
F　診療の基本 　F-2　基本的診療知識 　　F-2-3)　臨床検査		④臨床検査の特性（感度、特異度、偽陽性、偽陰性、検査前確率（事前確率）・検査後確率（事後確率）、尤度比、receiver operating characteristic＜ROC＞曲線）と判定基準（基準値・基準範囲、カットオフ値、パニック値）を説明できる。	第5章-3-①
		⑨染色体・遺伝子検査の目的と適応を説明し、結果を解釈できる。	第3章

※平成28年度に改訂された上記「医学教育モデル・コア・カリキュラム」は「医学部卒前遺伝医学教育モデルカリキュラム」（第6章-4）を基に検討されています。

索引

1倍体（haploid） 14, 17
2倍体（diploid） 14, 17
2ヒット説（two-hit hypothesis） 110
2ヒット変異（two-hit mutation） 79
3省指針 211
3′非翻訳領域（three prime untranslated region：3′UTR） 22, 41
5′非翻訳領域（five prime untranslated region：5′UTR） 22, 41
8-oxo-dG 44

欧文

A～F

ACCEモデル 162
ASP法 214
ATP 25
AUC 197
BLAST 224
CAGリピート病（CAG repeat disease） 82
CDCV仮説（common disease-common variant hypothesis） 103
Cdk（cyclin-dependent kinase） 30
cDNA 35, 120, 136, 174
CDRV仮説（common disease-rare variant hypothesis） 105
CGHアレイ 141
ClinVar 221
CNV（copy number variation） 57
coding DNA 57
COSMIC 157, 222
CpGアイランド（CpG island） 46
CpGジヌクレオチド（CpG dinucleotide） 43
CpGメチル化 46
CRISPR/Cas9 176
cSNP（coding SNP） 56
C分染法 137
C末端（C-terminus） 39
DAPI分染法 137
DDBJ 220
DNA（deoxyribonucleic acid） 12, 20
DNA修飾 86
DNA修復（DNA repair） 44
DNA修復遺伝子（DNA repair gene） 111
DNA損傷（DNA damage） 43
DNA二重鎖切断（DNA double-strand break） 45
DNA複製（DNA replication） 30
DNAポリメラーゼ（DNA polymerase） 22, 132, 135
DNAメチル化（DNA methylation） 46, 87
DNAリガーゼ（DNA ligase） 135
DTC遺伝子検査 160
DTC検査 156
ELSI（ethical, legal and social issues） 118, 162, 176, 202, 205, 219
EMBL-EBI 220
ENA 220
FFPE（formalin-fixed paraffin embedded） 121
FISH 125, 137

G～N

GC box 36
GenBank 220
GeneReviews 222
gSNP（genomic SNP） 56
GT-AG法則（GT-AG rule） 37
GWAS（genome wide association study） 103, 215
GWAS有意水準（GWAS significance level） 216
G分染法（G-banding） 107, 137
HGMD 221
HGVS 57
hnRNA 36
home-brew検査 162
HOX遺伝子（HOX gene） 51
ICGC 157
iJGVD 221
INSD 220
iPS細胞（induced pluripotent stem cell） 173
iSNP（intronic SNP） 56
JRG v1 221
LDブロック 55
LDT（laboratory developed testing） 162
LOH 112
M-FISH（multicolor-FISH） 140
MEDLINE 220
MLPA法 148
mRNA（messenger RNA） 22, 33, 34, 39, 120
mRNA前駆体（pre-mRNA） 36
N末端（N-terminus） 39
NCBI 220
NLM 220
NT 153

O～T

OMIM 222
PCR-ASO法 128
PCR-RFLP法 128
PCR法（polymerase chain reaction） 126, 212
PCR-ダイレクトシークエンス法 157
PGT-A（PGT for aneuploidies） 155
PGT-M（PGT for monogenic/single gene defects） 155
PGT-SR（PGT for chromosomal structural rearrangements） 155
PGx検査（pharmacogenomics testing） 177, 230
POCT 163
PROSITE 224
PubMed 220
p値（p-value） 194, 213
QTL解析 63
Q分染法 137
RFLP（restriction fragment length polymorphism） 56
RNA-seq（RNA sequencing） 134, 143
RNA（ribonucleic acid） 22, 120
RNase 121
RNAポリメラーゼⅡ 34
ROC曲線 197
ROC曲線下面積 197
rSNP（regulatory SNP） 56
R分染法 137
S-VAR 224
SKY（spectral karyotyping） 140
SnNout 196
SNP（single nucleotide polymorphism） 56, 103, 215
SNPアレイ 141, 216
SPIKES法 227
SpPin 196
sSNP（silent SNP） 56
TALEN 176
TaqMan法 125, 128
TATA box 22, 35
TCGA 157
tRNA 39

V～Z

VNTR（variable number of tandem repeat） 56
VUS 134
X染色体（X chromosome） 12
X染色体不活性化（X inactivation） 48
X連鎖遺伝形式（X-linked inheritance） 77
X連鎖優性遺伝（X-linked dominant inheritance） 78
X連鎖劣性（X-linked recessive） 73

X連鎖劣性遺伝（X-linked recessive inheritance） …… 67, 77
X連鎖劣性遺伝病 …… 69, 184, 188
Y染色体（Y chromosome） …… 12, 16, 137
ZFN …… 176

和文

あ行

アイソダイソミー（isodisomy） …… 94
アクセッション番号 …… 220
アデニン …… 20
アデノウイルスベクター（adenovirus vector） …… 175
アデノ随伴ウイルスベクター（adeno-associated virus vector） …… 175
アニーリング（annealing） …… 124, 126
アノテーション …… 220
アミノ酸（amino acid） …… 39
ありふれた疾患（common disease） …… 101, 103
ありふれたバリアント（common variant） …… 101
アレイCGH …… 148
アレル（allele） …… 47, 53, 71
アレル異質性（allelic heterogeneity） …… 85
アレル相対リスク（allelic relative risk） …… 192
アレル特異的PCR法 …… 130
アレル頻度（allele frequency） …… 59, 215
アンチコドン（anticodon） …… 39
鋳型（template） …… 34, 126
鋳型鎖（template strand） …… 35
意義不明バリアント（variant of uncertain significance：VUS） …… 134, 146, 217
異形成（dysplasia） …… 107, 138
異数性（aneuploidy） …… 90, 92
一塩基多型（single nucleotide polymorphism：SNP） …… 56, 215, 221
一次転写産物（primary transcript） …… 36
遺伝 …… 65, 232
遺伝カウンセリング（genetic counseling） …… 149, 151, 152, 154, 155, 165, 202, 211, 222, 225, 236
遺伝カウンセリング専門職 …… 228
遺伝学的検査（genetic testing） …… 118, 120, 145, 148, 150, 152, 153, 156, 165, 179, 206, 225
遺伝学的情報（genetic information） …… 118
遺伝型（genotype） …… 53, 63, 71, 75, 86, 148, 179, 192
遺伝型相対リスク（genotype relative risk） …… 192
遺伝型に相関した表現型（genotype phenotype correlation） …… 148
遺伝型頻度（genotypic frequency） 59, 215
遺伝形式（inheritance mode） …… 64, 67, 73, 85, 213, 226

遺伝子（gene） …… 12
遺伝子医療部門 …… 228
遺伝子オントロジー（gene ontology） …… 222
遺伝子型→「遺伝型」
遺伝子関連検査（gene related testing） …… 116, 144, 162, 230
遺伝子クローニング（gene cloning） …… 135
遺伝子検査ビジネス（genetic testing business） …… 160
遺伝子多型 …… 215, 221
遺伝子治療（gene therapy） …… 173, 230
遺伝子発現（gene expression） …… 14, 33
遺伝子頻度（gene frequency） …… 59
遺伝子変異 …… 221
遺伝子変異スクリーニング …… 148
遺伝子マッピング（gene mapping） …… 55, 212
遺伝情報（genetic information） …… 204, 206, 208, 233
遺伝情報差別禁止法 …… 206
遺伝子流動（gene flow） …… 62
遺伝子量（gene dosage） …… 96
遺伝子例外主義（genetic exceptionalism） …… 206
遺伝診療 …… 118
遺伝性疾患（genetic disorder） …… 64, 168, 228
遺伝性腫瘍（hereditary tumor） …… 110, 112, 152
遺伝的異質性（genetic heterogeneity） …… 85, 183, 214
遺伝的多様性（genetic diversity） …… 15
遺伝的浮動（genetic drift） …… 61
遺伝病 …… 232
遺伝マーカー …… 55
遺伝要因（genetic factor） …… 101
遺伝率（heritability） …… 103, 216
遺伝リテラシー（genetic literacy） …… 202, 232
遺伝力（heritability） …… 103
いとこ婚 …… 84
易変異性（hypermutability） …… 26
易罹患性（susceptibility） …… 101
易罹患性遺伝子（susceptibility gene） …… 101
易罹患性検査（susceptibility testing） …… 156
易罹患性診断（susceptibility diagnosis） …… 231
医療ソーシャルワーカー …… 229
医療における遺伝学的検査・診断に関するガイドライン …… 165
医療費支援 …… 229
陰性 …… 196
陰性適中率（negative predictive value） …… 156, 182, 196, 199
陰性尤度比（likelihood ratio for a negative finding） …… 197
イントロン（intron） …… 14, 22, 34

インフォームド・アセント（informed assent） …… 206
インフォームド・コンセント（informed consent） …… 149, 206, 208, 210, 211
インフォームド・チョイス …… 149, 206
インフレーム変異（in-frame mutation） …… 146
ウイルスベクター …… 174
失われた遺伝率（missing heritability） …… 104
疫学研究 …… 192, 218
エキソーム解析（exome sequencing） …… 133
エキソン（exon） …… 14, 22, 34
エキソンスキッピング（exon skipping） …… 146
エタノール沈殿（ethanol precipitation） …… 122
エピゲノム（epigenome） …… 46, 86, 142
エピゲノム異常 …… 95
エピジェネティクス（epigenetics） …… 46, 86
エピジェネティクス異常（epigenetic abnormality） …… 65, 86
エピジェノタイプ（epigenotype） …… 86
エピスタシス効果 …… 63
塩基（base） …… 20
塩基除去修復（base excision repair） …… 44
塩基相補性（complementarity） …… 21
塩基置換（base substitution） …… 56
塩基置換（point mutation） …… 145
塩基対（base pair） …… 14
塩基配列決定法（nucleotide sequencing） …… 131, 148, 212
エンハンサー（enhancer） …… 34, 43
オーダーメイド医療 …… 177
オープンリーディングフレーム（open reading frame） …… 41
オッズ …… 192
オッズ比（odds ratio） …… 182, 193, 213, 216
オミクス（omics） …… 142

か行

開示（disclosure） …… 209, 211
開始コドン（initiation codon/start codon） …… 39
ガイドライン …… 162, 165
核（［単］nucleus/［複］nuclei） …… 12
核型（karyotype/karyogram） …… 16
核型記載 …… 138
核型分析 …… 16
核酸（nucleic acid） …… 20
核酸医薬（nucleic acid medicine） …… 176
核酸検査 …… 120, 121, 122, 126, 128, 131, 133, 135
核酸抽出 …… 121
確定診断（definitive diagnosis） …… 144, 148, 150, 197, 199
家系図（pedigree） …… 65, 67
家系内集積 …… 112

カスタムメイド医療	177
ガスリー法	170
家族集積	65, 101, 112
家族性腫瘍 (familial tumor)	112
家族歴 (family history)	65, 67, 225
片親性ダイソミー (uniparental disomy)	72, 86, 94, 141
カットオフ値 (cut-off value)	198
カリオグラム	16
カリオタイプ	16
下流 (downstream)	34
カルタヘナ法	136
がん	108, 112
がん遺伝子 (oncogene)	109
がん遺伝子パネル検査	181, 231
がん関連遺伝子 (cancer-critical gene)	108
間期 (interphase)	29
環境要因 (environmental factor)	101
還元分裂	28
患者支援団体 (patient advocacy group)	229
感受性遺伝子 (susceptibility gene)	101
環状染色体 (ring chromosome)	99
完全浸透	183
感度 (sensitivity)	125, 130, 157, 182, 196, 200
がん抑制遺伝子 (tumor suppressor gene)	110
関連解析 (association study)	213, 215
偽遺伝子 (pseudogene)	22
偽陰性	154
偽陰性率	196
器官形成期 (period of organogenesis)	15, 50, 107
奇形 (malformation)	107
危険率 (risk)	183
キナクリンマスタード (quinacrine mustard)	137
機能獲得 (gain of function)	74
機能獲得型変異	74
機能喪失 (loss of function)	74
機能喪失型変異	74
ギムザ液 (Giemsa stain solution)	137
キメラ (chimera)	90
逆位 (inversion)	97
逆バンド (reverse bands)	137
逆行遺伝学	212
キャップ構造 (cap structure)	37
吸光度 (absorbance)	122
偽陽性	154
偽陽性率	197
共有性	118, 204
共優性 (codominant)	71, 82
近縁係数 (coefficient of relationship)	84, 156, 182, 186, 192
均衡型異常 (balanced abnormality)	96
均衡型構造異常	69
均衡型染色体異常	141
均衡型相互転座	184
均衡型転座 (balanced translocation)	96
近交係数 (coefficient of inbreeding)	84
近親婚 (consanguineous marriage)	62, 67, 69, 84, 183
近親度 (degree of relationship)	70, 185
グアニン	20
偶発的所見 (incidental findings)	134, 138, 211, 217
組換え (recombination)	31
組換えDNA	172
組換えDNA技術	135
組換え価 (recombination value)	31
クライエント	225
クラスタリング	224
クリニカルシークエンス	217
クロマチン (chromatin)	18, 46
クロマチンリモデリング (chromatin remodeling)	46
ケアテイカー遺伝子	111
経験的再発率 (empirical risk)	183
蛍光 in situ ハイブリダイゼーション (FISH)	140, 148
形質 (trait)	63, 71, 212
形質転換	135
継承	65
ケースコントロール研究 (case-control study)	215
ゲートキーパー遺伝子	111
血液型	83
血縁係数 (coefficient of relationship)	84
欠失 (deletion)	56, 97
欠失・挿入 (in-del)	145
ゲノミクス (genomics)	142
ゲノム (genome)	12, 142
ゲノムDNA (genomic DNA)	120, 208
ゲノム医療 (genomic medicine)	230
ゲノムインプリンティング (genome imprinting)	47, 86
ゲノム研究	192, 194, 204, 208, 210, 212, 215, 217, 218, 220
ゲノムコホート研究 (genome cohort study)	218
ゲノム再構成 (genomic rearrangement)	148
ゲノム指針	211
ゲノム情報 (genomic information)	53, 56, 204
ゲノム診療	183, 187, 225, 229
ゲノム刷り込み (genome imprinting)	71, 86, 94
ゲノムデータ (genomic data)	204
ゲノム編集 (genome editing)	176
ゲノムリテラシー (genomic literacy)	202, 232
ゲノムリファレンスコンソーシアム (GRC)	217
ゲノムワイド関連解析 (genome wide association study：GWAS)	103, 215
原がん遺伝子 (proto-oncogene)	109
検査	196, 199
検査後確率	199
検査前確率	199
検出限界	130, 157
検出力	195, 216
減数第一分裂 (meiosis Ⅰ)	28
減数第二分裂 (meiosis Ⅱ)	28
減数分裂 (meiosis)	12, 27, 31, 49, 71, 92
顕性	71, 73
検定 (statistical testing)	182, 194
効果量	195
抗凝固剤	121, 137
交叉 (crossing-over)	31, 55
構成異常 (disorganization)	107
構成性ヘテロクロマチン (constitutive heterochromatin)	137
酵素 (enzyme)	135, 170
構造異常 (structural abnormality)	90, 96, 138
構造遺伝子 (structural gene)	14, 22, 34
酵素補充療法 (enzyme replacement therapy)	172
後天的	46
候補遺伝子アプローチ (candidate gene approach)	212
高メチル化 (hypermethylation)	87
コーディング領域 (coding sequence)	40
国際ヒトゲノム参照配列 (GRCh)	217
コザック配列 (Kozak sequence)	22, 40
個人識別符号	211
個人情報保護法	211
コドン (codon)	39
孤発例 (sporadic case)	81
コピー数変化 (copy number variation：CNV)	57
個別化医療 (personalized medicine)	119, 128, 169, 177, 231
コホート研究 (cohort study)	211, 218
混数性異常 (mixoploid)	90
コンセンサス配列 (consensus sequence)	36
コンパウンドヘテロ (compound heterozygote)	75
コンパウンドヘテロ接合 (compound heterozygote)	53
コンパニオン診断薬 (companion diagnostics)	181

さ行

- サーベイランス（surveillance） 113, 152, 228, 231
- サーマルサイクラー 127
- 座位（［単］locus/［複］loci） 31, 53
- 座位異質性（locus heterogeneity） 85
- サイクリン（cyclin） 30
- サイクルシークエンス法（cycle sequencing） 132
- 臍帯血検査 155
- サイトメガロウイルス感染 85
- 再発率（recurrence risk） 182, 183, 226
- 細胞遺伝学 31
- 細胞周期（cell cycle） 29
- 細胞周期エンジン（cell cycle engine） 30
- 細胞周期チェックポイント機構（cell cycle checkpoint） 30
- サイレント変異（silent mutation） 145
- サザンブロット（Southern blot） 125, 148
- サバイバーズギルト 152
- サブテロメア検査 107
- サンガー法（Sanger method） 131
- 残基（residue） 42
- 散発例（sporadic case） 81
- サンプルサイズ（sample size） 194, 195
- 時間特異性（time specificity） 51
- シグナル配列（signal sequence/signal peptide） 57
- シクロブタン型ピリミジン二量体 44
- 事後（帰納）確率（posterior probability） 187
- シス因子（cis-acting element） 35
- 次世代シークエンサー（next-generation sequencer：NGS） 133, 142, 217, 224
- 事前確率（prior probability） 187
- 自然選択（natural selection） 62
- 子孫（offspring） 31
- 次中部着糸型（submetacentric） 18
- 疾患感受性検査 156
- 質的形質（qualitative trait） 63
- 質量分析（mass spectrometry） 143
- 指定難病 229
- ジデオキシ法（dideoxy chain termination method） 131
- ジデオキシリボヌクレオチド三リン酸（dideoxyribonucleotide triphosphate） 132
- シトクロム P450（cytochrome P450） 177
- シトシン 20
- 姉妹染色分体（sister chromatid） 18, 28, 29
- 社会資源（social resource） 150, 202, 225, 226, 229
- 社会福祉支援 229
- 習慣流産 99
- 終止コドン（termination codon/stop codon） 39
- 集団遺伝（学）（population genetics） 59, 61, 63
- 絨毛採取（chorionic villus sampling） 155
- 縮重（degeneracy） 39
- 主鎖（main chain） 41
- 受信者動作特性（receiver operating characteristics：ROC） 197
- 受精（fertilization） 50
- 受精卵（zygote） 14, 49
- 受精卵診断 155
- 出生前検査 153
- 出生前診断（prenatal diagnosis） 144, 153, 165, 228
- 樹木法 187
- 循環 DNA／セルフリー DNA（circulating cell-free DNA） 121
- 循環腫瘍 DNA（circulating tumor DNA） 121
- 循環セルフリー胎児 DNA（circulating cell-free fetal DNA） 121
- 順遺伝学 212
- 障害者総合支援法 229
- 条件確率（conditional probability） 187
- 症候群（syndrome） 107
- 症状発現（顕性）キャリア（manifesting carrier） 70
- 症状発現（顕性）ヘテロ接合体（manifesting heterozygote） 77
- 常染色体（autosome） 12, 16
- 常染色体遺伝形式（autosomal inheritance） 75
- 常染色体優性（autosomal dominant） 73
- 常染色体優性遺伝（autosomal dominant inheritance） 75
- 常染色体優性遺伝病 67, 69, 152, 183, 187
- 常染色体劣性（autosomal recessive） 73
- 常染色体劣性遺伝（autosomal recessive inheritance） 75
- 常染色体劣性遺伝病 67, 69, 183
- 小児慢性特定疾病医療費助成制度 229
- 消費者直結型（DTC）遺伝子検査（direct-to-consumer genetic testing） 160
- 上流（upstream） 22, 34
- 症例（罹患者）対照研究 192, 215
- 除外診断 196, 199
- 自律尊重 205
- 真陰性率 196
- 新生児マス・スクリーニング（newborn screening） 170
- 新生突然変異（de novo mutation） 62, 80, 96
- 伸長反応（extension） 126
- 親等（degree of consanguinity） 70
- 浸透率（penetrance） 80, 156, 183
- 新優生学 207
- 真陽性率 196
- 信頼区間（confidence interval） 195
- 心理的サポート 152
- 診療報酬 163
- 水素結合 21
- 数的異常（numerical abnormality） 90, 92, 138
- スプライシング（splicing） 34
- スプライスアクセプター（受容）部位（acceptor splice site/splice acceptor site） 36
- スプライスドナー（供与）部位（donor splice site/splice donor site） 36
- スプライス部位 224
- スプライス部位変異（splice mutation） 146
- 刷り込み遺伝子 86
- 正義・公正 205
- 制限酵素（restriction enzyme） 128, 135
- 性差 80
- 精子 49
- 成熟 mRNA 36
- 正常変異（chromosomal variant） 100, 138
- 生殖細胞系列 180
- 生殖細胞系列変異（germline mutation） 65, 112, 118, 120
- 生殖適応度（reproductive fitness） 62, 81
- 性染色質（sex chromatin） 48
- 性染色体（sex chromosome） 12, 16
- 性腺モザイク（germinal mosaicism） 83, 183
- 精母細胞 50
- 精密医療 231
- 生命情報科学 220
- 生命倫理（bioethics） 205
- 接合子（zygote） 53
- 絶対保因者（obligate carrier） 75
- セルフリー DNA（circulating cell-free DNA） 154
- 全ゲノム解析（whole genome sequencing） 133
- 善行・仁恵 205
- 潜在的スプライス部位（cryptic splice site） 146
- 染色体（chromosome） 12, 16
- 染色体異常（chromosomal abnormality） 90, 92, 94, 96, 118, 138, 184
- 染色体異常症（chromosomal disorder） 64
- 染色体検査 116, 137, 140
- 染色体転座 155
- 染色体不分離（nondisjunction） 91, 93, 94
- 染色分体（chromatid） 17
- 潜性 71, 73
- 先制医療（precision medicine） 231
- 選択的スプライシング（alternative splicing） 38, 134
- センチモルガン（centimorgan） 32

先天異常（congenital disorder）
　　　　　　　　　　　　66, 106, 185
先天奇形（congenital anomaly） ……… 107
先天奇形症候群（congenital anomaly syndrome） ……………………………… 107
先天性疾患（congenital disorder）
　　　　　　　　　　　　66, 106, 155
先天代謝異常症（inborn error of metabolism） ………………………… 170, 172
セントラルドグマ（central dogma） …… 33
セントロメア（centromere） ……………… 17
素因検査 ………………………………… 156
相加的遺伝子効果 ………………………… 63
相互転座（reciprocal translocation） … 96
創始者効果（founder effect） …………… 62
増殖（proliferation） ……………………… 49
相対危険率（relative risk）
　　　　　　　　　 84, 156, 182, 186, 192
相対リスク比（relative risk） …… 182, 192
相同組換え（homologous recombination）
　　　　　　　　　　　　　　　　 45
相同染色体（homologous chromosome）
　　　　　　　　　　　　　　　17, 28
挿入（insertion） ………………………… 56
相補的DNA（complementary DNA：cDNA） …………………………… 120
側鎖（side chain） ………………………… 41
組織特異性（tissue specificity） ………… 51
組織特異的転写因子（tissue-specific transcription factors） ………… 35

た行

ターゲット解析（target sequencing） … 134
第一度近親（first-degree relative） …… 70
第一度近親者 …………………………… 67
胎芽（embryo） …………………………… 50
体外診断用医薬品（in vitro diagnostics）
　　　　　　　　　　　　　　　　 162
胎芽期（embryo period） ………………… 15
胎芽病（embryopathy） ………………… 106
体細胞（somatic cell） ……………… 12, 16
体細胞遺伝子検査（somatic cell genetic testing） ………………………… 118, 179
体細胞遺伝病（somatic cell disease） … 64
体細胞分裂（somatic cell division/mitosis） ……………………………… 13, 27
体細胞変異（somatic mutation）
　　　　　　　　 65, 108, 112, 118, 120, 157
胎児（fetus） ……………………………… 50
胎児期（fetal period） …………………… 15
胎児項部透過像（nuchal translucency：NT） ………………………………… 153
体質検査 ………………………………… 156
胎児病（fetopathy） …………………… 107
代謝型（extensive metabolizer） ……… 178
対立遺伝子→「アレル」

多因子病（multifactorial disorder）
　　　 63, 64, 101, 103, 119, 156, 168, 169, 185, 214, 230
多型（polymorphism） …………………… 56
多段階発がん（multistage carcinogenesis） ……………………………… 108
脱メチル化（demethylation） …………… 87
多倍数性（polyploid） …………………… 92
多様性（variation） ……… 22, 38, 58, 61
単一遺伝子病（single gene disorder/monogenic disorder）
　　　 57, 63, 64, 71, 73, 75, 77, 79, 80, 84, 85, 88, 101, 106, 118, 128, 155, 162, 165, 168, 176, 180, 213, 230, 231
タンパク質欠損症 ……………………… 172
タンパク質製剤 ………………………… 136
タンパク質補充療法（protein replacement therapy） ……………………………… 172
端部着糸型（acrocentric） ……………… 18
端部着糸型染色体（acrocentric chromosome） …………………………………… 97
短腕（short arm） ………………………… 18
チミン ……………………………………… 20
着床前診断（preimplantation genetic testing：PGT） ………………………… 155
着床前スクリーニング（preimplantation genetic screening：PGS） ………… 155
中間代謝型（intermediate metabolizer）
　　　　　　　　　　　　　　　　 178
中部着糸型（metacentric） ……………… 18
超音波検査（ultrasonography） … 50, 153
超高代謝群（ultrarapid metabolizer）
　　　　　　　　　　　　　　　　 178
長腕（long arm） ………………………… 18
直接塩基配列決定法 …………………… 157
対合（synapsis） …………………… 31, 99
ツリーダイアグラム …………………… 187
低代謝型（poor metabolizer） ………… 178
ディプロタイプ …………………………… 53
低メチル化（hypomethylation） ………… 87
データ解析ツール ……………………… 223
データベース …………………………… 220
テーラーメイド医療 ……………… 119, 177
デオキシヌクレオシド（deoxynucleoside） … 21
デオキシヌクレオチド（deoxynucleotide） … 21
デオキシリボース ………………………… 20
デジタルPCR …………………………… 127
テロメア（teromere） …………………… 18
電気泳動（electrophoresis） …………… 123
転座（translocation） …………………… 96
転写（transcription） ……………… 14, 33
転写因子（transcription factor）
　　　　　　　　　　 34, 35, 51, 86
転写産物（transcript） ………………… 34
点変異（point mutation） ……………… 56
同義置換（synonymous substitution） … 145
統計学（statistics） …………………… 182

統計学的パワー（statistical power） … 195
統計的有意差（statistical significance）
　　　　　　　　　　　　　　　　 194
動原体（kinetochore） ……………… 17, 30
同胞 ………………………………… 67, 214
同腕染色体（isochromosome） ………… 99
特異度（specificity） …… 125, 182, 196, 200
匿名化（anonymization） …………… 208, 209
独立（independent assortment） ……… 31
独立の法則（law of independence） … 54, 72
突然変異（de novo mutation/spontaneous mutation） ……… 43, 62, 184, 189
ドミナントネガティブ（dominant negative）
　　　　　　　　　　　　　　　　 79
ドミナントネガティブ変異 ……………… 74
ドメイン（domain） ……………… 42, 224
ドライバー遺伝子 ……………………… 108
トランジション（transition） …………… 43
トランス因子（trans-acting element） … 35
トランスクリプトーム（transcriptome） … 142
トランスバージョン（transversion） …… 43
トランスファーRNA（transfer RNA：tRNA） ………………………………… 39
トリソミー（trisomy） …………… 91, 92
トリソミーレスキュー …………………… 94
トリプレット（triplet） …………………… 39
トリプレットリピート病（triplet repeat disease） …………………………………… 81

な行

ナンセンス変異（nonsense mutation）
　　　　　　　　　　　　　　 57, 145
ナンセンス変異依存mRNA分解機構（nonsense-mediated mRNA decay） …… 82
難病（intractable disease） …………… 229
難病医療費助成制度 …………………… 229
難病法 …………………………………… 229
二価染色体（bivalent chromosomes） … 28
二次的所見（secondary findings）
　　　　　　　　　　　　　　 134, 217
二重らせん構造（double helix） ……… 21
日本DNAデータバンクセンター ……… 220
妊娠 ……………………………………… 49
妊娠週数（gestational age） …………… 50
認定遺伝カウンセラー（certified genetic counselor） …………………………… 228
妊婦健診 ………………………………… 153
ヌクレオソーム（nucleosome） ………… 18
ヌクレオチド除去修復（nucleotide excision repair） ……………………………… 44
熱変性（denaturation） ………………… 126
年齢依存性発病率 ……………………… 80
ノーザンブロット ……………………… 125
ノンコーディングRNA（non-coding RNA：ncRNA） ……………………………… 24
ノンパラメトリック連鎖解析（non-parametric linkage analysis） ………… 213

は行

バー小体（Barr body） 48
ハーディー・ワインベルクの法則（Hardy-Weinberg principle） 59
ハーディー・ワインベルク平衡（Hardy-Weinberg equilibrium） 60, 61
ハーディー・ワインベルク平衡適合度検定 60
バイオインフォマティクス（bioinformatics） 220
バイオバンク（biobank） 209
バイオマーカー（biomarker） 121, 143, 169, 181, 231
倍化 17
配偶子（gamete） 12, 17
配偶子病（gametopathy） 106
配偶子補填 94
バイサルファイト処理 46, 142
倍数性（ploidy） 17
ハイブリダイゼーション（hybridization） 124
排卵 49
パイロシークエンス法（pyrosequencing） 132
ハウスキーピング遺伝子（housekeeping gene） 36
破壊（disruption） 107
パスウェイ 220
派生染色体 99, 139
発現ベクター 136
発症前診断（presymptomatic testing） 144, 152, 165, 228, 231
発生（development） 49
パッセンジャー遺伝子 108
ハプロイド（haploid） 14
ハプロタイプ（haplotype） 31, 53, 103
ハプロタイプ解析（haplotype analysis） 103
ハプロ不全（haploinsufficiency） 74, 79
パラメトリック連鎖解析（parametric linkage analysis） 213
バリアント（variant） 56, 101, 103, 130, 133, 145, 213, 220
パリンドローム（palindrome） 135
バンド 18
半保存的複製（semiconservative replication） 22
非鋳型鎖（non-template strand） 35
非コードRNA（non-coding RNA：ncRNA） 24
久山町研究 218
微小残存病変（minimal residual disease） 157
非浸透（non-penetrance） 80
ヒストン（histone） 18
ヒストン修飾（histon modification） 46, 86
非相同末端連結（non-homologous end-joining） 45
ヒト遺伝学的検査（genetic test） 144
ヒト遺伝情報に関する国際宣言 165
非同義置換（nonsynonymous substitution） 145
ヒトゲノム・遺伝子解析研究に関する倫理指針 210
ヒトゲノム計画（Human Genome Project） 217
ヒト体細胞遺伝子検査（somatic cell genetic testing） 144
人を対象とする医学系研究に関する倫理指針 210
非発症転座保因者 96
非発症保因者（non-progressive carrier） 69
非翻訳領域（untranslated region） 41
非メンデル遺伝 46
表現型（phenotype） 63, 71, 85, 148, 179
表現型異質性（phenotypic heterogeneity） 85
表現型模写（phenocopy） 85
表現促進現象（anticipation） 81
病原体遺伝子検査（pathogen genetic testing） 116, 144, 159
病原体核酸検査（pathogen nucleic acid testing） 144, 159
表現度（expressivity） 67, 80
表現度差異（variable expressivity） 80
表現模写（phenocopy） 214
病的変異（pathogenic mutation/deleterious mutation） 57, 74, 118, 128, 145, 146, 224
非ランダム交配（non-random mating） 62
ピリミジン塩基 21
ファーマコゲノミクス（pharmacogenomics：PGx） 177
ファーマコゲノミクス検査（pharmacogenomics testing） 179
フォワードジェネティクス 212
不活化 77
不完全浸透（incomplete penetrance） 214
不完全優性 82
不均衡型異常（unbalanced abnormality） 96
不均衡型転座（unbalanced translocation） 96
複合確率 187
複合疾患 101
複製 13, 22
複対立遺伝子（multiple allelomorphs） 82
物質代謝（metabolism） 170
部分トリソミー 96
部分モノソミー 96
不変性 118, 204
プライマー（primer） 126
プラスミドDNA 135
フラミンガム研究 218
ブランチ部位（branch site） 37
プリン塩基 21
フレームシフト変異（frameshift mutation） 57, 82, 145
プレシジョンメディスン 231
プローブ（probe） 124
プロテオーム（proteome） 143
プロテクティブアレル 54
プロファイリング 224
プロモーター（promoter） 22, 34, 43, 46
分化（differentiation） 15, 49
文献調査 220
分子遺伝学 33, 34, 39, 43
分子標的薬（molecular target drug） 110, 181, 230
分析的妥当 156
分析的妥当性（analytical validity） 162
分染法（banding） 18
分染法（chromosome banding） 137
分離の法則（law of segregation） 72, 183
分離比（segregation ratio） 59, 72, 73, 183
分裂期（mitotic phase） 29
分裂中期 137
平衡選択（balancing selection） 62
ベイズ推定（Bayesian inference） 187
ベイズの定理（Bayes' theorem） 182, 187
ベクター（vector） 135
ヘテロ核RNA 36
ヘテロクロマチン（heterochromatin） 18, 46
ヘテロ接合性の消失（loss of heterozygosity） 110
ヘテロ接合体（heterozygote） 53
ヘテロ接合体優位（heterozygote advantage） 62
ヘテロダイソミー（heterodisomy） 94
ヘテロプラスミー（heteroplasmy） 89
ヘミ接合（hemizygote） 53
ヘミ接合体（hemizygote） 77
ヘルシンキ宣言（Declaration of Helsinki） 210
変異（mutation） 56
変異を受け継いでいる可能性がある（at risk） 152
変形（deformation） 107
変性（denaturation） 124
保因者（carrier） 57, 59, 69, 184
ポイントオブケア検査（point of care testing：POCT） 163
紡錘糸（spindle fiber） 27
紡錘体 29
母系遺伝（maternal inheritance） 26, 89, 184
保護アレル 54

ポストゲノム (post-genomic) ……… 217
母体血清マーカー検査 (maternal serum screening) ……… 154
母体血胎児染色体検査 ……… 154
発端者 (proband) ……… 67
ホットスポット (hotspot) ……… 128
ボトルネック効果 (bottleneck effect) ……… 61
ホモ接合 ……… 95
ホモ接合体 (homozygote) ……… 53
ホモプラスミー (homoplasmy) ……… 89
ホモロジー (homology) ……… 224
ポリAテール〔poly (A) tail〕……… 37
ポリA付加シグナル (polyadenylation signal) ……… 22, 37
ポリグルタミン病 (polyglutamine disease) ……… 82
翻訳 (translation) ……… 14, 33, 39
翻訳後修飾 (post-translational modification) ……… 42, 46
翻訳領域 ……… 40

ま行

マーカー座位 ……… 213, 215
マイクロアレイ (microarray) ……… 125, 140, 142, 224
マイクロアレイ染色体検査 ……… 107, 140
マイクロサテライト反復配列 ……… 111
マイクロサテライト不安定性 (microsatellite instability) ……… 111
マイナーアレル (minor allele) ……… 54
マイナーアレル頻度 (minor allele frequency) ……… 216
マルチコピー性 ……… 25
マルチプレックスPCR (multiplex PCR) ……… 127
稀なバリアント ……… 104
ミスセンス変異 (missense mutation) ……… 57, 145
ミスマッチ修復 (mismatch repair) ……… 44
ミスマッチ修復酵素遺伝子 (mismatch repair gene) ……… 111
未成熟終止コドン (premature termination codon) ……… 82
ミトコンドリア ([単] mitochondrion/[複] mitochondria) ……… 12, 25
ミトコンドリアDNA (mitochondrial DNA: mDNA) ……… 25
ミトコンドリアDNA異常 (mitochondrial DNA abnormality) ……… 89
ミトコンドリアゲノム (mitochondrial genome) ……… 26
ミトコンドリア病 (mitochondrial disease) ……… 64, 88, 184
未発症者 (non-progressor) ……… 69, 70, 152, 231
未病 ……… 231
ミレニアム指針 ……… 210
無危害・被害防止 ……… 205
無侵襲的出生前遺伝学的検査 (non-invasive prenatal test: NIPT) ……… 154
メジャーアレル (major allele) ……… 54
メタボローム (metabolome) ……… 143
メチル化 ……… 48
メディカルコーディネーター ……… 208
メディカルソーシャルワーカー ……… 229
メンデル遺伝病 (Mendelian disorder) ……… 64, 71
メンデルの遺伝形式 ……… 213
メンデルの法則 (Mendel's laws) ……… 71, 202
網羅的解析 ……… 142
モザイク (mosaic) ……… 90, 140
モノソミー (monosomy) ……… 92
モノソミーレスキュー ……… 94

や行

薬剤応答性 ……… 177
薬理遺伝学検査 ……… 165
薬理ゲノム学 ……… 177
有意水準 (significance level) ……… 194, 195, 216
融解温度 (melting temperature: Tm) ……… 124
ユークロマチン (euchromatin) ……… 18
融合遺伝子 ……… 109
有糸分裂 (mitosis) ……… 27
優性 (dominant) ……… 71, 73
優性遺伝病 (dominant disease) ……… 79, 80
優生学 (eugenics) ……… 206
優性効果 ……… 63
優性阻害 ……… 79
優性の法則 (law of dominance) ……… 71
尤度 (likelihood) ……… 213
尤度比 (likelihood ratio) ……… 197
有病率 ……… 185, 200
要因対照研究 ……… 218
羊水検査 ……… 96, 155
羊水穿刺 (amniocentesis) ……… 155
陽性 ……… 196
陽性適中率 (positive predictive value) ……… 156, 182, 197, 199
陽性判定基準 ……… 198
陽性尤度比 (likelihood ratio for a positive finding) ……… 197
要配慮個人情報 ……… 211
予備的ガイダンス (anticipatory guidance) ……… 152
予防的介入 ……… 231
読み枠 (reading frame) ……… 40
四価染色体 (tetravalent chromosome) ……… 99

ら行

ライオニゼーション (lyonization) ……… 48
来談者 (client) ……… 225
卵子 ……… 49
卵母細胞 ……… 49
リアルタイムPCR (real-time PCR) ……… 127
罹患同胞対法 (affected sib pair method) ……… 214
リスク (risk) ……… 182, 183, 226
リスクアレル (risk allele) ……… 54, 192
リバースジェネティクス ……… 212
リボース ……… 22
流産 (miscarriage) ……… 91
量的形質 (quantitative trait) ……… 63
量的形質座位 (quantitative trait locus) ……… 63
理論的再発率 (theoretical risk) ……… 183
臨床遺伝専門医 (clinical geneticist) ……… 165, 228
臨床現場即時検査 (point of care testing: POCT) ……… 163
臨床的異質性 (clinical heterogeneity) ……… 85
臨床的妥当性 (clinical validity) ……… 156, 162
臨床的有用性 (clinical utility) ……… 162
隣接遺伝子症候群 (contiguous gene syndrome) ……… 85
倫理的・法的・社会的課題 (ethical, legal and social issues: ELSI) ……… 162, 165, 176, 235
劣性 (recessive) ……… 71, 73
劣性遺伝形式 (recessive inheritance) ……… 94, 170
劣性遺伝病 (recessive disease) ……… 84
レトロウイルスベクター (retrovirus vector) ……… 175
連結可能 (coding) ……… 209
連結不可能 (anonymous) ……… 209
連鎖 (linkage) ……… 31, 54, 72, 213
連鎖 (sequence) ……… 107
連鎖解析 (linkage analysis) ……… 213
連鎖不平衡 (linkage disequilibrium) ……… 55, 103, 105, 213, 216
連鎖不平衡ブロック (linkage disequilibrium block) ……… 55
連鎖平衡 (linkage equilibrium) ……… 55
連続する形質 (continuous trait) ……… 63
ロッドスコア (lod score) ……… 213
ロバートソン型転座 (Robertsonian translocation) ……… 96

著者プロフィール

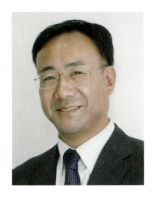

渡邉　淳 （わたなべ　あつし）

金沢大学附属病院　遺伝診療部　部長・特任教授
日本医科大学医学部医学科卒業，日本医科大学大学院医学研究科修了（医学博士）

[専門医]
臨床遺伝専門医・指導医（研修施設責任指導医），臨床検査専門医，管理医，小児科専門医，医師の臨床研修に係る指導医

[学会活動・評議員（他）]
日本遺伝子診療学会（理事，遺伝子診断・検査技術推進フォーラム企画推進委員会副委員長），日本人類遺伝学会（薬理遺伝学委員会委員長，教育推進委員会副委員長），日本遺伝子細胞治療学会，日本遺伝カウンセリング学会，日本臨床検査自動化学会，日本結合組織学会，日本HBOCコンソーシアム，臨床遺伝専門医制度委員会委員，第31回日本小児遺伝学会学術集会大会長，第10回全国遺伝子医療部門連絡会議大会長，日本衛生検査所協会遺伝子関連検査受託倫理委員会委員

著者よりひとこと

高校時代（進学校でない公立高校）に遺伝の論理的なメカニズムを生物教員から教えてもらったのが，遺伝への興味をもった第一歩です．遺伝への興味と医療者になる道とがリンクすることにより，小児科研修を経て，ゲノム・遺伝診療への道に進むことになりました．大学院時代はがんの原因となるミスマッチ修復酵素の遺伝子クローニングをテーマにし，留学先の米国衛生研究所（NIH）では遺伝性難聴の発症メカニズムの研究にかかわりました．帰国後は結合組織疾患（エーラス・ダンロス症候群）や骨系統疾患（低ホスファターゼ症）を中心に発症メカニズムの解明と治療に向けた研究も担当しています．さらに，お薬の効き方や副作用等の個人差（個別化医療）の検査も担当しています．また，遺伝診療（遺伝カウンセリング）外来では，生まれる前から成人発症までのさまざまな遺伝性疾患にかかわっています．診療の場面では一期一会であることを銘記し外来を担当していますが，まだまだ道半ばであり日々精進しています．

診療・研究にダイレクトにつながる
遺伝医学

2017年 5月10日 第1刷発行	著 者	渡邉 淳
2020年 8月 5日 第3刷発行	発行人	一戸裕子
	発行所	株式会社 羊 土 社
		〒101-0052
		東京都千代田区神田小川町2-5-1
		TEL　03（5282）1211
		FAX　03（5282）1212
		E-mail　eigyo@yodosha.co.jp
ⓒ YODOSHA CO., LTD. 2017		URL　www.yodosha.co.jp/
Printed in Japan	装 幀	加藤敏和
ISBN978-4-7581-2062-3	印刷所	株式会社加藤文明社印刷所

本書に掲載する著作物の複製権，上映権，譲渡権，公衆送信権（送信可能化権を含む）は（株）羊土社が保有します．
本書を無断で複製する行為（コピー，スキャン，デジタルデータ化など）は，著作権法上での限られた例外（「私的使用のための複製」など）を除き禁じられています．研究活動，診療を含み業務上使用する目的で上記の行為を行うことは大学，病院，企業などにおける内部的な利用であっても，私的使用には該当せず，違法です．また私的使用のためであっても，代行業者等の第三者に依頼して上記の行為を行うことは違法となります．

JCOPY ＜（社）出版者著作権管理機構 委託出版物＞
本書の無断複写は著作権法上での例外を除き禁じられています．複写される場合は，そのつど事前に，（社）出版者著作権管理機構（TEL 03-5244-5088，FAX 03-5244-5089，e-mail：info@jcopy.or.jp）の許諾を得てください．

羊土社のオススメ書籍

基礎から学ぶ 遺伝看護学
「継承性」と「多様性」の看護学

中込さと子／監,
西垣昌和, 渡邉 淳／編

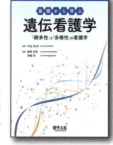

遺伝学を基礎から学べ, 周産期・母性・小児・成人・がん…と様々な領域での看護実践にダイレクトにつながる, 卒前・卒後教育用の教科書. 遺伝医療・ゲノム医療の普及が進むこれからの時代の看護に必携の一冊.

- 定価（本体2,400円＋税）　■ B5判
- 178頁　■ ISBN 978-4-7581-0973-4

進化医学
人への進化が生んだ疾患

井村裕夫／著

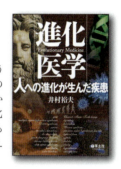

がん, 肥満, 糖尿病, 高血圧, うつ病…人はなぜ病気になるのか？進化に刻まれた分子記憶から病気のメカニズムに迫る「進化医学」. 診断, 治療法の確立にも欠かせない, 病気の新しい考え方をわかりやすく解説！

- 定価（本体4,200円＋税）　■ B5判
- 239頁　■ ISBN 978-4-7581-2038-8

ゼロから実践する 遺伝統計学セミナー
疾患とゲノムを結びつける

岡田随象／著

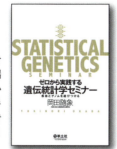

論文で見たあのプロットが自分でも描ける！遺伝統計学の先端トピック, 手法の特徴の理解から, Python・Rでの実習まで, 手元のPCでワンストップで体験できる. ゲノムデータから発見を導く先端研究への招待.

- 定価（本体6,000円＋税）　■ B5判
- 248頁　■ ISBN 978-4-7581-2092-0

よくわかる ゲノム医学 改訂第2版
ヒトゲノムの基本から個別化医療まで

服部成介, 水島-菅野純子／著,
菅野純夫／監

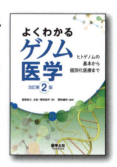

ゲノム創薬・バイオ医薬品などが当たり前になりつつある時代に知っておくべき知識を凝縮. これからの医療従事者に必要な内容が効率よく学べる. 次世代シークエンサーやゲノム編集技術による新たな潮流も加筆.

- 定価（本体3,700円＋税）　■ B5判
- 230頁　■ ISBN 978-4-7581-2066-1

発行　羊土社 YODOSHA
〒101-0052　東京都千代田区神田小川町2-5-1　TEL 03(5282)1211　FAX 03(5282)1212
E-mail：eigyo@yodosha.co.jp
URL：www.yodosha.co.jp/

ご注文は最寄りの書店, または小社営業部まで

実験医学 をご存知ですか!?

 実験医学ってどんな雑誌？

ライフサイエンス研究者が知りたい情報をたっぷりと掲載！

「なるほど！こんな研究が進んでいるのか！」「こんな便利な実験法があったんだ」「こうすれば研究がうまく行くんだ」「みんなもこんなことで悩んでいるんだ！」などあなたの研究生活に役立つ有用な情報、面白い記事を毎月掲載しています！ぜひ一度、書店や図書館でお手にとってご覧になってみてください。

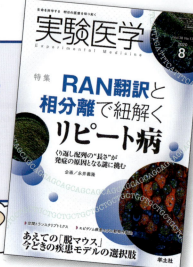

ゲノム医学・医療のホットトピックスも特集してるよ

今すぐ研究に役立つ情報が満載！

特集では → 再生医療、がんなど今一番Hotな研究分野の最新レビューを掲載

連載では → 最新トピックスから実験法、読み物まで毎月多数の記事を掲載

こんな連載があります

News & Hot Paper DIGEST [トピックス]
世界中の最新トピックスや注目のニュースをわかりやすく、どこよりも早く紹介いたします。

クローズアップ実験法 [マニュアル]
ゲノム編集、次世代シークエンス解析、イメージングなど
有意義な最新の実験法、新たに改良された方法をいち早く紹介いたします。

ラボレポート [読みもの]
海外で活躍されている日本人研究者により、海外ラボの生きた情報をご紹介しています。
これから海外に留学しようと考えている研究者は必見です！

その他、話題の人のインタビューや、研究の心を奮い立たせるエピソード、ユニークな研究、キャリア紹介、研究現場の声、科研費のニュース、論文作成や学会発表のコツなどさまざまなテーマを扱った連載を掲載しています！

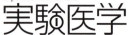
Experimental Medicine
実験医学 生命を科学する 明日の医療を切り拓く

月刊 毎月1日発行 B5判 定価（本体2,000円＋税）
増刊 年8冊発行 B5判 定価（本体5,400円＋税）

詳細はWEBで!! 　実験医学 online [検索]

お申し込みは最寄りの書店，または小社営業部まで！

TEL 03 (5282) 1211 　MAIL eigyo@yodosha.co.jp
FAX 03 (5282) 1212 　WEB www.yodosha.co.jp/

発行  羊土社